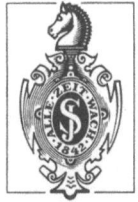

Monographien aus dem
Gesamtgebiete der Psychiatrie

76

Herausgegeben von
H. Hippius, München · W. Janzarik, Heidelberg
C. Müller, Onnens (VD)

Band 68 **Die depressive Reaktion**
Probleme der Klassifikation, Diagnostik und Pathogenese
Von T. Bronisch

Band 69 **Therapie und Verlauf von Alkoholabhängigkeit**
Auswirkungen auf Patient und Angehörige
Von M. M. Fichter und U. Frick

Band 70 **Die oneiroide Erlebnisform**
Zur Problemgeschichte und Psychopathologie
des Erlebens fiktiver Wirklichkeiten
Von M. Schmidt-Degenhard

Band 71 **Alkohol und Gehirn**
Über strukturelle und funktionelle Veränderungen
nach erfolgreicher Therapie
Von K. Mann

Band 72 **Reliabilität und Validität der Subtypisierung
und Schweregradmessung depressiver Syndrome**
Von W. Maier und M. Philipp

Band 73 **Emil Kraepelin und die Psychiatrie als klinische Wissenschaft**
Ein Beitrag zum Selbstverständnis psychiatrischer Forschung
Von P. Hoff

Band 74 **Burnout in der psychiatrischen Krankenpflege**
Resultate einer empirischen Untersuchung
Von J. Modestin, M. Lerch und W. Böker

Band 75 **Die Psychiatrie in der Kritik**
Die antipsychiatrische Szene und ihre Bedeutung
für die klinische Psychiatrie heute
Von T. Rechlin und J. Vliegen

Band 76 **Postpartum-Psychosen**
Ein Beitrag zur Nosologie
Von J. Schöpf

Josef Schöpf

Postpartum-Psychosen

Ein Beitrag zur Nosologie

Springer-Verlag
Berlin Heidelberg New York
London Paris Tokyo
Hong Kong Barcelona
Budapest

Dr. med. Josef Schöpf
Psychiatrische Universitätsklinik
Lenggstraße 31

CH-8029 Zürich 8

ISBN-13: 978-3-642-85082-0   e-ISBN-13: 978-3-642-85081-3
DOI: 10.1007/ 978-3-642-85081-3

Dieses Werk ist urheberrechtlich geschützt. Die dadurch begründeten Rechte, insbesondere die der Übersetzung, des Nachdrucks, des Vortrags, der Entnahme von Abbildungen und Tabellen, der Funksendung, der Mikroverfilmung oder der Vervielfältigung auf anderen Wegen und der Speicherung in Datenverarbeitungsanlagen, bleiben, auch bei nur auszugsweiser Verwertung, vorbehalten. Eine Vervielfältigung dieses Werkes oder von Teilen dieses Werkes ist auch im Einzelfall nur in den Grenzen der gesetzlichen Bestimmungen des Urheberrechtsgesetzes der Bundesrepublik Deutschland vom 9. September 1965 in der jeweils geltenden Fassung zulässig. Sie ist grundsätzlich vergütungspflichtig. Zuwiderhandlungen unterliegen den Strafbestimmungen des Urheberrechtsgesetzes.

© Springer-Verlag Berlin Heidelberg 1994
Softcover reprint of the hardcover 1st edition 1994

Die Wiedergabe von Gebrauchsnamen, Handelsnamen, Warenbezeichnungen usw. in diesem Werk berechtigt auch ohne besondere Kennzeichnung nicht zu der Annahme, daß solche Namen im Sinne der Warenzeichen- und Markenschutz-Gesetzgebung als frei zu betrachten wären und daher von jedermann benutzt werden dürften.

Produkthaftung: Für Angaben über Dosierungsanweisungen und Applikationsformen kann vom Verlag keine Gewähr übernommen werden. Derartige Angaben müssen vom jeweiligen Anwender im Einzelfall anhand anderer Literaturstellen auf ihre Richtigkeit überprüft werden.

Satz: Reproduktionsfertige Vorlage vom Autor
25/3130-5 4 3 2 1 0 – Gedruckt auf säurefreiem Papier

Vorwort

Postpartum-Psychosen waren an der Psychiatrischen Universitätsklinik Lausanne, an der ich mit einer kurzen Unterbrechung von 1979 bis 1986 arbeitete, wiederholt Gegenstand wissenschaftlicher Untersuchungen. G. Schneider legte 1955 die Ergebnisse einer klinischen Studie in einer Monographie nieder, die leider nicht veröffentlicht wurde. 1957 faßte er die grundlegenden Ergebnisse und Gedanken in einem Artikel zusammen. Schneider überließ mir freundlicherweise seine persönlichen Notizen über die bis 1954 hospitalisierten Patientinnen. Marianne Jonquiere publizierte 1981 ihre Untersuchung über Postpartum-Psychosen.

In Diskussionen und bei der Lektüre von Veröffentlichungen stellte ich fest, daß trotz unserer vielfältigen Kenntnisse über Postpartum-Psychosen wichtige klinische Aspekte dieser Störungen relativ wenig bekannt waren. Es erschien also von Interesse, das Thema der Postpartum-Psychosen erneut zu bearbeiten. Ich danke Herrn Prof. C. Müller, daß er mir die Durchführung des ersten Teils der hier vorgelegten Untersuchung ermöglichte. Herr Prof. H. Dufour, der jetzige Direktor der Psychiatrischen Universitätsklinik Lausanne, gestattete mir, 1990 einen Teil der Patientinnen nachzuuntersuchen.

Die Psychiatrische Universitätsklinik Lausanne wurde seit den sechziger Jahren durch die Arbeit von L. Kaufmann zu einem Zentrum für Familientherapie. Viele Patientinnen mit Postpartum-Erkrankung wurden neben der biologischen Therapie nach systemischen Gesichtspunkten untersucht und behandelt. Das Studium ihrer Krankengeschichten ergab nicht nur detaillierte Informationen über Krankheitsverlauf und Familienbild, sondern stellte auch eine bereichernde Lektüre in bezug auf Möglichkeiten des therapeutischen Zugangs dar.

Nach meinem Arbeitsbeginn an der Psychiatrischen Universitätsklinik Zürich im August 1988 ermöglichte mir Herr Prof. K. Ernst, meine Untersuchungen zum Thema der Postpartum-Psychosen fortzusetzen. Ich habe in der Folge von Frau Prof. B. Woggon und Herrn Prof. J. Angst Unterstützung zur Realisierung der gestellten Aufgabe erfahren. Herr Prof. Angst beriet mich hinsichtlich konzeptueller Fragen. Auch gestatteten er und Herr Prof. C. Scharfetter mir, im Rahmen von Langzeitstudien erfaßte Fälle mit Affektpsychose, schizoaffektiver Psychose und Schizophrenie als Vergleichsgruppen für die hier untersuchten Patientinnen heranzuziehen. Von Herrn Prof. Scharfetter habe ich schon seit der Durchführung der familiengenetischen Studie in Lausanne wertvolle Hilfe erhalten. Für die kritische Durchsicht des Manuskriptes danke ich auch Paul Bosshart, Hans Brenner, Daniel Hell, Stefan Kuny, Jiri Modestin, Lieselotte Neis und Hans Martin Zöllner. Carla Bryois wirkte an der Durchführung der Studie in Lausanne mit. In der Zürcher Studie führte Bettina Rust die Nachuntersuchung eines Teils der Patientinnen durch. Zu Dank verpflichtet bin ich auch Herrn Prof. A. Dittrich, Psychologisches Institut für Beratung und Forschung (PSIN), Zürich, der mich bei der statistischen Auswertung der Daten beriet. Frau Rita Süssli und Frau Heidi Ritzal haben wertvolle Arbeit bei der Erstellung des Manuskriptes geleistet.

Zürich, im September 1992   Dr. med. J. Schöpf

Inhaltsverzeichnis

1	**Einleitung**	1
1.1	Vorbemerkung	1
1.2	Historischer Rückblick	1
1.3	Terminologie	3
1.4	Zur Nosologie endogener Psychosen	6
1.5	Ziele der Arbeit	6
1.6	Aufbau der Arbeit	9
2	**Methode**	11
2.1	Erfassungsperiode, Zeitpunkt der Nachuntersuchung	11
2.2	Auswahl der Patientinnen	11
2.3	Diagnostik	12
2.4	Indexphase	18
2.5	Anamnese vor der Indexphase	20
2.6	Katamnestische Untersuchung	20
2.7	Familiengenetische Untersuchung	22
2.8	Kontrollgruppen	23
2.9	Statistische Auswertung	24
2.10	Reliabilität der Diagnosen	25
2.11	Bemerkungen zur Methode	25
2.12	Allgemeine Angaben über Patientinnen und Verwandte ersten Grades	28
2.13	Vergleich der Lausanner und Zürcher Gruppe	29
2.14	Allgemeine Angaben zu den Kontrollgruppen, Vergleich mit den Indexpatientinnen	30
3	**Indexphase**	31
3.1	Häufigkeit	31
3.2	Klinisches Bild	33
3.3	Andere Merkmale	39
3.4	Früh und später nach der Entbindung beginnende Postpartum-Psychosen	49
3.5	Prognostische Kriterien zum Kurzzeitverlauf	50
3.6	Zusammenfassung nosologisch relevanter Befunde	51

4	**Anamnese vor der Indexerkrankung**	**53**
4.1	Psychische Störungen in der Indexschwangerschaft	53
4.2	Frühere psychotische Phasen	53
4.3	Über die prämorbide Persönlichkeit	54
4.4	Über andere Merkmale	54
4.5	Über psychoanalytische Konzepte der Postpartum-Psychosen	54
4.6	Zusammenfassung nosologisch relevanter Befunde	55
5	**Langzeitverlauf**	**57**
5.1	Nichtpuerperale Psychopathologie und andere Merkmale der Gesamtgruppe	57
5.2	Relative Häufigkeit verschiedener endogener Psychosen	61
5.3	Untergruppen endogener Psychosen	66
5.4	Vergleich des Langzeitverlaufs bei Index- und Kontrollpatientinnen	76
5.5	Vergleich der Symptomatik der Indexphase mit der Symptomatik nichtpuerperaler Rückfälle	76
5.6	Frage des Einflusses psychologischer Faktoren auf den Langzeitverlauf	78
5.7	Prognostische Kriterien zum Langzeitverlauf	78
5.8	Zwei Konsequenzen für die Pharamakotherapie	79
5.9	Puerperale Rückfälle	80
5.10	Zusammenfassung nosologisch relevanter Befunde	82
6	**Familiengenetische Untersuchung**	**85**
6.1	Befunde, die für die Gesamtgruppe der Patientinnen mit Postpartum-Psychose von Bedeutung sind	85
6.2	Befunde in den diagnostischen Untergruppen	89
6.3	Vergleich von Affektpsychosen und schizoaffektiven Psychosen	89
6.4	Vergleich unipolarer und bipolarer Psychosen	91
6.5	Untergruppen der Patientinnen mit Schizophrenie	92
6.6	Verläufe mit ausschließlich puerperalen Phasen	92
6.7	Vergleich von früh mit später nach der Entbindung beginnenden Psychosen	94
6.8	Zykloide Psychosen	94
6.9	Familiäre Häufung von puerperalen Erkrankungen?	95
6.10	Zusammenfassung nosologisch relevanter Befunde	95

7	**Synopsis**	**97**
7.1	Postpartum-Psychosen: eine nosologische Einheit?	97
7.2	Auslösung endogener Psychosen in der Postpartum-Periode	99
7.3	Präferentielles Auftreten bestimmter endogener Psychosen	100
7.4	Vergleich von früh mit später nach der Entbindung beginnenden Psychosen	101
7.5	Erklärungsmöglichkeiten des günstigen Langzeitverlaufs	102
7.6	Besonderheiten der Psychopathologie der Indexphase	104
7.7	Schlußfolgerungen zur Nosologie endogener Psychosen	104
7.8	Hinweise zur Pathophysiologie von Postpartum-Psychosen	105
7.9	Rückblick	107
7.10	Ausblick	108
8	**Zusammenfassung**	**111**

Diagnostische Kriterien für endogene Psychosen   115

Tabellen und Abbildungen   119

Literaturverzeichnis   195

Sachverzeichnis   207

1 Einleitung

1.1 Vorbemerkung

Die Geburt eines Kindes wurde als das erfüllendste Erlebnis einer Frau bezeichnet. Auch wenn die äußeren Bedingungen schwierig sind, überwiegt meist die Freude, und die Mutter nimmt die neue Rolle wie selbstverständlich an. Es ist besonders überraschend, daß in dieser Situation des Glücks eine schwere psychische Störung über die Frau hereinbrechen kann. Wenngleich eine mögliche und statistisch gesehen hoch überzufällige Komplikation, ist das Ereignis glücklicherweise selten. Die Erörterung schwerer psychischer Störungen im Zusammenhang mit der Entbindung soll nicht zum Schluß führen, die negativen psychischen Aspekte der Geburt eines Kindes seien generell hoch zu veranschlagen. Dies wäre, auf die Frauen insgesamt bezogen, falsch und trifft sogar auf die von einer Postpartum-Psychose Betroffenen nur teilweise zu.

Eine wissenschaftliche Arbeit muß auf Fakten bezogen sein. Die rationale Betrachtungsweise von Krankheiten ist nicht nur Voraussetzung jeglicher Forschung, sondern auch der therapeutischen Anwendung des Wissens. Krankheit wurde in alten Kulturen als Folge von Schuld und sündhaftem Verhalten betrachtet. In bezug auf körperliche Leiden ist heute eine rationale Einstellung Allgemeingut. Bei den ätiologisch schwer faßbaren psychischen Störungen trifft man leider die alten Vorstellungen noch da und dort an.

1.2 Historischer Rückblick

Schwere psychische Störungen nach der Geburt eines Kindes waren, wie aus Aufzeichnungen von Hippokrates im Dritten Buch der Epidemien hervorgeht, schon im Altertum bekannt. Im 19. Jahrhundert wurden psychische Erkrankungen in Wochenbett und Stillperiode Gegenstand wissenschaftlicher Untersuchungen im modernen Sinn. Esquirol (1838) widmete in seinem bekannten Werk über Geisteskrankheiten diesem Thema ein Kapitel. Marcé (1858) verfaßte die Monographie "Traité de la folie des femmes enceintes, des nouvelles accouchées et des nourrices". Weitere frühe Arbeiten wurden von MacDonald (1847), Churchill (1850-1851) und Gundry (1859-1860) in den USA sowie von Conolly (1846), Webster (1848) und Savage (1875, 1888-89, 1896) in England veröffentlicht. Als erste bedeutende Beiträge deutschsprachiger Ärzte gelten die Arbeiten von Fürstner (1875) und Ripping (1877).

Hinsichtlich Symptomatik unterschieden Esquirol (1838) und andere Autoren des 19. Jahrhunderts "Manien", womit man damals verschiedene schwere Geistesstörungen zusammenfaßte, "Melancholien", andere "Monomanien" und "Demenzen". Marcé (1858) schrieb, daß die in der Wochenbett- und Stillperiode auftretenden Störungen keine spezifischen Symptome aufwiesen, betonte jedoch die Besonderheit der Symptomkombinationen. Fürstner (1875) räumte der Untergruppe des "halluzinatorischen Irreseins der Wöchnerinnen" eine nosologische Sonderstellung ein. Fürstners Fallbeschreibungen entsprechen dem von Meynert (1890) beschriebenen Bild der Amentia, der lateinischen Bezeichnung eines von Verwirrtheit geprägten Syndroms. Die Diagnose der Amentia wurde um die Jahrhundertwende bei Postpartum-Psychosen häufig gestellt.

Als Ursache der Geistesstörungen in Wochenbett und Stillperiode wurden bis zum 19. Jahrhundert vor allem schlechter Lochienfluß und Milchstauung mit schädlicher Wirkung auf die zerebralen Funktionen betrachtet, wobei auch direktes Eindringen von Milch ins Gehirn angenommen wurde. Esquirol (1838) wies darauf hin, daß bei der Leichenöffnung kein entsprechender Befund erhoben werden konnte und er Fälle von Geistesstörung ohne Veränderung von Milchsekretion oder Lochienfluß beobachtet habe. Marcé (1858) unterschied "causes prédisposantes" und "causes occasionnelles", wobei die Aufzählung nicht nur eigentliche Ursachen, sondern auch allgemeine Risikofaktoren und Risikoperioden enthielt. Zu ersteren rechnete er Heredität, wiederholte, die Frau schwächende Schwangerschaften, höheres Alter, frühere Zustände von Geistesstörung, besonders puerperaler Art, eine schlechte psychische Verfassung in der Schwangerschaft, Anämie als Folge einer langen Stillzeit und das Geschlecht des Kindes; zu letzteren Geburtskomplikationen, Blutungen, Eklampsie, den Zeitpunkt des Wiederbeginns der Menstruation und Schmerzen im Rahmen von Brustentzündungen. Die Amentia, sei es nach der Entbindung oder im allgemeinen, hielt man durch eine Vielzahl äußerer Faktoren einschließlich physischer und psychischer Erschöpfung bedingt.

Mit dem Aufkommen des Endogenitätskonzepts wurden die Psychosen mit Beginn in der Postpartum-Periode mehrheitlich dem manisch-depressiven Irresein und der Dementia praecox bzw. seit E. Bleuler der Schizophrenie zugeordnet. Kraepelin (1920) erwähnte wie andere Autoren die Möglichkeit des Auftretens kurzdauernder delirartiger, überwiegend organisch bedingter Psychosen während oder unmittelbar nach der Geburt sowie von organischen Psychosen, die sich in den folgenden Tagen manifestieren können, betonte im übrigen aber die Häufigkeit puerperaler Melancholien und Katatonien. Die Diagnose der Amentia begrenzte er auf die eindeutig organisch bedingten Fälle. In der Folge sprach man z.T. noch vom ätiologisch nicht determinierten amentiellen Syndrom. E. Bleuler (1916) hielt die meisten der in der Postpartum-Periode beginnenden schweren psychischen Erkrankungen für endogene Psychosen.

Die z.T. komplexe Symptomatik von Postpartum-Psychosen erschwerte die diagnostische Einordnung innerhalb der Untergruppen der endogenen Psychosen. Diese Schwierigkeit resultierte auch aus Abweichungen von dem für die jeweilige Psychose als typisch betrachteten Verlauf. So wurde noch bis zur Mitte dieses Jahrhunderts bei Postpartum-Psychosen mit schizophreniformer Symptomatik der Ausgang in Vollremission für unvereinbar mit der Diagnose einer Schizophrenie gehalten und trotz fehlender Befunde das Vorliegen einer organischen Psychose postuliert. Zum Teil wurden Postpartum-Psychosen mit günstigem Verlauf nicht zu den traditionellen Untergruppen endogener Psychosen, sondern zu speziellen diagnostischen Kategorien wie den zykloiden Psychosen, den psychogenen Psychosen, den Emotionspsychosen oder der bouffée délirante gerechnet. Solche diagnostischen Konzepte kamen wohl auch deswegen zur Anwendung, weil bei Postpartum-Psychosen für Schizophrenie besonders charakteristisch geltende Symptome wie emotionale Kälte und Distanziertheit oft wenig ausgeprägt sind und im Gegenteil ein teilweise nachfühlbarer Bezug der Inhalte der Psychose zur aktuellen Lebenssituation besteht. Pauleikhoff (1964) und andere Autoren hielten viele Postpartum-Psychosen wegen der gemischt affektiv-schizophrenen Symptomatik für Übergangsformen zwischen den zwei Hauptgruppen endogener Psychosen. In neuerer Zeit wurde besonders von englischsprachigen Autoren der schizophrenen Symptomatik bei Vorliegen eines affektiven Syndroms wenig

Bedeutung zugemessen und die Beziehung zu den Affektpsychosen betont. Nach Brockington und Mitarb. (1981) stehen nur die in den ersten 2 - 3 Wochen nach der Entbindung beginnenden Psychosen in einem kausalen Zusammenhang zu diesem Ereignis. Sie seien eine Variante bipolarer Affektpsychosen. Vereinzelt wird am Konzept der nosologischen Eigenständigkeit der Postpartum-Psychosen festgehalten (Hamilton, 1962, 1982, 1989).

1.3 Terminologie

1.3.1 Psychosebegriff

Die Unschärfe des Begriffs der Psychose, auch in seiner heutigen Verwendung, ist bekannt. Das ICD-10 (1991), in welchem die grundsätzliche Trennung von Psychosen und Neurosen aufgegeben wurde, enthält keine spezielle Definition der Psychose mehr. Nach ICD-9 wird im Diagnosenschlüssel und Glossar psychiatrischer Krankheiten (1979), wenn man die organischen Erkrankungen beiseite läßt, die Schwere der psychischen Funktionsstörungen betont. Zur Diagnosestellung müssen also Wahn, Halluzinationen oder sonst schwere Beeinträchtigungen der Realitätskontrolle vorliegen. In Abweichung zu dieser Definition werden im allgemeinen auch endogene Depressionen ohne schwere Symptomatik zu den Psychosen gerechnet. Hier spielt das Konzept der endogenen Psychosen im Sinn vorwiegend biologisch bedingter Störungen hinein.

1.3.2 Endogenitätskonzept

Das in der vorliegenden Arbeit berücksichtigte Konzept der endogenen Psychosen stellt einen der Versuche in der Psychiatrie dar, nosologisch eigenständige Gruppen abzugrenzen. Der Terminus "endogen" wurde seit seiner Einführung in die psychiatrische Terminologie zu Beginn des Jahrhunderts durch Möbius (siehe Vliegen, 1986) recht verschieden angewandt. Als mit der Kretschmerschen Konstitutionslehre manisch-depressives Kranksein und Schizophrenie gemeinsam als die endogenen Psychosen bezeichnet wurden, war "endogen" neben der Annahme eines negativen somatischen Befundes in Form bekannter Hirnkrankheiten praktisch synonym mit erbbiologisch. Die heute vorliegenden Zwillings- und Adoptivstudien belegen die Bedeutung genetischer Faktoren bei der Entstehung endogener Psychosen. Aus der unvollständigen Konkordanz eineiiger Zwillinge geht jedoch hervor, daß noch andere als genetische Faktoren eine Rolle spielen. Daraus kann ein gegenüber den älteren Vorstellungen modifiziertes Modell zur Ätiologie abgeleitet werden, wonach das Vorliegen einer genetischen Komponente eine Hauptbedingung für das Auftreten von endogenen Psychosen darstellt, die Krankheit in manchen oder allen Fällen aber erst zum Ausbruch kommt, wenn krankheitsfördernde Nebenbedingungen hinzukommen.

Den endogenen Psychosen kann wegen der genetischen Komponente heute keine Sonderstellung mehr innerhalb der psychischen Erkrankungen eingeräumt werden, wohl aber wegen der Kombination genetischer Faktoren und der schweren Symptomatik von besonderer Qualität. Die z.T. negative Familienanamnese ist jedoch wegen der inkompletten Penetranz und der möglicherweise polygenen Übertragung mit einer genetischen Belastung vereinbar.

1.3.3 Puerperium, Postpartum-Periode

Das Puerperium ist im Sprachgebrauch der somatischen Medizin die Sechswochenperiode nach der Niederkunft. In der psychiatrischen Literatur wurde seine zeitliche Limite mit Extremwerten von zwei Wochen bzw. einem Jahr sehr verschieden definiert. Der Ausdruck der Postpartum-Periode ist mit dem des Puerperiums weitgehend synonym. Im Gegensatz zur Bezeichnung Puerperium, die eine Ambiguität hinsichtlich der Berücksichtigung der Zeitspanne von sechs Wochen enthält, fehlt hier diese Verbindung.

1.3.4 Puerperalpsychose, Postpartum-Psychose, verwandte Begriffe

Marcé (1858) diskutierte verschiedene Definitionen des Puerperiums im Zusammenhang mit psychischen Störungen und rechnete selbst alle in Schwangerschaft, Wochenbett und Stillperiode auftretenden Erkrankungen dazu. Esquirol (1838), Marcé (1858) und die englischsprachigen Autoren der alten Literatur verwendeten zur Bezeichnung puerperaler Geistesstörungen den Ausdruck "folie" bzw. "insanity". Fürstner (1875) sprach erstmals von Psychose. Postpartum-Psychose ist weitgehend synonym mit Puerperalpsychose.

Die Anwendung des Terminus Psychose ist auch im Zusammenhang mit Postpartum-Erkrankungen uneinheitlich. Bald wurden damit nur Zustände mit den erwähnten schweren Symptomen bezeichnet, was in bezug auf Depressionen die Beschränkung auf den wahnhaften Untertyp bedeutet, bald alle als endogen psychotisch betrachteten Störungen, bald die Summe der in der Postpartum-Periode auftretenden schweren psychischen Erkrankungen. Eine korrekte Anwendung des Psychosebegriffs im Sinn des Konzepts der endogenen Psychosen ist im Fall der Postpartum-Depressionen besonders schwierig und überhaupt nur begrenzt möglich, weil es neben eindeutig endogenen und eindeutig nichtendogenen viele gibt, deren Zuordnung offenbleiben muß. Man kann davon ausgehen, daß in den meisten Studien über Postpartum-Psychosen, in denen auch Depressionen untersucht wurden, ein wesentlicher Teil solcher Depressionen unsicherer Genese miterfaßt wurde.

Weder ICD-9 noch ICD-10 noch DSM-III-R sehen außer für sonst nicht klassifizierbare Ausnahmen eine separate Diagnose der Postpartum-Psychose vor.

Fürstner (1875) führte im deutschen Sprachraum die heute nicht mehr gebräuchliche Einteilung in die in den ersten sechs Wochen post partum beginnenden Puerperalpsychosen im engeren Sinn und die später auftretenden Laktationspsychosen ein. Zugleich verwendete er den Terminus Puerperalpsychose als Überbegriff. Die mangelnde Eindeutigkeit des Begriffs der Puerperalpsychose bleibt in der Literatur bis heute bestehen. In der älteren deutschsprachigen Literatur findet man die heute nicht mehr gängigen Bezeichnungen der Gestations- oder Generationspsychose, welche wie die Puerperalpsychose nach Marcé Sammelbegriff für alle während Schwangerschaft, Wochenbett und Laktationsperiode auftretenden Störungen waren.

1.3.5 Andere psychopathologische Phänomene der Postpartum-Periode

Neben psychotischen Erkrankungen unterscheidet man heute vor allem noch zwei psychopathologische Erscheinungen nach der Entbindung. Der "Heultag" - die englische Bezeichnung ist "postpartum blues" oder "maternity blues", die französische "syndrome du troisième jour" - stellt eine einige Tage nach der Entbindung auftretende kurzdauernde Phase mit Weinerlichkeit und anderen Symptomen dar. Er tritt bei der Mehrzahl der Wöchnerinnen auf und dürfte in erster Linie Folge der starken hormonalen Veränderungen der frühen Postpartum-Periode sein. Übersichten finden sich bei Stein (1982) sowie bei Kennerly und Gath (1986). Neueste empirische Untersuchungen wurden von Kennerly und Gath (1989a, 1989b) und Iles und Mitarb. (1989) durchgeführt.

Die leichteren Postpartum-Depressionen treten bei ca. 10 % der Frauen auf. Eine strenge Grenze zum Heultag und den Postpartum-Psychosen depressiver Art besteht nicht. Die Ätiologie der leichteren Postpartum-Depressionen dürfte vielfältig sein. Eine aktuelle Übersicht findet sich bei O`Hara und Zekoski (1988).

1.3.6 Terminologie der vorliegenden Studie

Wie im wohl überwiegenden Teil der Literatur wurden auch in der vorliegenden Studie alle schweren, hospitalisationsbedürftigen Erkrankungen als Postpartum-Psychose bezeichnet. Weitere Krankheitsphasen mußten die Kriterien einer der endogenen Psychosen erfüllen, um als psychotisch eingestuft zu werden.

Als Postpartum-Periode wurden hier die drei Monate nach der Entbindung gewertet, was sich unter anderem aus epidemiologischen Studien zur Hospitalisationshäufigkeit (Kendell und Mitarb., 1987) begründen läßt.

In der Psychiatrie wäre der Terminus Postpartum-Periode im Vergleich zu dem des Puerperiums wegen der Neutralität hinsichtlich der Zeitdauer vorzuziehen. Es gibt jedoch für bestimmte Phänomene nur Ausdrücke, in denen das Wort Puerperium enthalten ist. Um nicht neue Ausdrücke schaffen zu müssen, wurden in der vorliegenden Arbeit je nach Usus Postpartum-Periode und Puerperium in synonymer Bedeutung verwendet.

Da die Bezeichnung Postpartum-Psychose nosologische Eigenständigkeit nahelegt, der entsprechende Nachweis aber aussteht, wäre es im Prinzip besser, nur von Psychosen mit Beginn in der Postpartum-Periode zu sprechen. Aus Gründen der Kürze wurde meistens der Ausdruck Postpartum-Psychose verwendet, es sei denn, die Neutralität hinsichtlich Nosologie oder Langzeitaspekte der Erkrankung sollten besonders betont werden.

Es wurde in der vorliegenden Studie darauf geachtet, Arbeiten über leichtere Postpartum-Depressionen nicht ohne weiteres mit solchen über Postpartum-Psychosen zu erörtern. Wenn dies geschah, wurde die Unterscheidung hervorgehoben.

Hinsichtlich Besonderheiten der Terminologie der vorliegenden Studie im Zusammenhang mit der Diagnostik siehe dort.

1.4 Zur Nosologie endogener Psychosen

Die endogenen Psychosen sind heute hinsichtlich Psychopathologie, Verlauf und familiengenetischem Bild gut untersucht. Noch immer beruhen unsere nosologischen Konzepte vor allem auf diesen drei Elementen. Die Möglichkeiten der Identifizierung von Krankheitseinheiten durch den klinisch-psychopathologischen Zugang sind jedoch begrenzt. Die Einteilung in Schizophrenie und Affektpsychosen, mit oder ohne Berücksichtigung der atypischen Psychosen, stellt nicht mehr als einen Schritt in diese Richtung dar. Man muß davon ausgehen, daß es für keine der Krankheiten mit einheitlicher Ursache, die heute noch nicht als solche erkennbar sind, spezifische, sondern nur mehr oder weniger charakteristische klinische Merkmale gibt. Moderne biologische Untersuchungsmethoden könnten neue Erkenntnisse zur Ätiologie endogener Psychosen liefern. Vorerst behält der traditionelle Zugang zu Fragen der Nosologie jedoch seine Berechtigung.

1.5 Ziele der Arbeit

Die in der Postpartum-Periode beginnenden psychotischen Störungen wurden in neuerer Zeit wohl zu einem guten Teil deswegen wenig untersucht, weil man ihnen keine nosologische Eigenständigkeit zuerkannte. Die Postpartum-Psychosen sind vor allem hinsichtlich Langzeitverlauf und familiengenetischem Bild ungenügend charakterisiert. Es besteht heute schon aus rein klinischen Gründen ein Bedürfnis nach präziseren diesbezüglichen Kenntnissen. Darüberhinaus bietet das Studium dieser Erkrankungen bisher nicht ausgeschöpfte Möglichkeiten, einen Beitrag zur Nosologie endogener Psychosen zu leisten. Im Vergleich zur generellen Psychoseinzidenz bei Frauen im geburtsfähigen Alter ist die Erkrankungshäufigkeit nach der Niederkunft stark erhöht. Es gibt wahrscheinlich keinen anderen, zeitlich und situativ ebenso klar umschreibbaren exogenen Faktor, der mit einer derartigen Erhöhung der Psychoseinzidenz verbunden ist. Das theoretische Interesse richtet sich auf die Möglichkeit eines präferentiellen Auftretens bestimmter psychopathologischer oder Verlaufstypen, die innerhalb oder außerhalb traditioneller diagnostischer Kategorien situiert sein könnten.

Ziel dieser Arbeit war zunächst, unter Bearbeitung der Literatur und auf Grund eigener Ergebnisse eine Beschreibung der in der Postpartum-Periode beginnenden Psychosen zu geben. Abgesehen von der Erörterung von Merkmalen, die spezifisch mit der Situation der Entbindung zusammenhängen, erfolgte die Charakterisierung vor allem auf dem Hintergrund heutiger Kenntnisse über endogene Psychosen. Dabei war z.T. eine Gegenüberstellung mit einer Kontrollgruppe möglich. Die überwiegende Anzahl der Vergleiche wurde anhand von Literaturangaben gemacht. Abweichungen vom Bild der endogenen Psychosen im allgemeinen sollten auf ihre Ursachen hin analysiert werden.

Neben dem deskriptiven bzw. heuristischen Ansatz sollten folgende vorgegebenen Fragestellungen untersucht werden:

(1) Liegt post partum eine Inzidenzerhöhung aller oder nur bestimmter endogener Psychosen, nämlich affektiver und/oder schizoaffektiver Formen vor?

(2) Kommen unter Postpartum-Psychosen überproportional häufig bipolare im Vergleich zu unipolaren Verläufen vor?
(3) Besteht innerhalb der Bipolaren eine Selektion von Erkrankungen mit Betonung manischer Phasen?
(4) Tritt in der Indexphase häufiger als bei nichtpuerperalen Phasen ein manisches Syndrom auf?
(5) Ist bei Anwendung der Diagnostik der zykloiden Psychosen diese Kategorie häufig vertreten? Ergeben sich Hinweise auf eine Überrepräsentierung dieser Kategorie unter den traditionell als schizophren klassifizierten Psychosen der Postpartum-Periode?
(6) Beziehen sich allfällige Besonderheiten nur auf die früh, d.h. die in den ersten zwei Wochen post partum beginnenden, oder auch auf die später nach der Entbindung auftretenden Psychosen?
(7) Bestehen Verlaufsbesonderheiten innerhalb traditioneller diagnostischer Kategorien?
(8) Bringt die Gegenüberstellung der Patientinnen mit ausschließlich puerperalen Phasen und der Patientinnen, die puerperale und nichtpuerperale Phasen haben, Hinweise auf die nosologische Eigenständigkeit von Erkrankungen ersterer Gruppe?
(9) Bestehen Hinweise auf eine familiäre Häufung nicht nur endogener Psychosen, sondern endogener Psychosen mit besonderer Tendenz zu puerperalen Phasen? Besteht eine solche familiäre Häufung für die Postpartum-Psychosen insgesamt oder für besondere Untertypen?
(10) Inwieweit stellen besondere psychopathologische Phänomene ein Charakteristikum der Indexphase dar, die bei späteren Krankheitsphasen ohne Beziehung zu einer Entbindung nicht mehr auftreten?

Die Untersuchung erfolgte mit operationalisierten diagnostischen Kriterien unter Einbezug des Langzeitverlaufs und unter Berücksichtigung der Diagnose der schizoaffektiven Psychosen. Zudem kam das Konzept der zykloiden Psychosen zur Anwendung. Die zykloiden Psychosen werden bei traditioneller Diagnostik fast ausnahmslos als schizoaffektive Psychosen oder Schizophrenien klassifiziert. Die bisher erwähnte Klassifikation wird im folgenden als Studiendiagnostik bezeichnet. Sie wurde für einige Fragen durch das DSM-III-R und die Research Diagnostic Criteria (RDC) (Spitzer und Mitarb. 1978) ergänzt.

Die aus Befunden zu den erwähnten Fragen ableitbaren Schlußfolgerungen mußten, entsprechend unseren geringen ätiologischen Kenntnissen über endogene Psychosen sowie den Begrenzungen des psychopathologischen Untersuchungsansatzes, zum größeren Teil allgemein bleiben. So würde (1) der Befund eines präferentiellen Auftretens verschiedener endogener Psychosen auf pathophysiologische Gemeinsamkeiten dieser Störungen hinweisen, deren Art heute allerdings unbekannt bliebe. (2) Eine Häufung bipolarer im Vergleich zu unipolaren Psychosen würde andererseits pathophysiologische Unterschiede der beiden Verlaufstypen nahelegen. (3) Die Frage der Übervertretung von Verläufen mit Betonung manischer Phasen stellt einen Aspekt der Beziehung von Postpartum-Psychosen zu bipolaren Psychosen dar. (4) Dies gilt auch für die Häufigkeit eines manischen Syndroms in der Indexphase bei Bipolaren. (5) Die zusätzliche Anwendung des Konzepts der zykloiden Psychosen war unter anderem deswegen von Interesse, weil mit ihm auch atypische Psychosen erfaßt werden, die man wegen des Fehlens wesentlicher depressiver oder manischer Anteile nach traditioneller Diagnostik nicht als schizoaffektiv, sondern als schizophren klassifiziert. Über- oder Unterrepräsentation bestimmter Formen der Schizophrenie wäre Hinweis auf ihre nosologische Heterogenität. (6) Früh nach der Niederkunft beginnende Psychosen könnten sich von später auftretenden dadurch unterscheiden, daß sie in besonders reiner Weise die Postpartum-Psychosen repräsentieren, während später beginnende Störungen nur einen Querschnitt der Psychosen bei Frauen im geburtsfähigen Alter darstellen. (7) Besonderheiten des Langzeitverlaufs - man denkt dabei vor allem an eine besonders günstige Entwicklung - könnten durch das Vorliegen einer nosologisch eigenständigen Gruppe oder das Zusamentreffen einer niedrigen Krankheitsdisposition mit dem starken Auslöser der Geburt eines Kindes bedingt sein. (8) Im Prinzip könnte jedes Merkmal, welches Patientinnen mit ausschließlich puerperalen Phasen von Patientinnen mit puerperalen und nichtpuerperalen Phasen unterscheidet, Hinweis auf die nosologische Eigenständigkeit ersterer Gruppe oder eines Teils von ihr sein. (9) Auch eine spezielle familiäre Häufung von Erkrankungen mit postpartalen Phasen würde auf das Vorliegen einer nosologisch eigenständigen Krankheit hindeuten. (10) Die Frage einer besonderen puerperalen Färbung der Indexphase war Teil der Gesamtabklärung der Psychopathologie.

Zur Frage (1) bestand bereits eine umfangreiche Literatur, wobei jedoch überwiegend nur die Diagnose der Indexphase gestellt und nur z.T. operationalisierte diagnostische Kriterien angewandt wurden. Die schizoaffektive Psychose als Langzeitdiagnose wurde nie berücksichtigt. Bezüglich der Fragen 2 - 4 und 6 - 10 lagen wenig bis keine Angaben in der Literatur vor. Frage 5 wurde nur von wenigen Autoren untersucht. Zudem wurden keine operationalisierten diagnostischen Kriterien eingesetzt und nur z.T. Langzeitdiagnosen gestellt.

Die vorliegende Arbeit gibt auch eine Literaturübersicht zu Klinik, Langzeitverlauf und familiengenetischem Bild der Postpartum-Psychosen. Deutschsprachige Literaturzusammenfassungen finden sich bei von Zerssen (1977) sowie bei Huhn und Drenk (1973). Pauleikhoff (1964) bearbeitete das Thema der Psychosen von Schwangerschaft und Wochenbett unter besonderer Berücksichtigung des "inneren Zusammenhangs der Psychose mit der Lebensgeschichte". Von der älteren englischsprachigen Literatur sind eine Übersicht von Thomas und Gordon (1959) und die Monographie von Hamilton (1962) zu erwähnen. In neuerer Zeit wurden neben Kurzzusammenfassungen des letztgenannten Autors (Hamilton, 1982, 1989) Übersichtsartikel von Herzog und Detre (1976), Welner (1982), Steiner (1990) und Miller (1990) verfaßt. Französischsprachige Übersichten stammen von Rancunrel und Marmie (1975) und Lemperière und Mitarb. (1984). In der erwähnten Literatur wird die Beziehung zum aktuellen Kenntnisstand über endogene Psychosen nur relativ global hergestellt.

Zum Thema der Postpartum-Psychosen gibt es eine Fülle alter Literatur, die trotz gewisser Mängel auch heute noch wertvoll ist. Es war nicht möglich, alle Publikationen zu berücksichtigen, der Autor war jedoch bestrebt, die ersten Arbeiten, die die jeweilige Frage behandelten, zu erwähnen.

Zu Aspekten, die in der vorliegenden Arbeit nicht oder nur summarisch besprochen werden, wie der Mutter-Kind-Beziehung oder neuroendokrinologischen und biochemischen Untersuchungen, finden sich Beiträge in Monographien von Brockington und Kumar (1982) und Kumar und Brockington (1988) sowie bei Wieck (1989). Zusätzliche Literaturangaben enthält eine Dissertation von Jud (1988).

Über einen Teil der im Rahmen der vorliegenden Studie untersuchten Patientinnen und ihre Verwandten wurden Ergebnisse bereits publiziert (Schöpf und Mitarb., 1984, 1985). Für die vorliegende Studie wurden Patientinnen mit kurzer katamnestischer Beobachtungsperiode nochmals exploriert, und es wurde eine neue Patientinnengruppe untersucht. An diesem erweiterten Material sollten in den ersten Arbeiten gefundene Resultate abgesichert und neue Fragen bearbeitet werden. Bei wichtigen schon in den Arbeiten von 1984 bzw. 1985 erhobenen Befunden wird zu diesen Bezug genommen. In der vorliegenden Untersuchung wurden die Definitionen einiger Variablen abgeändert, was die Neubeurteilung aller Fälle erforderte und bedingt, daß die 1984 und 1985 publizierten Ergebnisse mit den hier präsentierten nicht mehr in allen Belangen vergleichbar sind.

1.6 Aufbau der Arbeit

Im folgenden Kapitel wird die Methode der eigenen Untersuchung erläutert. In den Kapiteln über die Indexphase, die Anamnese vor der Indexphase, die katamnestische Untersuchung und die familiengenetische Untersuchung wird in den einzelnen Abschnitten zum jeweiligen Aspekt eine Literaturübersicht gegeben, der die eigenen Resultate und eine Diskussion folgen. Es wurden auch Punkte aufgenommen, zu denen kein eigener empirischer Beitrag geleistet wurde, deren Abhandlung aber zum Verständnis des Gesamtthemas wichtig war. Solche Abschnitte sind im Titel mit "Zu" oder "Über" gekennzeichnet. Am Kapitelende wird jeweils eine Zusammenfassung nosologisch relevanter Befunde gegeben. Entsprechend den vorgegebenen Fragen lag das Schwergewicht des Beitrags dieser Studie beim Langzeitverlauf und bei Befunden zur familiären Belastung mit endogenen Psychosen. Im letzten, synoptischen Kapitel stehen Aspekte der Nosologie der Postpartum-Psychosen im Zentrum.

Über einen Teil der im Rahmen der vorliegenden Studie untersuchten Patientinnen und ihre Verwandten wurden Ergebnisse bereits publiziert (Schöpf und Mitarb., 1984, 1985). Für die vorliegende Studie wurden Patientinnen mit kurzer katamnestischer Beobachtungsperiode nochmals exploriert, und es wurde eine neue Patientinnengruppe untersucht. An diesem erweiterten Material sollten in den ersten Arbeiten gefundene Resultate abgesichert und neue Fragen bearbeitet werden. Bei wichtigen schon in den Arbeiten von 1984 bzw. 1985 erhobenen Befunden wird zu diesen Bezug genommen. In der vorliegenden Untersuchung wurden die Definitionen einiger Variablen abgeändert, was die Neubeurteilung aller Fälle erforderte und bedingt, daß die 1984 und 1985 publizierten Ergebnisse mit den hier präsentierten nicht mehr in allen Belangen vergleichbar sind.

1.6 Aufbau der Arbeit

Im folgenden Kapitel wird die Methode der eigenen Untersuchung erläutert. In den Kapiteln über die Indexphase, die Anamnese vor der Indexphase, die katamnestische Untersuchung und die familiengenetische Untersuchung wird in den einzelnen Abschnitten zum jeweiligen Aspekt eine Literaturübersicht gegeben, der die eigenen Resultate und eine Diskussion folgen. Es wurden auch Punkte aufgenommen, zu denen kein eigener empirischer Beitrag geleistet wurde, deren Abhandlung aber zum Verständnis des Gesamtthemas wichtig war. Solche Abschnitte sind im Titel mit "Zu" oder "Über" gekennzeichnet. Am Kapitelende wird jeweils eine Zusammenfassung nosologisch relevanter Befunde gegeben. Entsprechend den vorgegebenen Fragen lag das Schwergewicht des Beitrags dieser Studie beim Langzeitverlauf und bei Befunden zur familiären Belastung mit endogenen Psychosen. Im letzten, synoptischen Kapitel stehen Aspekte der Nosologie der Postpartum-Psychosen im Zentrum.

2 Methode

2.1 Erfassungsperiode, Zeitpunkt der Nachuntersuchung

Die hier vorgestellten Ergebnisse basieren auf je einer an den Psychiatrischen Universitätskliniken Lausanne und Zürich hospitalisierten Patientinnengruppe. Die Indexerkrankung der Lausanner Patientinnen fand zwischen 1949 und 1980 statt. Die Nachuntersuchung eines ersten Teils der Patientinnen (Hospitalisation 1958 - 1977) erfolgte 1982 und die eines zweiten Teils (Hospitalisation 1949 - 1957, 1978 - 1980) 1984. 1990 wurde in Fällen mit einer Katamnesedauer von weniger als zehn Jahren eine zweite Nachuntersuchung angestrebt. Bei den Zürcher Patientinnen lag die Indexerkrankung zwischen 1956 und 1964. Die Nachuntersuchung erfolgte 1990. Hinsichtlich allgemeiner Angaben über die Stichprobe siehe S. 28ff.

Die Untersuchung der Lausanner Patientinnen wurde z.T. in Zusammenarbeit mit C. Bryois, die der Zürcher Patientinnen mit B. Rust durchgeführt.

2.2 Auswahl der Patientinnen

Es wurden folgende Einschluß- bzw. Ausschlußkriterien festgelegt: Die Erkrankung hatte innerhalb der ersten drei Monate post partum begonnen, es handelte sich um die erste Hospitalisation in einer psychiatrischen Klinik, und die Patientin verstarb nicht in der Indexphase. In der Zürcher Gruppe wurde bei in ihre Heimat zurückgekehrten Patientinnen aus Südeuropa kein Versuch einer Kontaktnahme unternommen, nachdem sich in der Lausanner Studie in solchen Fällen praktische Probleme ergeben hatten.

Die Lausanner Fälle wurden anhand einer seit Jahrzehnten geführten Liste identifiziert. Die Zürcher Patientinnen ermittelte der Autor durch Einsichtnahme in alle Krankengeschichten des Archivs von ersthospitalisierten Frauen im Alter bis zu 45 Jahren. Bei Patientinnen, die innerhalb von zwei Jahren vor der Klinikeinweisung ein Kind geboren hatten, wurde überprüft, ob der Krankheitsbeginn während der ersten drei Monate post partum eingetreten war.

Bei Durchsicht von vier Jahrgängen des Krankengeschichten-Archivs der Klinik in Lausanne im Sinn einer Stichprobe auf Vollständigkeit der Liste fand der Autor zwei nichtregistrierte Fälle von Depression. Bei beiden Patientinnen war die Störung in unmittelbarem Anschluss an ein schweres, auch für den Laien sofort als solches erkennbares, nicht direkt mit der Niederkunft zusammenhängendes traumatisches Ereignis aus psychischem Wohlbefinden heraus aufgetreten und klang rasch wieder ab. Diese Fälle waren insofern zu Recht nicht aufgenommen worden, als eine kausale Beziehung zur Niederkunft unwahrscheinlich war. So ergab sich also als zusätzliches, ursprünglich nicht formuliertes Ausschlusskriterium, daß diese typischen depressiven Reaktionen nicht berücksichtigt wurden. Dies geschah auch bei den Zürcher Patientinnen.

2.3 Diagnostik

2.3.1 Allgemeines

Die Studiendiagnostik entsprach der im deutschen Sprachraum weithin üblichen Einteilung in körperlich begründbare Psychosen, endogene Psychosen und die je nach Autor verschieden bezeichneten anderen psychischen Störungen. Die für die vorliegende Studie wichtige Diagnostik der endogenen Psychosen erfolgte nach der an der Psychiatrischen Universitätsklinik Zürich bestehenden Tradition. Dies bedeutet gemäß E. und M. Bleuler die Diagnosestellung der Schizophrenie ausschließlich auf Grund der Symptomatik und nicht des Verlaufs. Daneben wird als zweite Besonderheit die Diagnose der schizoaffektiven Psychose systematisch berücksichtigt. Obwohl Mischpsychosen schon von E. Bleuler erwähnt wurden, erhielt die schizoaffektive Psychose erst durch J. Angst einen gut umrissenen Platz. Andere Diagnosen endogener bzw. nichtorganischer Psychosen werden einschließlich der Paranoia nur selten gestellt. Zudem wurde als Teil der Studiendiagnostik das an der Psychiatrischen Universitätsklinik Zürich sonst nicht gebräuchliche Konzept der zykloiden Psychosen berücksichtigt.

Ein grundlegendes Prinzip war die Trennung der Diagnosen der einzelnen Krankheitsphasen von denjenigen des Langzeitverlaufs. Nicht selten stellt man ja über mehrere Krankheitsphasen hinweg einen Syndromwechsel, nicht nur in bezug auf die affektive Symptomatik, sondern auch auf das Vorhandensein schizophrener Symptome fest. Will man nicht von einer Phase zur anderen die Diagnose wechseln und damit verschiedene Krankheiten annehmen, muß die Möglichkeit des Syndromwechsels in die Kriterien der Langzeitdiagnose integriert werden.

Da operationalisierte Kriterien der hiesigen Diagnostik fehlten, mußten solche im Sinn einer optimalen Annäherung an die lokale Tradition geschaffen werden. Dabei nahmen die von Angst gegebenen Richtlinien der Diagnostik der schizoaffektiven Psychose einen zentralen Platz ein (siehe Angst und Mitarb., 1979).

2.3.2 Studiendiagnostik: Diagnosen der Krankheitsphasen

Für die Krankheitsphasen waren fünf Diagnosen vorgesehen: Depression, Manie, depressiv-schizophrene Phase, manisch-schizophrene Phase und schizophreniforme Phase (siehe Anhang). Bei den rein depressiven Zuständen wurde zwischen endogener und nichtendogener Form unterschieden.

In den Tabellen wurden die Diagnosen der Krankheitsphasen mit den Abkürzungen D (Depression), M (Manie), DSCH (depressiv-schizophrene Phase), MSCH (manisch-schizophrene Phase) und SCHF (schizophreniforme Phase) gekennzeichnet. Die Abkürzung MSY (manisches Syndrom) wurde verwendet, wenn Zustände mit reiner Manie und solche mit gemischt manisch-schizophrener Symptomatik gemeinsam besprochen wurden.

Depression, Manie: Zur Definition wurde auf die entsprechenden Syndrome der RDC zurückgegriffen, welche sich gut zur Erfassung affektiver Syndrome eignen.

Depressiv-schizophrene Phase, manisch-schizophrene Phase: Bei ihnen liegt gleichzeitig, eventuell auch sukzessiv, ein affektives und ein schizophrenes Syndrom vor. Die Definition bestand darin, daß neben dem depressiven oder manischen Syndrom Wahn oder Halluzinationen nichtsynthymer Art oder formale Denkstörungen mit Inkohärenz oder Zerfahrenheit vorliegen mußten. Zur Diagnose einer manisch-schizophrenen Phase mußten letztere wegen der Schwierigkeit der Abgrenzung gegen manische Denkstörungen außerhalb der Manie nachweisbar sein, um berücksichtigt zu werden. Katatone Symptome mußten zur Diagnose eines affektiv-schizophrenen Zustandes außerhalb des depressiven bzw. manischen Syndroms auftreten.

Schizophreniforme Phase: Die Diagnose wurde für alle Erkrankungen mit Wahn, Halluzinationen, formalen Denkstörungen oder katatonen Symptomen (siehe Anhang) ohne affektives Syndrom gestellt. Als diagnostische Kriterien wurden also produktiv psychotische Symptome und nicht die Bleulerschen Grundsymptome gewählt. Diese drücken zwar Zentrales über das Wesen der Schizophrenie aus, eignen sich jedoch weniger zur reliablen Diagnostik.

Endogene Depression: Mit dieser Diagnose sollte die Untergruppe von Depressionen erfaßt werden, die in besonderer Weise biologisch determiniert sind, eine charakteristische Symptomatik aufweisen und, abhängig von der Schwere des Zustands, eine wesentliche Beeinträchtigung von Aktivitäten des täglichen Lebens bis zur Aufhebung der Arbeitsfähigkeit zur Folge haben. Es wird heute gelegentlich auf die Unterteilung in endogene und nichtendogene Depressionen verzichtet, dies z.T. wegen der Schwierigkeit der reliablen Zuordnung, besonders der leichteren Depressionen. Depressionen sind mit einer Lebenszeitprävalenz von über 20% häufig und ätiologisch sehr heterogen. Bei den schweren Formen mit einem charakteristischen Symptomprofil kann aber doch eine Konzentration endogener Störungen angenommen werden. Schwere Verlustereignisse von der auf S. 11 erwähnten Art, die zu depressiven Reaktionen führen können, spielten bei der vorliegenden Patientinnengruppe keine Rolle, wohl aber z.T. leichtere Verlustereignisse, denen aber für sich keine erstrangige ätiologische Bedeutung zukommt. Wie bei allen psychiatrischen Klassifikationssystemen war es mit den erstellten Kriterien nicht möglich, eine nosologisch einheitliche Gruppe zu isolieren. Die gleiche genetische Disposition führt zu variablen klinischen Manifestationen innerhalb des depressiven Spektrums. So kommt bei Verwandten von Patienten mit Affektpsychose neben gleichartigen Störungen eine Häufung von leichteren, nicht dem Bild der endogenen Erkrankung entsprechenden Depressionen vor (siehe z.B. Angst, 1966). Mit dem psychopathologischen Zugang kann nur versucht werden, die Schnittlinie optimal zu legen, wobei ein gewisser Teil von Fehlklassifikationen in Kauf genommen werden muß.

Hinsichtlich der Indexphase war es nicht möglich, eine verläßliche Einteilung in endogene und nichtendogene Depressionen vorzunehmen. Es gab etliche Fälle mit fraglich endogenem Symptomprofil, sodaß die Klassifikation willkürlich gewesen wäre.

Bemerkung: Für einen Zustand mit schizophrenen Symptomen war, entsprechend dem Bleulerschen Schizophrenieverständnis, keine untere zeitliche Limite vorgesehen. Die Wahl der Mindestdauer für affektive Syndrome entspricht der Tendenz, diese erst anzunehmen, wenn sie eine gewisse Zeit anhalten.

Besonderheiten der Terminologie: Der Ausdruck eines Zustandes mit schizophrenen Symptomen ist Sammelbezeichnung affektiv-schizophrener und schizophreniformer Zustände.

Die depressiv- bzw. manisch-schizophrenen Zustände entsprechen den in der Literatur als schizoaffektiv bezeichneten Phasen im Sinn einer Querschnittsdiagnose. Der Ausdruck schizoaffektiv war hier für Langzeitdiagnosen reserviert.

2.3.3 Studiendiagnostik: Langzeitdiagnosen

An Langzeitdiagnosen wurden gestellt: Affektpsychose, schizoaffektive Psychose und Schizophrenie. Bei Affektpsychosen und schizoaffektiven Psychosen wurde zwischen unipolarem und bipolarem Verlaufstyp unterschieden. Hinsichtlich der diagnostischen Kriterien siehe Anhang.

Die Abkürzungen der Diagnosen in den Tabellen sind A (Affektpsychose), SCHA (schizoaffektive Psychose) und SCH (Schizophrenie).

Affektpsychosen: Diese Langzeitdiagnose wurde, abgesehen von einem unten erwähnten Sonderfall, dann gestellt, wenn im Langzeitverlauf immer rein affektive Phasen auftraten.

Die Diagnose einer unipolaren Affektpsychose wurde gestellt, wenn die Patientin nur depressive Phasen hatte. Im typischen Fall sollten diese vom endogenen Subtyp sein. Allerdings wurden Verläufe mit depressiver Indexphase ohne nichtpuerperale Phasen auch zu den Unipolaren gerechnet, obwohl für die Indexphase ja die Diagnostik der endogenen Depression nicht angewandt wurde. Mit diesem Vorgehen mußte eine gewisse "Kontamination" der Gruppe unipolar Depressiver mit nichtendogenen Depressionen vermutet werden. Bei der Erörterung der einzelnen endogenen Psychosen wurde dieser Schwierigkeit durch die ergänzende Darstellung der Verläufe begegnet, die nichtpuerperale Phasen aufwiesen.

Zur Diagnose einer bipolaren Psychose wurden alle hypomanischen oder manischen Phasen herangezogen, unabhängig davon, ob sie eindeutig spontan oder in Koinzidenz mit einer antidepressiven Behandlung auftraten. Zum Teil werden in der Literatur letztere nicht berücksichtigt, weil sie als pharmakogenes Phänomen betrachtet werden. Die große Mehrheit der unter antidepressiver Therapie auftretenden hypomanischen und manischen Schwankungen kann aber als spontanes Phänomen betrachtet werden (Lewis und Winokur, 1982; Angst, 1985).

Patientinnen, die bei der Indexphase eine gemischt affektiv-schizophrene oder schizophreniforme, bei nichtpuerperalen Rückfällen aber immer eine rein affektive Symptomatik aufwiesen, erhielten die Diagnose einer Affektpsychose. Wie auf S. 76f. begründet, ist diese Konstellation mit Wahrscheinlichkeit Ausdruck einer besonderen puerperalen Färbung der Indexphase von Affektpsychosen und nicht einer genuinen Tendenz der Psychose zum Auftreten schizophrener Symptome.

Schizoaffektive Psychose: Mit dieser Diagnose sollten Verläufe erfaßt werden, die neben vorwiegend affektiven in einem gewissen Ausmaß auch schizophrene Symptome aufwiesen oder deren Zuordnung wegen sowohl ausgeprägter affektiver als auch schizophrener Symptome nicht eindeutig gewesen wäre. Der nosologische Status der Psychosen mit gemischt affektiv-schizophrener Symptomatik gilt als unsicher (siehe z.B. Procci, 1976). Schizoaffektive Psychosen haben wie Affektpsychosen oft einen wellenförmigen Verlauf, wobei bei beiden chronische Entwicklungen möglich sind. Der Gesamtverlauf ist im allgemeinen weniger günstig als bei den Affektpsychosen und günstiger als bei der Schizophrenie (siehe z.B. Angst, 1986; Marneros und Mitarb., 1991). Nicht unter die schizoaffektiven Psychosen gerechnet wurden hier Verläufe mit ausgeprägter schizophrener und nur mäßiger affektiver Symptomatik, besonders depressiver Art. Depressionen kommen auch bei Schizophrenien vor, und man kann sie mit einem gewissen Recht dort als weniger spezifische Krankheitsmanifestation betrachten als bei den Affektpsychosen und den schizoaffektiven Psychosen, für die sie ein zentraler Teil der Störung sind. Wie bezüglich der Abtrennung von endogenen und nichtendogenen Depressionen ist aber auch hier eine scharfe Grenzziehung nicht möglich. So schreibt denn auch M. Bleuler (1983), daß es willkürlich sei, wo man die Grenze zwischen schizoaffektiver Psychose und Schizophrenie ziehen wolle (S. 452).

Hinsichtlich der Abgrenzung der schizoaffektiven Psychosen von den Affektpsychosen wurden alle Erkrankungen mit affektiver Komponente, bei denen mindestens einmal eine gemischt affektiv-schizophrene oder schizophreniforme Phase auftrat, nicht mehr zu den Affektpsychosen gerechnet.

Zur Abgrenzung der schizoaffektiven Psychose von der Schizophrenie mußten, entsprechend der Feststellung M. Bleulers (1983), in einem gewissen Grad willkürliche Kriterien für das Mindestmaß einer affektiven Symptomatik gewählt werden.

Verläufe mit nur depressiver affektiver Symptomatik wurden dann zu den schizoaffektiven Psychosen gerechnet, wenn im Langzeitverlauf in mindestens 50% der Krankheitsphasen ein depressives Syndrom vorlag. Die Berechtigung dieser Diagnostik, die nicht schon bei einer einzigen Phase mit depressiver Symptomatik zur Einteilung unter die schizoaffektiven Psychosen führt, läßt sich unter anderem von katamnestischen Studien über Patienten mit gemischt depressiv-schizophrener Symptomatik ableiten. In vielen solcher Fälle trat eine Entwicklung in Richtung einer Schizophrenie ein (Brockington und Mitarb., 1980a). Unberücksichtigt blieb in dieser Untersuchung die Diagnostik der Gruppe von Marneros (Marneros und Mitarb., 1986b, 1991), wonach das auch nur einmalige Auftreten eines melancholischen Syndroms zur Diagnose einer schizoaffektiven Psychose genügt. Der Autor der vorliegenden Studie hatte mit dieser Differenzierung anhand von Krankengeschichten bzw. einer retrospektiven Befragung keine eigene Erfahrung.

Bei Verläufen, bei denen in der Langzeitentwicklung jemals ein manisches Syndrom auftrat, also bei potentiell bipolaren schizoaffektiven Psychosen, wurde ein affektives Syndrom zur Diagnosestellung der schizoaffektiven Psychose höher bewertet, indem seine Präsenz in einer einzigen Krankheitsphase zur Diagnose ausreichte. Diese Gewichtung kann durch die besondere prognostische Aussagekraft eines manischen Syndroms begründet werden. Patienten mit gemischt manisch-schizophrener Symptomatik zeigen im Langzeitverlauf fast durchwegs das Bild einer typischen bipolaren Psychose (Brockington und Mitarb., 1980b). In Analogie zum Vorgehen bei unipolaren Verläufen stellten Marneros und Mitarb. (1986a, 1991) auch hier die Diagnose einer schizoaffektiven Psychose bei Vorliegen einer einzigen Phase mit manischem Syndrom. Neben anderen

Argumenten zur Validität dieser Einteilung zeigten die Autoren, daß sich die familiäre Belastung mit Affektpsychosen auf Fälle von Affektpsychose und so diagnostizierter schizoaffektiver Psychose beschränkte (Marneros und Mitarb., 1989).

Zudem wurde ein Ausschlußkriterium formuliert, das langdauernde Perioden rein schizophrener Symptomatik beinhaltet. Lag im Langzeitverlauf jemals eine Periode von mehr als einem Jahr mit schizophrener Symptomatik ohne depressives oder manisches Syndrom vor, wurde immer die Diagnose einer Schizophrenie gestellt. Dieses Kriterium wurde vor allem auch für die Verläufe erstellt, bei denen auf Grund einer chronischen Entwicklung die Abgrenzung einzelner Krankheitsphasen nicht möglich war. Auch entspricht es einer weithin gängigen klinischen Praxis, die große Gruppe der Patienten, die über lange Perioden eine rein schizophrene Symptomatik aufweisen, dazwischen, besonders bei akuten Exazerbationen, aber auch ein kürzerdauerndes affektives Syndrom zeigen, als schizophren zu klassifizieren. Es ist theoretisch möglich, daß auch diese Fälle von den anderen Schizophrenien nosologisch abzugrenzen sind. Allerdings sind dem Autor keine entsprechenden Befunde bekannt. In dieser Situation erschien es richtig, konservativ vorzugehen und den Einschluß von Psychosen mit proportional geringer affektiver Komponente zur schizoaffektiven Psychose zu vermeiden.

Der Verlauf war, wie angedeutet, kein Kriterium zur Diagnosestellung der schizoaffektiven Psychose. Die ursprünglich von Kasanin (1933) gegebene Definition, die nicht nur das Vorhandensein affektiver und schizophrener Symptome, sondern vor allem auch die Kombination von schizophrenem Bild und günstigem Verlauf betonte, blieb diesbezüglich also unberücksichtigt. Der Verlauf sollte eines der zu untersuchenden Krankheitsmerkmale sein.

Operationalisierte Kriterien für die schizoaffektive Psychose als Langzeitdiagnose fehlten bis vor wenigen Jahren weitgehend. Heute stehen die Kriterien von Marneros und Mitarb. (1986b, 1991) zur Verfügung. Auch das DSM-III-R kann zur Langzeitdiagnostik eingesetzt werden.

Schizophrenie: Diese Diagnose war nicht mit einer unteren zeitlichen Limite verknüpft. Dies entspricht dem Schizophreniekonzept von E. und M. Bleuler, die den Verlauf und damit die Dauer der Symptomatik nicht als diagnostisches Kriterium anerkannten, sondern bei Vorliegen einer entsprechenden Symptomatik und nach Ausschluß einer organischen Ätiologie die Diagnose einer Schizophrenie annahmen. M. Bleuler (1972) wies jedoch auf die Unsicherheit um die nosologische Zuordnung flüchtiger psychotischer Zustände hin, indem er in seinem Werk über den Langzeitverlauf der Schizophrenie schrieb: "Eine heikle Frage wäre es gewesen, ob ganz kurze Zustände von schizophrener Symptomatologie, die schon nach einigen Tagen abheilen, unter die Schizophrenien zu zählen wären. Zur Zeit der Sammlung der Probanden wurden aber keine solchen Fälle in die Klinik aufgenommen, sodaß mir die Beantwortung der Frage erspart blieb" (S. 28). Im Gegensatz zum Bleulerschen Konzept sehen DSM-III-R und RDC eine Zeitlimite von sechs Monaten bzw. zwei Wochen vor.

Besonderheiten der Terminologie: Als "unipolare" bzw. "bipolare Psychosen" wurde die Summe der Affektpsychosen und schizoaffektiven Psychosen mit dem entsprechenden Verlaufstyp bezeichnet.

Bei Schizophrenien wurde eine Trennung in Verläufe vorgenommen, bei denen die Kriterien einer zykloiden Psychose erfüllt waren, und in solche, bei denen dies nicht der Fall war. Letztere werden auch als "typische Schizophrenien", erstere als "nichttypische Schizophrenien" bezeichnet.

Bei der Einteilung in typische und nichttypische Schizophrenien ergab sich in Einzelfällen - es sollten nur zwei sein - die Schwierigkeit, daß die Kriterien einer zykloiden Psychose wegen der Flüchtigkeit des Bildes nicht erfüllt waren, diese Art der Symptomatik in abortiver Form aber wahrscheinlich bestand und man jedenfalls nicht sagen konnte, daß eine zykloid psychotische Symptomatik fehlte. Diese Fälle wurden schließlich den nichttypischen Schizophrenien zugeordnet. Es ist im Text zu beachten, daß nichttypische Schizophrenien bei zwei Patientinnen mehr vorkommen als Schizophrenien mit den Kriterien der zykloiden Psychosen.

2.3.4 Diagnostik der zykloiden Psychosen

Die zykloiden Psychosen sind Teil eines diagnostischen Systems, das auf Wernicke (1900) zurückgeht und von Kleist (1928, 1953) und Leonhard (1957) ausgearbeitet wurde. Im Gegensatz zum Kraepelinschen Dichotomiekonzept werden mit den phasischen affektiven Psychosen, den zykloiden Psychosen, den unsystematischen Schizophrenien und den systematischen Schizophrenien vier Hauptkategorien unterschieden. Nach Leonhard (1957) sind die zykloiden Psychosen eine nosologisch eigenständige Gruppe mit in Vollremission ausgehenden Krankheitsphasen, Tendenz zu Rückfällen mit gleicher Symptomatik und homotypischer Vererbung. Leonhard führte jedoch nie eine empirische Studie zur Überprüfung seiner aus klinischer Intuition entstandenen Konzepte durch. Die Remissionstendenz bzw. die gute Prognose wurde in Untersuchungen von Perris (1974), Cutting (1978) und Brockington und Mitarb. (1982a) bestätigt. Perris (1974) ging von einer Syndromkonstanz im Längsschnitt aus, Maj (1990) fand jedoch Hinweise auf eine Variabilität der Symptomatik weiterer Krankheitsphasen. Nach Perris (1974) besteht eine starke Tendenz zu homotypischer Vererbung, bei Maj (1990) war diese wenig ausgeprägt. Gemäß einheitlichen Angaben der Literatur besteht weder im Langzeitverlauf ein Übergang in typische Schizophrenien noch liegt eine familiäre Belastung mit typischen Schizophrenien vor.

Zykloide Psychosen werden in der traditionellen Diagnostik zu den schizoaffektiven Psychosen und zur Schizophrenie, in seltenen Fällen auch zu den Affektpsychosen gerechnet. Dies geht aus Studien mit gleichzeitiger Anwendung der verschiedenen diagnostischen Systeme hervor (Brockington und Mitarb., 1982b; Zaudig und Vogel, 1983). Perris und Brockington (1981) haben operationalisierte diagnostische Kriterien der zykloiden Psychosen erstellt. Auf diese stützte sich die Diagnostik der vorliegenden Studie (siehe Anhang). Charakteristische Symptome sind Verwirrtheit, Wahn, Halluzinationen, Angst- oder Glücksgefühle, Motilitätsstörungen mit Akinese oder Hyperkinese, ein Bezogensein auf das Thema des Todes und hintergründige Stimmungsschwankungen, ohne daß ein volles affektives Syndrom auftritt. Es besteht keine feste Symptomverbindung, und es liegt eine Tendenz zu "bipolaren" Schwankungen vor, wobei die Oszillation zwischen gegensätzlichen Symptompaaren gemeint ist. Nach Leonhard (1957) werden drei Untergruppen zykloider Psychosen unterschieden, nämlich Verwirrtheitspsychosen, Angst-Glücks-Psychosen und Motilitätspsychosen, wobei auch Mischformen angenommen werden. Bei den von Perris und

Brockington (1981) gegebenen Kriterien wird ein abrupter Krankheitsbeginn gefordert. Hier wurde das Kriterium des abrupten Beginns nicht berücksichtigt. Auch in der Monographie von Perris (1974) über zykloide Psychosen wurde nur in 3/4 der Fälle ein abrupter Krankheitsbeginn festgestellt. Das von Leonhard sowie von Perris und Brockington (1981) angegebene Verlaufsmerkmal des Ausgangs in Vollremission war ebenfalls nicht Teil der diagnostischen Kriterien.

Wie bei der traditionellen Diagnostik von Affektpsychosen, schizoaffektiven Psychosen und Schizophrenien wäre es wünschenswert gewesen, die Langzeitdiagnose einer zykloiden Psychose zu definieren. Dies war unter anderem wegen ungenügender Kenntnisse der Syndromkonstanz im Langzeitverlauf nicht möglich. Der Autor mußte sich darauf beschränken, die Häufigkeit der Fälle, bei denen im Rahmen nichtpuerperaler Rückfälle zumindest einmal, und von solchen, bei denen immer eine zykloid psychotische Phase auftrat, zu erfassen.

Die Anwendung der Diagnosen der unsystematischen und systematischen Schizophrenien nach der Klassifikation Leonhards war wegen fehlender gut definierter Kriterien nicht möglich.

2.3.5 Diagnostik nach DSM-III-R und RDC

Zur Diagnostik der Indexphase und zur Längsschnittsdiagnostik kam ergänzend das DSM-III-R zur Anwendung, um die Resultate auch nach einer international bekannten Klassifikation darzustellen. Die Diagnosen einer schizophreniformen Psychose, einer kurzen reaktiven Psychose und einer unspezifizierten Psychose (psychotic disorder not otherwise specified) wurden gemeinsam behandelt. Zusätzlich wurden zur Diagnostik der Indexphase die RDC eingesetzt, wie dies in einer Reihe anderer Studien über Postpartum-Psychosen erfolgte.

2.4 Indexphase

2.4.1 Allgemeines

Prinzipielle Informationsquelle zur Erfassung der Indexphase war die Krankengeschichte über die Patientin. An beiden Kliniken wurde auf deskriptive Psychopathologie großer Wert gelegt. In den Lausanner Krankengeschichten konnten neben den üblichen Eintragungen Zusatzinformationen aus den täglichen Notizen des Pflegepersonals gewonnen werden. Über die in Zürich hospitalisierten Patientinnen fand sich ein Stenogramm einer Exploration, welche durch den Klinikdirektor (M. Bleuler) oder einen anderen erfahrenen Psychiater ca. eine Woche nach Eintritt durchgeführt wurde. Bei den von 1949 bis 1954 in Lausanne hospitalisierten Patientinnen konnte auf private Notizen von G. Schneider zurückgegriffen werden, der die Patientinnen persönlich untersucht hatte.

2.4.2 Erfaßte Merkmale

Die Klassifikation der Indexphase erfolgte, wie bereits erwähnt, in eine der fünf Kategorien gemäß Studiendiagnostik, wobei für die meisten Fragestellungen die Fälle von reiner Manie und manisch-schizophrener Symptomatik in einer Gruppe behandelt wurden. Die Diagnose der Indexphase wurde unabhängig durch zwei Untersucher gestellt. In der Lausanner Studie waren dies C. Bryois und J. Schöpf, in der Zürcher Studie B. Rust und J. Schöpf. Bei Divergenz der Beurteilung wurden alle Unterlagen reevaluiert, um zu einer definitiven Diagnose zu gelangen. Zudem wurde untersucht, ob die Kriterien einer zykloiden Psychose erfüllt waren. Ergänzend erfolgte die Diagnostik der Indexphase nach dem DSM-III-R und den RDC. Bei reinen Depressionen wurde erfaßt, ob Wahn oder Halluzinationen vorlagen. Beim Versuch der Einteilung von Zuständen mit schizophrenen Symptomen in den paranoiden, hebephrenen und katatonen Untertyp (unter Bezugnahme auf die RDC) zeigte sich, daß bei einer relativ großen Anzahl von Fällen Elemente zweier oder aller drei Syndrome vermischt waren und z.T. keine sichere Zuordnung möglich war. Als durchführbar erwies sich die Klassifikation in den paranoiden Typ (in den Tabellen bezeichnet als "vorwiegend paranoides Syndrom") im Gegensatz zu allen anderen Zuständen. Diese Einteilung wurde auf rein schizophreniforme und gemischt affektiv-schizophrene Zustände angewandt.

Es wurde bei allen Patientinnen erfaßt, ob ein konfuso-oneiroides Syndrom vorlag. Mit ihm sollte nicht eine zusätzliche alternative Diagnose gestellt, sondern nur diese besondere Art der Symptomatik erfaßt werden. Der Name ist eine Übersetzung des im Französischen so bezeichneten Syndroms mit traumhafter Verwirrtheit. Es ist weitgehend identisch mit dem amentiellen Syndrom deutschsprachiger und der "confusion" oder dem "delirium" englischsprachiger Autoren. Ein konfuso-oneiroides Syndrom wurde als vorhanden gewertet, wenn die Patientin mindestens drei der folgenden Symptome aufwies: (1) Desorientiertheit, (2) Inkohärenz, (3) Wahn und (4) illusionäre Verkennungen oder Halluzinationen optischer oder akustischer Art. Wahn und Sinnestäuschungen sollten typischerweise flüchtig sein und die Inhalte in der Regel einen Bezug zur aktuellen Lebenssituation haben. Sie durften jedenfalls nicht Phänomene sein, die über längere Strecken kohärent entwickelt wurden. Insbesondere blieben bizarre Wahnideen, d.h. Äußerungen, die a priori jeglicher Vernunft widersprechen (z.B. durch einen ins Gehirn eingebauten Apparat gesteuert zu werden), welche in geordneter Weise geäußert wurden, unberücksichtigt. Wenn keine Desorientiertheit vorlag, mußte zusätzlich zu den Symptomen 2 - 4 psychomotorische Agitiertheit bestehen.

Als Erkrankungsbeginn wurde der Zeitpunkt erster Symptome betrachtet. Es wurde eine Einteilung in frühen Beginn post partum, d.h. Einsetzen der Symptome innerhalb der ersten zwei Wochen nach der Entbindung, und späteren Beginn vorgenommen.

Ein abrupter Krankheitsbeginn wurde angenommen, wenn die Zeitspanne zwischen Auftreten erster Symptome und invalidisierenden oder sonst sehr schweren Krankheitszeichen höchstens zwei Wochen betrug.

Suizidversuche wurden erfaßt. Es wurde erfaßt, ob die Patientin dem Kind durch eine Aggressionshandlung körperlichen Schaden zufügte.

Als Dauer der Indexphase wurde die Zeitspanne bis zur Vollremission bzw. Teilremission bei relativer sozialer Funktionstüchtigkeit betrachtet. Es wurden folgende Kategorien zur Krankheitsdauer gebildet: (0) bis zu sechs Wochen, (1) sechs Wochen bis drei Monate, (2) drei bis sechs Monate, (3) mehr als sechs Monate und (4) direkter Übergang in eine chronische Psychose.

Psychischer Streß in der Peripartal-Periode wurde bei Fehlen eines Partners, offensichtlichen schweren Spannungen zum Partner, einer konstant negativen

Einstellung zu Schwangerschaft und Kind sowie bei Kindstod oder schweren Mißbildungen des Kindes angenommen.

Das Bildungsniveau der Patientin wurde mit folgenden drei Kategorien erfaßt: (0) nur Grundschule und keine Berufsausbildung, (1) Grundschule mit Berufsausbildung oder höhere Schule und (2) Universität oder vergleichbare Ausbildung.

Zudem wurden erfaßt: Alter bei der Indexgeburt, Parität, Zivilstand, Monat der Niederkunft, des Krankheitsbeginns und des Klinikeintritts sowie Geschlecht des Kindes.

2.5 Anamnese vor der Indexphase

Auch zur Erfassung dieses Lebensabschnitts war die Krankengeschichte prinzipielle Informationsquelle.

Psychische Störungen in der Indexschwangerschaft wurden angenommen, wenn die Symptome das Niveau einer deutlichen Beeinträchtigung erreichten.

Es wurde erfaßt, ob vor der Indexschwangerschaft leichtere, nicht zur psychiatrischen Hospitalisation führende psychotische Krankheitsphasen auftraten. Das Ersterkrankungsalter wurde erfaßt.

2.6 Katamnestische Untersuchung

2.6.1 Allgemeines

Die katamnestische Untersuchung erfolgte nach Möglichkeit durch Kontaktnahme mit der Patientin und die Einsichtnahme in die Krankengeschichten über stationäre und ambulante Behandlungen sowie bei aktuell in psychiatrischer Behandlung stehenden Patientinnen das Einholen von Auskünften beim Fachkollegen. Falls nötig, wurden ergänzende Informationen von Verwandten, sonst Nahestehenden oder dem Hausarzt eingeholt. Bei verstorbenen Patientinnen und bei Unmöglichkeit einer direkten Befragung aus anderen Gründen wurde eine der Patientin nahestehende oder sonst über sie gut orientierte Person befragt. Das katamnestische Interview fand in halbstrukturierter Weise unter Zuhilfenahme einer Checkliste statt.

Der Erstkontakt mit der Patientin erfolgte im allgemeinen in Form eines Telefonats. In der Untersuchung von 1982 wurde anläßlich dieses Gesprächs ein persönliches Interview vereinbart. Bei Patientinnen, die in psychiatrischer Therapie waren, kontaktierten die Untersucher den behandelnden Kollegen, um sein Einverständnis zur Untersuchung einzuholen.

Bei weit entfernt wohnenden Patientinnen wurde die katamnestische Befragung telefonisch durchgeführt, ebenso bei Patientinnen, die nur diese Art der Kontaktnahme wünschten. Letztere Reaktion kam überwiegend dadurch zustande, daß die Frauen den Sinn des Interviews bejahten, das Gespräch wegen belastender Erinnerungen aber sofort hinter sich bringen wollten. Der Autor interviewte in den Untersuchungen von 1984 und 1990 wegen des Zeitgewinns, des guten Informationsgehaltes und der feststehenden Unmöglichkeit eines konstanten Untersuchungsganges die Patientinnen nach Möglichkeit telefonisch. Frau B. Rust, welche 1990 neu an der Studie teilnahm, machte, wenn möglich, persönliche Interviews.

2.6.2 Erfaßte Merkmale

Bei jeder Patientin wurde erfaßt, ob sie nichtpuerperale Rückfälle hatte. Als solche wurden alle nach der Indexphase auftretenden endogen psychotischen Krankheitsphasen ohne Beziehung zum Wochenbett betrachtet. Auch von der Indexphase an einsetzende chronisch psychotische Entwicklungen wurden dazugerechnet.

In dieser Studie wurde eine Einteilung z.T. nach dem Vorliegen nichtpuerperaler Rückfälle, z.T. dem Vorliegen nichtpuerperaler Phasen vorgenommen. Letzteres Kriterium berücksichtigt auch Verläufe mit nichtpuerperalen psychotischen Phasen, die vor, aber nicht nach der Indexphase auftraten. Es sollte sich zeigen, daß nur eine Patientin - sie hatte eine schizoaffektive Psychose - einen solchen Verlauf hatte, sodaß beide Gruppen fast identisch waren. Entsprechend dem Ansatz einer katamnestischen Untersuchung wurde die Einteilung im allgemeinen nach dem Merkmal eines nichtpuerperalen Rückfalls vorgenommen, bei speziellen, auf die Nosologie ausgerichteten Fragen jedoch dem einer nichtpuerperalen Phase.

Bei allen Patientinnen wurde die Diagnose einer Affektpsychose, einer schizoaffektiven Psychose oder einer Schizophrenie gestellt. Es wurde erfaßt, ob bei später auftretenden Krankheitsphasen die Kriterien einer zykloiden Psychose erfüllt waren. Ergänzend erfolgte die Diagnostik nach DSM-III-R.

Die globale Beurteilung der Langzeitentwicklung in psychopathologischer Hinsicht erfolgte nach vier Kategorien: (0) günstige Entwicklung bei Fehlen nichtpuerperaler Rückfälle und Vorhandensein höchstens minimaler psychopathologischer Störungen, (1) relativ günstige Entwicklung, wenn nichtpuerperale Rückfälle nicht häufiger als im Durchschnitt einmal alle fünf Jahre auftraten und/oder leichte episodische oder chronische andere psychopathologische Störungen vorlagen, (2) relativ ungünstige Entwicklung bei häufigeren psychotischen Krankheitsphasen und/oder ausgeprägten und überwiegend chronischen anderen psychopathologischen Störungen; (3) ungünstige Entwicklung bei Invalidität während der überwiegenden Zeit, u.U. mit Dauerhospitalisation. Ein Suizid wurde nicht speziell dieser Kategorie zugerechnet.

Es wurde erfaßt, ob das Kind bei der Patientin aufwuchs. Es wurde erfaßt, ob die Partnerbeziehung bis zur katamnestischen Untersuchung bzw. bis zum Tod eines der beiden Partner fortgesetzt wurde.

Bei Patientinnen mit Affektpsychose oder schizoaffektiver Psychose, die nichtpuerperale Rückfälle hatten, wurde die Zykluslänge, d.h. die durchschnittliche Dauer vom Beginn einer Krankheitsphase bis zum Beginn der nächsten bestimmt. Bei Patientinnen, die mindestens einmal eine sichere nichtpuerperale psychotische Krankheitsphase hatten, wurden depressive Phasen auch dann berücksichtigt, wenn sie zu wesentlichen Beeinträchtigungen im beruflichen und sozialen Bereich führten, aber nicht oder nicht sicher das Vollbild des endogenen Typs aufwiesen. Hypomanische Phasen wurden zur Ermittlung der Zykluslänge berücksichtigt, wenn sie zu einer wesentlichen Beeinträchtigung führten. Wegen der bekannten linksschiefen Verteilung der Werte der einzelnen Intervalle (Angst, 1980) wurde der Mittelwert pro Patient nach Logarithmierung errechnet, und wegen der ebenfalls linksschiefen Verteilung der Mittelwerte der Patienten (Angst, 1980) wurde auch der interindividuelle Mittelwert mit vorgängiger Logarithmierung gewonnen. Symptomfreie Perioden unter Lithiumprophylaxe wurden bei der Berechnung der Zykluslänge ausgeschlossen.

Bei Patientinnen mit Affektpsychose und schizoaffektiver Psychose wurde erfaßt, ob in den letzten fünf Jahren der katamnestischen Beobachtungsperiode zwischen den Krankheitsphasen eine wesentliche Residualsymptomatik in Form von produktiven Restsymptomen oder von Apathie und Antriebsarmut bestand. Patientinnen mit kürzerer Beobachtungsperiode wurden unter Berücksichtigung dieser Zeit eingestuft. Entsprechend dem lokalen Usus der Terminologie bei Schizophrenien wurde bei ihnen eine Einteilung in wellenförmigen Verlauf mit Vollremission, wellenförmigen Verlauf mit Teilremissionen und chronischen Verlauf vorgenommen.

Als puerperale Rückfälle wurden alle psychotischen, innerhalb von drei Monaten auftretenden Krankheitsphasen nach einer weiteren Geburt betrachtet. Symptomatik und Zeitpunkt des Beginns in Beziehung zur Entbindung wurden erfaßt.

2.7 Familiengenetische Untersuchung

2.7.1 Allgemeines

In diesem Teil der Untersuchung wurden psychotische Erkrankungen unter den Verwandten ersten Grades, also Eltern und Geschwistern, berücksichtigt. Wie die katamnestische Untersuchung erfolgte auch die Erhebung familiengenetischer Daten im Rahmen des Gesprächs mit der Patientin bzw. der Hauptauskunftsperson. Auch bei psychiatrisch behandelten Verwandten wurde nach Möglichkeit Einsicht in die schriftlichen Unterlagen stationärer oder ambulanter Institutionen genommen. Bei verbleibenden Unklarheiten erfolgte eine Kontaktnahme mit weiteren Auskunftspersonen und in Einzelfällen mit dem erkrankten Verwandten selbst.

Eine genaue erste Exploration zur Familienanamnese hatte schon bei der Indexerkrankung stattgefunden. Eine Kontaktnahme mit den Eltern oder Geschwistern der Patientin war die Regel, was sich ja oft aus der Notwendigkeit ergab, die Betreuung des Kindes während der Erkrankung der Patientin zu regeln. Dabei wurden häufig auch Auskünfte zur Familienanamnese eingeholt. Das Anfordern der Krankengeschichte erkrankter Verwandter und die Anfertigung von Abschriften bzw. Kopien erfolgte in Lausanne häufig und war in Zürich die Regel. In Lausanne wurden ab Beginn der 60er Jahre Eltern und Geschwister der Patientinnen zu familientherapeutischen Sitzungen bestellt. Die Besprechungen wurden ausführlich protokolliert, was z.T. detaillierte Zusatzinformationen zur Familienanamnese ergab.

Im Rahmen der katamnestischen Untersuchung wurden erneut Fragen nach psychischen Erkrankungen bei Eltern und Geschwistern gestellt, sodaß auch später aufgetretene Störungen erfaßt wurden. Die Untersucher erkundigten sich, ob bei einem der Verwandten jemals eine psychiatrische Hospitalisation, eine ambulante psychiatrische Behandlung oder eine hausärztliche Behandlung wegen eines psychischen Leidens erfolgte oder ob sonstige psychische Auffälligkeiten einschließlich Suchtproblemen bekannt waren. Letztere waren nicht Gegenstand der Untersuchung, wegen der Möglichkeit einer sekundären Sucht bei psychotischer Erkrankung wurde ihnen jedoch Aufmerksamkeit gewidmet. Gab es Hinweise für eine psychische Störung, wurde der Fall weiter abgeklärt, bis ausreichende Klarheit gewonnen war.

2.7.2 Erfaßte Merkmale

Die Verwandten ersten Grades, die die Diagnose einer Affektpsychose, einer schizoaffektiven Psychose oder einer Schizophrenie erfüllten, wurden als Sekundärfälle gewertet. In den Resultatstabellen wird eine positive Familienanamnese von endogenen Psychosen mit FA+ gekennzeichnet. Bei allen psychotisch erkrankten weiblichen Verwandten mit Kindern wurde erfaßt, ob eine Krankheitsphase jemals im Anschluß an eine Niederkunft auftrat. Es wurde das Ersterkrankungsalter erfaßt. Das alterskorrigierte Morbiditätsrisiko wurde bei Patientinnen mit Affektpsychose nach Slater (1938) und bei Patientinnen mit schizoaffektiver Psychose und Schizophrenie nach Strömgren (1935) berechnet. Wenn zu einem Angehörigen der Kontakt abgebrochen war, wurde er ab diesem Zeitpunkt als aus der Observation ausgetreten betrachtet.

2.8 Kontrollgruppen

Zum Vergleich einiger Resultate der vorliegenden Untersuchung wurden zwei Kontrollgruppen etabliert.

Erste Kontrollgruppe: Sie diente dem Vergleich der Relation von unipolaren und bipolaren Psychosen sowie von Affektpsychosen und schizoaffektiven Psychosen. Die Kontrollfälle stammten aus der Verlaufsstudie von Angst über Affektpsychosen und schizoaffektive Psychosen. Diese Patienten wurden zwischen 1959 und 1963 in der Psychiatrischen Universitätsklinik Zürich hospitalisiert. Die Ergebnisse sind Gegenstand der bekannten Monographie, welche Grundlage der Trennung unipolarer und bipolarer Affektpsychosen ist (Angst, 1966). Die ursprünglich untersuchte Gruppe, die nur Patienten mit depressivem Syndrom bei der Indexerkrankung umfaßte, wurde später durch die im angegebenen Zeitraum mit manischem Syndrom hospitalisierten Patienten ergänzt (siehe Angst, 1980). Nachuntersuchungen erfolgten alle fünf Jahre, die letzte 1985. Alle Patientinnen aus dieser Studie waren Kontrollfälle, wenn sie im gleichen Alter wie die Indexpatientinnen (18 - 41 Jahre) in der Klinik ersthospitalisiert wurden und wenn diese Krankheitsphase nicht in Beziehung zu einer Entbindung stand. Dabei wurden zu den drei Monaten Postpartum-Periode noch zusätzliche drei Monate als Sicherheitsabstand, also insgesamt sechs Monate, als Limite gewählt.

Die Diagnostik in der Studie von Angst stimmte mit dieser Untersuchung weitgehend überein, wenngleich die Formulierung der Kriterien weniger detailliert war. Die Differenzierung von Affektpsychosen und schizoaffektiven Psychosen war identisch. Die Abgrenzung schizoaffektiver Psychosen gegen die Schizophrenie erfolgte auf Grund des überwiegenden Vorliegens einer affektiven Symptomatik im Längsschnitt.

Ein Unterschied zu dieser Studie bestand hinsichtlich der Einschlußkriterien für Patienten mit schizoaffektiver Psychose. Patienten wurden in die Untersuchung von Angst aufgenommen, wenn die Symptomatik der Indexphase affektiv-schizophren oder rein affektiv war - ein Teil letzterer Patienten wurde später von einer Affektpsychose zu einer schizoaffektiven Psychose umklassifiziert -, nicht aber bei Vorliegen einer rein schizophreniformen Symptomatik, der später eine Entwicklung in Richtung einer schizoaffektiven Psychose folgte. Ein solcher Verlauf ist sporadisch zu erwarten.

Die Informationsquellen über psychotische Erkrankungen bei Verwandten ersten Grades waren wie hier z.T. die Patienten, z.T. Verwandte und andere Auskunftspersonen.

Zweite Kontrollgruppe: Sie sollte in Form parallelisierter Kontrollen vor allem den Vergleich von Langzeitverlauf und familiärer Belastung mit endogenen Psychosen ermöglichen. Da Lausanner Kontrollfälle fehlten und die Gegenüberstellung von Lausanner Index- und Zürcher Kontrollen hinsichtlich dieser Merkmale problematisch erschien, wurden die Vergleiche auf die Zürcher Patientinnen beschränkt.

Die Patientinnen der zweiten Kontrollgruppe mit Schizophrenie wurden zudem für einen Vergleich mit den schizophrenen Indexpatientinnen der Gesamtgruppe bezüglich Häufigkeit einer zykloid psychotischen Symptomatik herangezogen.

Die Kontrollen mit Affektpsychose und schizoaffektiver Psychose stammten aus der Studie von Angst, die Kontrollen mit Schizophrenie aus einer Verlaufsstudie über alle endogenen Psychosen (sog. Psychosenstudie), die unter Leitung von Scharfetter und Angst durchgeführt wurde. Das Parallelisieren erfolgte nach dem Geschlecht, dem Alter (18 - 41 Jahre), der fehlenden Beziehung der Erkrankung bei Ersthospitalisation zu einer Entbindung, der Diagnose einschließlich der Polarität und dem Vorliegen oder Fehlen leichter, nicht zur Klinikaufnahme führender psychotischer Krankheitsphasen vor der Ersthospitalisation. Bei diesem Vergleich wurden Indexpatientinnen mit schizoaffektiver Psychose, bei denen die Indexphase schizophreniform war, ausgeschlossen. Die im Rahmen der Psychosenstudie untersuchten Patienten wurden 1970 - 1976 hospitalisiert. Ergebnisse der Untersuchung sind veröffentlicht (Scharfetter und Nüsperli, 1980). 1991 fand eine Nachuntersuchung der Patientinnen statt. Auch hier wurden Patientinnen als Kontrollfälle betrachtet, wenn sie die genannten Kriterien erfüllten. Im familiengenetischen Teil der Psychosenstudie wurden die Verwandten ersten Grades überwiegend persönlich exploriert.

2.9 Statistische Auswertung

Details zu den statistischen Verfahren werden bei der jeweiligen Fragestellung erörtert (siehe auch Bortz, 1989; Bortz, Lienert und Boehnke, 1990). Die Berechnungen wurden mit Hilfe des Kleiter-Microcomputer-Statistik-Systems (KMSS) (Kleiter, 1988, 1990) durchgeführt.

Als Dispersionsparameter wurde bei Intervalldaten und zur Orientierung auch bei Ordinaldaten die Standardabweichung angegeben. Bei Ordinaldaten wurde auf die Angabe von Median und Quartilabständen verzichtet, da die Verteilungen nicht sehr stark asymmetrisch waren.

Bei Zweigruppenvergleichen von Nominaldaten wurde je nach Erwartungshäufigkeit der Felderbesetzung der χ^2- bzw. der Fisher-Yates-Test, von Ordinaldaten der U-Test und von Intervalldaten der t-Test durchgeführt.

Zum Vergleich einer beobachteten mit einer erwarteten Verteilung eines alternativen Merkmals wurde der Binomialtest verwendet.

Parallelgruppenvergleiche ordinalskalierter Merkmale wurden mit dem Wilcoxon-Test, Vergleiche verbundener Stichproben auf Nominalskalenniveau mit dem χ^2-Test von McNemar durchgeführt.
Als Signifikanzniveau wurde alpha = 0,05 festgelegt. Exakte p-Werte wurden bis p <0,001 angegeben.
Zweigruppenvergleiche wurden im allgemeinen mit zweiseitiger, in begründeten Ausnahmen auch mit einseitiger Fragestellung geprüft.
Bei Mehrgruppenvergleichen kamen der χ^2-Test, die Rangvarianzanalyse (Syn. H-Test) nach Kruskall-Wallis bzw. die einfache Varianzanalyse zur Anwendung. Als Einzelvergleiche wurden bei signifikantem globalem Test für Nominaldaten der χ^2- bzw. der Fischer-Yates-Test, beide mit expliziter Alpha-Protektion nach Bonferoni, für Rangdaten das Verfahren von Conover (1971, 1980) und für Intervalldaten bei Varianzhomogenität der Scheffé-Test durchgeführt. Bei speziellen, vorgegebenen Fragestellungen wurde auch ohne signifikanten globalen Test ein Einzelvergleich durchgeführt.
In den Resultatstabellen wird neben Maßen der Differenz jeweils auch ein Zusammenhangsmaß angegeben. Dieses ist bekanntlich von der Gruppengröße unabhängig. Für Zweigruppenvergleiche bei Nominaldaten wurde der Phi-Koeffizient und für Intervalldaten der punktbiseriale Korrelationskoeffizient errechnet. Bei Kreuztabellen mit k oder m > 2 wurde Cramers V (CV), und bei Mehrgruppenvergleichen von Intervalldaten Eta errechnet. Die hier verwendeten Zusammenhangsmaße entsprechen mit einer Ausnahme den Effektgrößen (Cohen, 1977). Nur bei Kreuztabellen mit der kleineren Kategorienzahl r > 2 ist Cramers V mit der Effektgröße nicht identisch. Als Effektgröße w ergibt sich in diesem Fall $w = CV \sqrt{r - 1}$ (Cohen, 1977). Effektgrößen existieren für Nominal- und Intervalldaten, nicht aber für Ordinaldaten. Bei Ordinaldaten wurde sowohl zur approximativen Bestimmung des Zusammenhangs als auch der Effektgrößen das jeweilige parametrische Verfahren eingesetzt. Dies führte sicher zu keiner wesentlichen Verfälschung der Zusammenhänge, da t-Test und Varianzanalyse sowie die entsprechenden Zusammenhangsmaße gegen die Verletzungen von Prämissen robust sind (Havlicek und Peterson, 1974).
Zur Reliabilitätserfassung der Diagnosen wurde Cohens Kappa verwendet (Cohen, 1960).

2.10 Reliabilität der Diagnosen

An in Zürich untersuchten Patientinnen wurde eine Pilotstudie zur Reliabilität der Diagnosen durchgeführt. Bei 28 Patientinnen, die hinsichtlich der Diagnose der Indexphase verglichen wurden, ergab sich zwischen den zwei Untersuchern eine Übereinstimmung in 89%. Der Kappa-Wert (Cohen, 1960) war k = 0,88. Die Werte für den Vergleich von 14 Langzeitdiagnosen waren 86% und k = 0,79. Wegen der geringen Fallzahl wurde auf eine Signifikanzbestimmung verzichtet.

2.11 Bemerkungen zur Methode

Im folgenden wird auf Begrenzungen der Methode und sich daraus ergebende Konsequenzen sowie auf andere methodische Schwierigkeiten der Untersuchung eingegangen.

Retrospektiver Ansatz: Die vorliegende Studie war retrospektiv. Dies stellt eine Limitierung bezüglich möglicher Fragestellungen und der Präzision der erhobenen Daten dar. Die Untersuchung mußte sich in etlichen Punkten auf die Erfassung globaler Merkmale bzw. grober Abstufungen von ihnen beschränken. Die Definitionen wurden nicht generell einer Reliabilitätsprüfung unterzogen, sie beinhalteten jedoch überwiegend leicht faßbare Merkmale. Bei einigen Merkmalen war eine Einteilung nicht in allen Fällen möglich.

Begrenzung auf hospitalisierte Patientinnen: Da nur psychiatrisch hospitalisierte, nicht aber leichter kranke ambulant behandelte Patientinnen erfaßt wurden, sind für letztere Schlußfolgerungen nur mit Vorbehalt möglich. Insbesondere könnte die vorgenommene Auswahl der Patientinnen eine Verzerrung der Ergebnisse in Richtung ungünstiger Schlußfolgerungen ergeben.

Frage der Repräsentativität: Für hospitalisierte Patientinnen ist eine Untervertretung von Frauen aus der Oberschicht anzunehmen, welche sowohl in Lausanne als auch in Zürich häufiger in Privatkliniken eintraten.

Unterschiede der schriftlichen Unterlagen über die Patientinnen der beiden Kliniken: Solche wurden beschrieben. Es erscheint jedoch gerechtfertigt, die Qualität der Unterlagen als insgesamt gleichwertig zu betrachten. Der ärztliche Teil der Zürcher Krankengeschichten war sehr detailliert und vollständig. Bei den ebenfalls umfassenden, aber im Durchschnitt weniger perfekten Lausanner Unterlagen erwiesen sich die Notizen des Pflegepersonals als wertvolle Ergänzung zur Erfassung der Psychopathologie. Dazu kamen die Notizen von G. Schneider und die Protokolle über Familientherapien bei einem Teil der Patientinnen.

Nur teilweise standardisierter Untersuchungsablauf: Einer möglichst vollständigen Erfassung aller Patientinnen wurde Priorität vor einem streng standardisierten Vorgehen eingeräumt. Ein solches hätte den Verlust eines erheblichen Teils der Patientinnen für die Untersuchung zur Folge gehabt. Durch eine sich an die jeweilige Situation anpassende Informationsgewinnung konnte die Anzahl von Verweigerungen minimal gehalten werden. Obwohl so eine gewisse Inhomogenität der Kenntnisse über die Patientinnen resultierte, erscheint es unwahrscheinlich, daß dies zu einer wesentlichen Fehleinschätzung in bezug auf die relativ globalen Merkmale führte.

Nichtuntersuchung der Verwandten: Die Verwandten der Patientinnen wurden nicht systematisch interviewt, was mit Sicherheit einen Informationsverlust bedeutete. Dieser dürfte allerdings nicht wesentlich gewesen sein. Die Erfassung war auf schwere Störungen begrenzt, von denen es wahrscheinlich ist, daß sie den Verwandten bekannt wurden. Wie erwähnt, wurde schon bei der Indexphase die Familienanamnese erhoben. Zudem waren die Untersuchungsbedingungen im Rahmen der Studie günstig, nicht nur hinsichtlich der Bereitschaft zum Erteilen von Auskünften, sondern auch der Kenntnisse über psychische Störungen bei Angehörigen der Ursprungsfamilie. Das Auftreten der Postpartum-Erkrankung machte die Frage psychischer Störungen in vielen Familien zu einem offen diskutierten Thema. Es fiel auf, wie gut die Familienangehörigen untereinander informiert waren. Der Kontakt innerhalb der Familie war in vielen Fällen dadurch erleichtert, daß die Patientinnen auch nach der Heirat nahe bei ihrer Ursprungsfamilie wohnten.

Kategorialer versus dimensionaler diagnostischer Ansatz: Der methodische Ansatz der vorliegenden Untersuchung war vorwiegend kategorial und nicht dimensional. Die medizinische Diagnostik ist kategorial, was mit der Notwendigkeit in Beziehung steht, im klinischen Alltag Entscheidungen zu treffen. In der Psychiatrie bestehen vielfach aber nur unzureichende Voraussetzungen zur scharfen Abgrenzung von Phänomen versus deren Fehlen, sodaß auch der dimensionale Zugang gerechtfertigt gewesen wäre. Die Anwendung des dimensionalen Ansatzes hätte jedoch wesentliche Nachteile beim Vergleich mit den generellen Befunden zur Nosologie endogener Psychosen mit sich gebracht, denen ja vorwiegend ein kategorialer Ansatz zugrunde liegt.

Unsicherheiten zum Konzept der endogenen Psychosen: Das Konzept der endogenen Psychosen muß wegen unbewiesener Prämissen zwangsläufig problematisch bleiben. Gemäß den auf S. 3 skizzierten Vorstellungen wird eine Hierarchie der ätiologischen Faktoren angenommen. Das hier vertretene Konzept ist im Ansatz konservativer als gelegentlich vertretene Anschauungen einer multifaktoriellen Genese, die die verschiedenen Faktoren gleichwertig behandeln. Es kann jedoch geltend gemacht werden, daß sich psychotisch erkrankte Patienten von Nichterkrankten durch nichts eindeutiger unterscheiden als die familiäre Häufung. Andere, im Vorfeld der Erkrankung auftretende Phänomene wie belastende Lebensereignisse kommen viel breitgestreuter bei verschiedensten Störungen vor. Eine echte Überprüfung der Wertigkeit der verschiedenen ätiologischen Faktoren ist heute nicht möglich. Die Befunde zur Familienanamnese wurden nur im Bezugsrahmen der hereditären Ätiologie der endogenen Psychosen interpretiert. Die Frage der transgenerationellen Weitergabe von Verhaltensmustern war hier nicht untersuchbar.

Probleme der Diagnostik: Es wurden hier in erster Linie die der lokalen diagnostischen Tradition entsprechenden Studienkriterien eingesetzt. Diese haben den Vorzug der Übereinstimmung mit der Studie von Angst bzw. der Psychosenstudie. Auch besteht, wie später gezeigt wird, eine Vergleichsmöglichkeit mit der Studie von Marneros und Mitarb. (1991). Die durchgehende Verwendung eines international gebräuchlichen diagnostischen Systems wie des DSM-III-R hätte die Einordnung der Resultate im Sinn guter allgemeiner Verständlichkeit erleichtert. Es ist jedoch zu bedenken, daß die heutigen Erfahrungen mit dem DSM-III-R zur Psychosendiagnostik unter Berücksichtigung des Langzeitverlaufs, insbesondere auch der schizoaffektiven Psychose, begrenzt sind. Mit den RDC ist eine Längsschnittdiagnose der schizoaffektiven Psychose gar nicht möglich.

Möglichkeit eines Bias der Diagnostik: Die Diagnose der Indexphase wurde blind hinsichtlich der weiteren Entwicklung, die Diagnose späterer Krankheitsphasen jedoch nicht blind hinsichtlich der Indexphase gestellt. Zudem erfolgte die Klassifikation erkrankter Verwandter nicht blind hinsichtlich des psychopathologischen Status der Indexpatientin. Obwohl die Untersucher bestrebt waren, einen diagnostischen Bias zu vermeiden, kann ein solcher nicht ausgeschlossen werden.

Einfluß der nichtstandardisierten Therapie auf den Verlauf: Die Dauer der Indexphase und die globale Schwere der Psychopathologie im Längsschnitt reflektieren nur bedingt den spontanen Krankheitsverlauf. Besonders die Pharmakotherapie, welche nicht standardisiert war, beinflußte die Krankheit z.T. stark. So wurde bei einer Reihe von Patientinnen die Lithiumprophylaxe mit sehr gutem Erfolg durchgeführt. Die bei Affektpsychosen und schizoaffektiven Psychosen berechnete Zykluslänge, bei der Perioden erfolgreicher Lithiumprophylaxe unberücksichtigt blieben, ist ein durch die Therapie weniger beeinflußter Indikator des spontanen Krankheitsverlaufs.

Limiten der Kontrollgruppen: Der Vergleich der Ergebnisse mit Kontrollgruppen verbesserte zwar die Aussagekraft der Studie, die Rekrutierung der Kontrollen konnte jedoch nicht allen methodischen Anforderungen gerecht werden. Als Vorzug ist die Übereinstimmung in wichtigen Merkmalen (siehe S. 30) zu werten. Einen Mangel stellen Unterschiede hinsichtlich Erfassungsperiode sowie der Methode der katamnestischen und familiengenetischen Untersuchung dar.

2.12 Allgemeine Angaben über Patientinnen und Verwandte ersten Grades

Insgesamt erfüllten 130 Patientinnen die Einschlußkriterien (86 in Lausanne - davon 60 im ersten und 26 im zweiten Teil der Untersuchung, 44 in Zürich). Von den 130 Patientinnen konnten 119, also 92%, erfaßt werden (79 in Lausanne - davon 56 im ersten und 23 in zweiten Teil der Untersuchung, 40 in Zürich). Von den 11 nichterfaßten Patientinnen war in 9 Fällen die Adresse nicht eruierbar, eine verstorbene Patientin hatte keine Angehörigen, die kontaktiert werden konnten, und eine Patientin gab während des Interviews so vage und widersprüchliche Auskünfte, daß keine verwertbare Information resultierte.

Nicht in die Studie aufgenommen entsprechend den auf S. 11 erstellten Ausschlußkriterien wurden 2 Patientinnen der Zürcher Gruppe, die in der Indexphase durch Suizid starben, und 6 Zürcher Patientinnen, die nach Italien bzw. Spanien zurückgekehrt waren. Die Anzahl von Patientinnen mit depressiver Reaktion in der Postpartum-Periode (siehe S. 11) ist nicht genau bekannt. Schätzungsweise kam auf jede fünfte bis zehnte Patientin mit Postpartum-Psychose ein solcher Fall.

Neben den mit Postpartum-Psychose Ersthospitalisierten wurden noch etwa halb so viele Patientinnen wegen einer Postpartum-Psychose, welche eine Rehospitalisation darstellte, in die beiden Kliniken aufgenommen. Genaue Statistiken existieren nicht. Der geschätzte Anteil aller wegen einer Postpartum-Psychose hospitalisierten Patientinnen war in der Psychiatrischen Universitätsklinik Lausanne 0,8% und in der Psychiatrischen Universitätsklinik Zürich 1,2%.

Tab. 1 gibt Auskunft über die Informationsquellen zur katamnestischen Untersuchung. Die Mehrheit der Patientinnen wurde selbst interviewt (84%), und in den meisten Fällen (77%) konnte auf mehr als eine Informationsquelle zurückgegriffen werden. 15 Patientinnen waren verstorben. Außer ihnen wurden 4 lebende Patientinnen nicht kontaktiert (also insgesamt 16%). Bei 2 Patientinnen wünschte der behandelnde Arzt die Kontaktnahme nicht - in diesen Fällen gab der Kollege die gewünschten Auskünfte -, und 2 Patientinnen waren für ein Interview zu schwer krank. 2 der 15 beabsichtigten Zweitinterviews von Lausanner Patientinnen fanden nicht statt, weil die aktuelle Adresse nicht feststellbar war bzw. die Patientin keinen Kontakt wünschte. Lausanner und Zürcher Patientinnen unterschieden sich hinsichtlich Informationsquellen wenig.

Bei 72 der 119 Patientinnen (60,5%) konnte die katamnestische Untersuchung durch Krankengeschichten, davon in 70 Fällen (59%) die einer psychiatrischen Klinik, abgestützt werden.

Die Katamnesedauer bis zur Nachuntersuchung war in der Gesamtgruppe 22,7 ± 8,0 Jahre (Extremwerte 3 - 35 Jahre). Die Rechtfertigung dieser Berechnung auch für verstorbene Patientinnen ergibt sich dadurch, daß die Verwandten erst nach dieser Zeit evaluiert wurden. Wenn bei den verstorbenen Patientinnen die Zeitdauer von der Indexphase bis zum Tod gerechnet wurde, lag der Wert bei 21,2 ± 8,5 Jahren (Extremwerte 2 - 35 Jahre).

Die 119 Patientinnen hatten 552 Verwandte ersten Grades, die das Risikoalter für endogene Psychosen (siehe Strömgren, 1935; Slater, 1938) erreichten. Wie aus Tab. 1 hervorgeht, waren überwiegend die Indexpatientinnen die Hauptauskunftspersonen. In 8% der Fälle (N = 10) war es notwendig, eine zusätzliche Person zur Befragung heranzuziehen. Dies geschah dann, wenn die Auskünfte der Hauptauskunftsperson ungenau oder nicht ausreichend zuverlässig schienen.

Bei Patientinnen mit mehr als einer Informationsquelle wurde, wenn immer möglich, durch Kontrollen und Querfragen überprüft, ob noch weitere erkrankte Verwandte identifiziert werden konnten. In einem Fall zeigte sich, daß die Patientin die Erkrankung ihrer Mutter verheimlichte. Der Ehemann, welcher das Telefongespräch mithörte, korrigierte sie. Es wurde kein Sekundärfall von endogener Psychose gefunden, der zur Zeit der Indexphase eigentlich schon bekannt war, aber nicht in der Krankengeschichte über die Indexphase figurierte.

Von den 552 Verwandten ersten Grades war über 2 Mütter, 6 Väter und 2 Geschwister keine Information erhältlich, weshalb sie von der Evaluation ausgeschlossen blieben. Außer den vor dem Zeitpunkt der Nachuntersuchung verstorbenen Verwandten konnten 15 noch lebende Verwandte nicht bis zum Zeitpunkt der Katamnese, sondern nur bis zu variablen Zeitpunkten vorher evaluiert werden. Das Durchschnittsalter der 542 Verwandten ersten Grades bei der Erfassung war $58,1 \pm 15,5$ Jahre.

In der vorliegenden Studie wurden die Indexpatientinnen in verschiedene diagnostische und Verlaufsgruppen eingeteilt und miteinander verglichen. Weil Gruppenunterschiede durch eine unterschiedlich lange Katamnesedauer bedingt sein könnten, wurde jeweils auch dieser Parameter mit seinen beiden Varianten in den Vergleichen berücksichtigt. In keinem der Vergleiche, welche aus Platzgründen in den Tabellen nicht aufgeführt sind, ergab sich ein statistisch signifikanter Unterschied, mit Ausnahme der anschließend erwähnten Differenz der Katamnesedauer der Lausanner und Zürcher Patientinnen sowie einer kürzeren Beobachtungsspanne bis zum Tode bei den Patientinnen, die sich suizidierten, im Vergleich zu den anderen Patientinnen; letzterer Unterschied hängt mit dem Einteilungskriterium zusammen.

2.13 Vergleich der Lausanner und der Zürcher Gruppe

Tab. 2 gibt einen Überblick zu Merkmalen aller Patientinnen sowie der Lausanner und der Zürcher Gruppe getrennt. Die beiden Gruppen zeigten insgesamt eine gute Übereinstimmung. Die Zürcher Patientinnen wiesen jedoch außer der um ca. 10 Jahre längeren Katamnesedauer eine statistisch signifikant höhere Rate an psychischem Streß bei der Indexphase, positiver Familienanamnese von endogenen Psychosen, Nichtbetreuung des Kindes und Trennung der Beziehung im Laufe der Katamnese auf. Wie auf S. 28 erwähnt, war der Anteil von Postpartum-Psychosen unter den hospitalisierten Patientinnen in der Periode 1949 - 1980 in Lausanne niedriger als in der Periode 1956 - 1964 in Zürich.

Es bietet sich keine einfache Erklärung für die Differenzen an. Die erhöhte Trennungsrate und die höhere Frequenz einer positiven Familienanamnese von endogenen Psychosen der Zürcher Patientinnen könnte durch die längere Beobachtungsdauer in dieser Gruppe mitbedingt sein. Eine positive Familienanamnese war allerdings, wenngleich nicht in signifikanter Weise, schon in der Indexphase bei den Zürcher Patientinnen häufiger. Die generelle, nichtsignifikante Tendenz der Zürcher Patientinnen zu einem ungünstigeren Verlauf könnte zur gehäuften familiären Instabilität beigetragen haben. Andererseits könnte die unterschiedliche Frequenz von psychischem Streß bei der Indexphase darauf hindeuten, daß diesbezüglich noch andere Faktoren eine Rolle spielten.

2.14 Allgemeine Angaben zu den Kontrollgruppen, Vergleich mit den Indexpatientinnen

Für die Indexpatientinnen mit Affektpsychose oder schizoaffektiver Psychose konnten aus der Studie von Angst 41 Kontrollfälle gefunden werden (erste Kontrollgruppe). Das Alter bei der Indexerkrankung, das Ersterkrankungsalter und die Katamnesedauer stimmten sehr gut überein (Tab. 3).

Auch hinsichtlich der 37 Zürcher Patientinnen, die diagnostisch der Studie von Angst und der Psychosenstudie voll entsprachen, und den parallelisierten Kontrollen (zweite Kontrollgruppe) bestand kein nennenswerter Unterschied in bezug auf Alter bei der Indexphase und bei Erstmanifestation. Lediglich die Katamnesedauer war bei den Kontrollen statistisch signifikant kürzer (Tab. 3).

3 Indexphase

3.1 Häufigkeit

3.1.1 Frequenz in psychiatrischen Kliniken

Im 19. Jahrhundert waren Psychosen der Postpartum-Periode unter den in psychiatrische Institutionen aufgenommenen Frauen relativ häufig. So wies bei Esquirol (1838) ein Zwölftel der Patientinnen eine Störung der Wochenbett- oder Stillperiode auf. Fürstner (1875) stellte in einer Literaturübersicht Häufigkeiten von 6% - 17 % fest. Untersuchungen dieses Jahrhunderts kamen zu niedrigeren Prozentwerten, z.B. Huhn und Drenk (1973) für Patientinnen, die zwischen 1951 und 1966 hospitalisiert wurden, auf 2,3%.

Wie schon erwähnt, wurde für die Gesamtheit der 1949 - 1980 in Lausanne in die Klinik aufgenommenen Patientinnen errechnet, daß ca. 0,8% wegen einer Postpartum-Psychose hospitalisiert wurden. Der Anteil der 1956 - 1964 in die Klinik in Zürich aufgenommenen Patientinnen war ca. 1,2%.

Der Anteil von Postpartum-Psychosen unter den Diagnosen hospitalisierter Patientinnen hat sich seit dem letzten Jahrhundert stark vermindert. Dies ist z.T. durch die erniedrigte Geburtenrate bedingt. Die Abnahme der Frequenz organischer Psychosen der Postpartum-Periode spielt sicher auch eine Rolle, ihre Bedeutung dürfte aber, wie später erläutert wird, geringer sein, als oft angenommen wird.

3.1.2 Frequenz bei Gebärenden

Erstmals wurde in epidemiologischen Studien von Pugh und Mitarb. (1963) und Paffenbarger (1964) eine erhöhte Psychoseinzidenz in der Postpartum-Periode nachgewiesen. Besonders zu erwähnen ist die Untersuchung von Kendell und Mitarb. (1987). Die Autoren fanden durch Verbindung des geburtshilflichen und des psychiatrischen Fallregisters von Edinburgh eine psychiatrische Hospitalisationshäufigkeit von 2,2 Promille für die ersten 90 Tage post partum, wovon die Hälfte "psychotische" Erkrankungen, d.h. Zustände mit Wahn, Halluzinationen, formalen Denkstörungen, Mutismus oder bizarrem Verhalten, betraf. Schon ältere Untersuchungen ergaben eine Psychosehäufigkeit von 1 - 2 Promille der Entbindungen (Hemphill, 1952; Paffenbarger, 1964; Gundry und Roberts, 1975). Bei Kendell und Mitarb. (1987) war die Hospitalisationshäufigkeit wegen einer psychotischen Erkrankung in den ersten 90 Tagen im Vergleich zur Zeit vor der Schwangerschaft um das 12,7fache erhöht, in den ersten 30 Tagen um das 21,7fache und in den ersten 30 Tagen für Erstgebärende gar um das 35fache. In der Schwangerschaft trat eine leichte Abnahme der psychiatrischen Hospitalisationen insgesamt, nicht jedoch der Untergruppe psychotischer Erkrankungen, ein. Die Inzidenzzunahme von Psychosen in der Postpartum-Periode konnte also nicht dadurch erklärt werden, daß ein Defizit von Aufnahmen in der Schwangerschaft kompensiert wurde. Nach den ersten drei Monaten post partum blieb die Hospitalisationshäufigkeit für die gesamte folgende Zweijahresperiode im Vergleich zur Zeit vor der Schwangerschaft leicht erhöht.

Postpartum-Psychosen werden nicht nur in Ländern des westlichen Kulturkreises beobachtet. Dies zeigen unter anderem Studien aus Nigeria (Makanjuola, 1982; Ifabumuji und Akindele, 1985), Zaire (Mampunza und Mitarb., 1984), Indien (Gautam und Mitarb., 1982; Agrawal und Mitarb., 1990) und Saudiarabien (Shoeb und Hassan, 1990).

Für die in der Periode 1958 - 1977 in Lausanne hospitalisierten Patientinnen wurde eine Hospitalisationshäufigkeit von 1,1 Promille der im Sektor Lausanne Gebärenden errechnet (Schöpf und Mitarb., 1984).

Die in der vorliegenden Untersuchung ermittelte Hospitalisationshäufgkeit der Lausanner Patientinnen stimmt also mit den Angaben epidemiologischer Studien gut überein.

3.1.3 Zur Bedeutung von Stillen und Abstillen für die Psychoseinzidenz

In der älteren Literatur wurde z.T. eine Latenzperiode von ein bis zwei Tagen nach der Entbindung angenommen, während der keine Postpartum-Psychosen beginnen sollen (siehe z.B. Karnosh und Hope, 1937). Die Annahme, daß der Krankheitsbeginn besonders häufig auf einen der folgenden Tage falle, hat auch in diesem Jahrhundert zu Spekulationen über einen Zusammenhang zwischen Laktation und Psychose Anlaß gegeben. Diesbezügliche definitive Hinweise fehlen (siehe jedoch die auf S. 47 zitierten Arbeiten von Lindström und Mitarb., 1984, und Nyberg und Mitarb., 1988). Kendell und Mitarb. (1987) zeigten im übrigen, daß die freie Latenzperiode nicht generell existiert. Paffenbarger (1964) fand in seiner epidemiologischen Studie keine Beziehung zwischen Stillen bei Entlassung aus der Entbindungsstation und dem Auftreten von Postpartum-Psychosen.

Längerem Stillen wurde von Esqirol (1838), Marce (1858) und Fürstner (1875) eine besondere Bedeutung bei der Entstehung von Psychosen zugeordnet, wie dies der Name der Laktationspsychose bezeugt. In einer Studie von Alder und Bancroft (1988) hatten stillende im Vergleich zu nichtstillenden Frauen 3 - 6 Monate post partum eine diskret erhöhte Rate leichterer depressiver Symptome.

Esquirol (1838) wies auf die Möglichkeit des Krankheitsausbruchs nach dem Abstillen hin. 19 der 92 untersuchten Frauen erkrankten so. Auch in der neuen Literatur wurden einzelne Fälle beschrieben (Joyce und Mitarb., 1981; Susman und Katz 1988).

Die Bedeutung von Stillen und Abstillen bei der Inzidenz von Psychosen der Postpartum-Periode ist heute noch nicht ausreichend geklärt. Sollte ein psychosefördernder Einfluß bestehen, ist er wahrscheinlich gering. Nicht untersucht ist die Frage, ob das Stillen den Verlauf einer bestehenden Psychose beeinflußt.

3.2 Klinisches Bild

3.2.1 Psychopathologie

In der älteren Literatur findet man stark divergierende Angaben über die relative Häufigkeit der einzelnen diagnostischen Kategorien. Nach einer Literaturübersicht von Thomas und Gordon (1959) lag der Anteil affektiver Erkrankungen je nach Untersucher zwischen 15% und 70% und der schizophrener Störungen zwischen 14% und 65% bei einer variablen Frequenz organischer Psychosen. Man muß davon ausgehen, daß in der älteren Literatur Krankheitsverlauf, prämorbide Persönlichkeit, affektiver Kontakt zum Patienten und andere Merkmale in verschiedener Weise in die Diagnostik einbezogen wurden, was wohl sehr zu diesen starken Unterschieden beitrug.

In Tab. 4 sind die Studien dargestellt, in denen eine operationalisierte Diagnostik bzw. eine Einteilung nach den grundsätzlichen psychopathologischen Syndromen vorgenommen wurde. Eine Arbeit von Klompenhouwer und van Hulst (1991) blieb unberücksichtigt, da offen bleibt, nach welchen Kriterien die Aufnahme in die psychiatrische Abteilung erfolgte. Der Anteil depressiver Patientinnen nach RDC in dieser Studie betrug nur 16%. 30% der Patientinnen hatten die RDC-Diagnose einer nicht näher spezifizierten funktionellen Psychose.

Die Verteilung der Diagnosen der Indexphase nach den Studienkriterien bei den 119 Patientinnen ist in Tab. 4 angegeben.
DSM-III-R, RDC: Die Ergebnisse sind ebenfalls in Tab. 4 angegeben.

Es ist wahrscheinlich sinnvoll, von den in Tab. 4 angegebenen Arbeiten die aus Nigeria bzw. Indien und damit anderen Kulturkreisen stammenden Studien von Makanjuola (1982) und Agrawal und Mitarb. (1990) separat zu behandeln.

Von den anderen Autoren fanden alle außer Lammel (1984), daß rein depressive Bilder mit einem Anteil von 36% - 55% am häufigsten waren und Zustände mit affektivem Syndrom insgesamt stark überwogen. Ein Teil der Untersucher stellte einen relativ hohen Anteil von Fällen mit manischem Syndrom fest. In einem Vergleich von puerperalen und nichtpuerperalen Psychosen bei Brockington und Mitarb. (1981) war die unterschiedliche Verteilung der Diagnosen vor allem durch die Überrepräsentierung der 45% manischen Zustände in ersterer Gruppe bedingt. Gemischt affektiv-schizophrene Zustände wurden bei Postpartum-Psychosen in variabler Häufigkeit gefunden. Bei Anwendung des DSM-III-R und der RDC auf die hier untersuchten Patientinnen erhöhte sich der Anteil rein affektiver Erkrankungen, was zugleich eine verbesserte Übereinstimmung mit den Studien von Meltzer und Kumar (1985) und Kendell und Mitarb. (1987) bedeutet.

Bei den schizophreniformen Zuständen ergaben sich deutliche Häufigkeitsunterschiede. So fanden Brockington und Mitarb. (1981) 9% und Meltzer und Kumar (1985) 8%, aber Da Silva und Johnston (1981) 27%, Lammel (1984) 44% und der Autor der vorliegenden Studie 25% Patientinnen mit schizophreniformer Phase gemäß Studienkriterien. Zu dieser Kategorie wurden in den Studien, in denen die RDC verwendet wurden, auch die Fälle von nicht näher spezifizierter funktioneller Psychose gerechnet. Diese stellten in einigen Studien einen wesentlichen Teil der Erkrankungen dar. Die hohe Diagnosefrequenz in der

Studie von Klompenhouwer und van Hulst (1991) wurde schon erwähnt. In der vorliegenden Untersuchung war der Anteil 7%. Bei Anwendung der DSM-III-R-Kriterien hatten hier nur 2% der Patientinnen (N = 2) eine Schizophrenie. Es sei jedoch vorweggenommen, daß einige Patientinnen, die bei der Indexphase eine rein depressive oder eine gemischt depressiv-schizophrene Symptomatik hatten, später die DSM-III-R-Kriterien der Schizophrenie erfüllten. Diese Ausführungen deuten darauf hin, daß ein wesentlicher Teil der nach Studienkriterien als schizophreniform klassifizierten Fälle strengere Schizophreniekriterien nicht erfüllt.

Neben Unterschieden der diagnostischen Kriterien sind weitere Ursachen der Divergenzen der Verteilung der Diagnosen anzunehmen. Die Wahl der Postpartum-Periode von nur zwei Wochen bei Brockington und Mitarb. (1981) führte sicher zu einer Erhöhung des Anteils von Zuständen mit manischem Syndrom (siehe S. 49ff.). Die von Ort zu Ort variierende Hospitalisationsschwelle könnte einen Einfluß auf die relative Häufigkeit der Diagnosen gehabt haben. Schließlich besteht die Möglichkeit regionaler Unterschiede der Diagnosehäufigkeiten. Besonders die Untersuchungen von Makanjuola (1982) und Agrawal und Mitarb. (1990) legen diese Vermutung nahe.

3.2.2 Besonderheiten depressiver Syndrome

Dean und Kendell (1981) stellten Wahn und Halluzinationen bei puerperalen Depressionen häufiger als bei nichtpuerperalen Depressionen fest (45,5% im Vergleich zu 15%). Zudem fanden sich mehr Zeichen von Verwirrtheit (siehe auch S. 36). Auch Katona (1982) stellte bei puerperal Depressiven häufiger Wahnideen fest als bei nichtpuerperal Erkrankten (50% im Vergleich zu 20,5%). Dean und Kendell verwendeten die RDC, Katona das DSM-III.

In der vorliegenden Studie hatten 27 %, d.h. 14 der 51 rein depressiven Patientinnen Wahn oder Halluzinationen.
  DSM-III-R, RDC: Bei ihrer Anwendung war der Anteil 37% bzw. 33%.

Den Resultaten von Dean und Kendell (1981) und Katona (1982) steht der in der vorliegenden Studie gefundene relativ niedrige Anteil von Depressionen mit Wahn oder Halluzinationen nach Studienkriterien gegenüber. Der Unterschied verringert sich jedoch bei Anwendung der RDC und des DSM-III-R. Der hier festgestellte Anteil von Patientinnen mit Wahn oder Halluzinationen entspricht im übrigen gut den bei Affektpsychosen im allgemeinen gefundenen Werten. Winokur und Mitarb. (1985) stellten bei Patienten der Langzeitstudie von Angst für Unipolare einen Anteil von 26% und für Bipolare von 21% fest.

3.2.3 Häufigkeit des paranoiden, hebephrenen und katatonen Untertyps

Kraepelin (1920) war der Auffassung, daß es sich bei den in der Puerperalphase auftretenden Schizophrenien vor allem um katatone Formen handle. Smalldon (1940) klassifizierte 44% der als schizophren diagnostizierten Patientinnen als kataton, 36% als paranoid, 19% als hebephren und 1% als an der Simplex-Form leidend. Huhn und Drenk (1973) erwähnen ohne Zahlenangaben, vor allem paranoid-halluzinatorische und katatone Syndrome von der Art der Motilitätspsychosen gefunden zu haben. Maier (1986) fand unter 104 schizophrenen Manifestationen im Wochenbett 63% paranoid-halluzinatorische und paranoide, 1% hebephrene, 2% katatone Formen und 34% vorwiegend affektiv gefärbte Zustände. Keiner der Autoren präzisierte die diagnostischen Kriterien.

In der vorliegenden Untersuchung hatten 11% der Patientinnen mit schizophrenen Symptomen (N = 13) ein vorwiegend paranoides Syndrom gemäß Definition auf S. 19.

Die Angaben über die relative Häufigkeit der Untertypen schizophreniformer Zustände bei Postpartum-Psychosen divergieren stark, was neben den z.T. fehlenden operationalisierten diagnostischen Kriterien wohl auch mit der generellen Schwierigkeit dieser Einteilung zusammenhängt.

3.2.4 Zykloide Psychosen

Wiederholt wurde in Arbeiten über Postpartum-Psychosen das Konzept der zykloiden Psychosen angewandt. So sind die von Huhn und Drenk (1973) oben erwähnten Motilitätspsychosen eine Untergruppe der zykloiden Psychosen. Deren häufige Präsenz bei Postpartum-Psychosen hatte schon Wernicke (1900) erwähnt. Leonhard (1985) vertrat die Auffassung, daß die meisten Psychosen im Wochenbett, die ohne Infektion auftreten, zykloide Psychosen seien. v.Keyserlingk (1962) klassifizierte von 45 Frauen mit Erkrankung im Wochenbett 22 (49%) als an zykloider Psychose leidend, Grosse (1968) 13 von 23 (57%) und Lanczik und Mitarb. (1990) 19 von 42 (45%). Janssen und Denker (1964) diagnostizierten in 44 von 56 Fällen (79%) eine Emotionspsychose - ein Konzept, das mit dem der zykloiden Psychosen weitgehend identisch ist (siehe Störring und Mitarb., 1962). Es sei hier auch das im frankophonen Bereich weit verbreitete Konzept der bouffée délirante erwähnt (Magnan, 1893, siehe auch Pichot, 1986), welches von der Symptomatik her eine enge Beziehung zu den zykloiden Psychosen aufweist. Viele Postpartum-Psychosen erfüllen die Kriterien einer bouffée délirante und werden im frankophonen Bereich auch so klassifiziert (siehe z.B. Ey und Mitarb., 1978).

In der vorliegenden Studie waren bei der Indexphase die Kriterien einer zykloiden Psychose (1981) bei 30% der Patientinnen (N = 36) erfüllt.

Die Häufigkeit zykloider Psychosen variierte gemäß globalem χ^2-Test je nach Diagnose der Indexphase signifikant (Tab. 5). Im Einzelvergleich war die Frequenz bei den depressiven Patientinnen signifikant niedriger als in den anderen diagnostischen Gruppen.

Es wurde die Beziehung zwischen dem Vorhandensein einer zykloiden Psychose und den später besprochenen Merkmalen eines konfuso-oneiroiden Syndroms sowie eines abrupten Krankheitsbeginns untersucht. 33 der 36 Patientinnen mit zykloider Psychose hatten ein konfuso-oneiroides Syndrom, und 33 der 37 Patientinnen mit konfuso-oneiroidem Syndrom hatten eine zykloide Psychose (phi = 0,86, p <0,001). 32 der 36 Patientinnen mit zykloider Psychose hatten einen abrupten Krankheitsbeginn, und 32 der 55 Patientinnen mit abruptem Krankheitsbeginn hatten eine zykloide Psychose (phi = 0,56, p <0,001).

Der Anteil von Patientinnen mit zykloider Psychose erwies sich in den Studien, in denen dieses diagnostische Konzept zur Anwendung kam, als hoch.

In Übereinstimmung mit bestehender Literatur (Perris, 1974) zeigte sich auch in der vorliegenden Studie, daß bei der ganz überwiegenden Mehrheit der zykloiden Psychosen ein abrupter Krankheitsbeginn vorlag. Allgemein wird angenommen, daß der abrupte Krankheitsbeginn integraler Bestandteil der zykloiden Psychosen ist. Nicht definitiv ausgeschlossen ist jedoch, daß ein abrupter Krankheitsbeginn eine Symptomatik von der Art der zykloiden Psychosen mitbedingen kann.

3.2.5 Zeichen von Verwirrtheit, konfuso-oneiroides Syndrom

In kurz nach der Jahrhundertwende publizierten Arbeiten über Wochenbettpsychosen rechneten Jolly (1911) 39% und Runge (1911) 15% der untersuchten Fälle zur damals häufig diagnostizierten Amentia. Protheroe (1969) stellte bei 34% der Patientinnen Zeichen von Verwirrtheit fest. In den Vergleichsstudien von Brockington und Mitarb. (1981) und von Dean und Kendell (1981) hatten puerperal erkrankte Frauen häufiger konfusionelle Elemente als Frauen mit Psychose ohne Beziehung zum Wochenbett.

In der vorliegenden Untersuchung lag ein konfuso-oneiroides Syndrom bei 31% der Patientinnen (N =37) vor. Die Häufigkeit variierte gemäß globalem χ^2-Test je nach Diagnose der Indexphase signifikant (Tab. 5). Im Einzelvergleich lag das Merkmal bei Depressionen signifikant seltener als in den anderen diagnostischen Gruppen vor.

Hinsichtlich der Beziehung von konfuso-oneiroidem Syndrom und abruptem Krankheitsbeginn ergab sich, daß 32 der 37 Patientinnen mit dieser Symptomatik einen abrupten Beginn hatten und 32 der 55 Patientinnen mit abruptem Beginn ein konfuso-oneiroides Syndrom aufwiesen (phi = 0,54, p <0,001).

Ein konfuso-oneiroides Syndrom bzw. Zeichen von Verwirrtheit sind bei Postpartum-Psychosen häufig. Ihr Vorliegen bedeutet jedoch nicht das Bestehen einer organisch bedingten Störung. Wie im vorangegangenen Abschnitt erwähnt, ergab sich in der vorliegenden Studie eine weitgehende Koinzidenz des konfuso-oneiroiden Syndroms und der Diagnose einer zykloiden Psychose.

3.2.6 Zeitspanne zwischen Entbindung und Krankheitsbeginn

Bei Esquirol (1838) waren Geistesstörungen im Wochenbett häufiger als solche der Stillperiode, und allgemein wurde ihr Auftreten mit zunehmendem Abstand zur Niederkunft seltener. Im Abschnitt über epidemiologische Studien wurde erwähnt, daß die Hospitalisationshäufigkeit psychotischer Erkrankungen im ersten Monat post partum am höchsten ist. Viele Autoren fanden die höchste Psychoseinzidenz in den ersten zwei bis drei Wochen post partum. Dies wurde auch in Arbeiten der jüngsten Zeit bestätigt (Meltzer und Kumar, 1985; Brockington und Cox-Roper, 1988). In der Studie von Kendell und Mitarb. (1987) lag bei Patientinnen mit Hospitalisation innerhalb von 90 Tagen post partum der Erkrankungsbeginn in 70% in der ersten Zweiwochenperiode.

In der vorliegenden Untersuchung trat die Krankheit bei 74% der Patientinnen (N = 88) innerhalb der ersten zwei Wochen post partum auf. Bei 2 Patientinnen war der Zeitpunkt des Krankheitsbeginns nicht bestimmbar. Diese Fälle wurden im Sinne fehlender Daten als mit frühem Beginn klassifiziert, sodaß bei den Berechnungen in den Resultatstabellen von 76% (N = 90) ausgegangen wird.

Gemäß einheitlichen Angaben der Literatur beginnen Postpartum-Psychosen vornehmlich in den allerersten Wochen nach der Niederkunft.

3.2.7 Abrupter Beginn

Auf den häufig abrupten Beginn von Geistesstörungen der Postpartum-Periode wies schon MacDonald (1847) hin, der dieses Merkmal als Einteilungskriterium verwendete. Brockington und Mitarb. (1982c) zitierten weitere Arbeiten des letzten Jahrhunderts und erwähnten die eigene Beobachtung, daß der Erkrankungsbeginn von Postpartum-Psychosen häufiger als sonst bei psychischen Störungen genau bestimmt werden kann. Katona (1982) fand, daß das Intervall zwischen Krankheitsbeginn und Hospitalisation bei puerperalen kürzer als bei nichtpuerperalen Depressionen war. Aus der Tatsache der hohen Hospitalisationsfrequenz innerhalb der ersten vier Wochen post partum (Kendell und Mitarb., 1987) ergibt sich zwangsläufig ein rascher Beginn für diese Störungen.

In der vorliegenden Untersuchung hatten 46% der Patientinnen (N = 55%) einen abrupten Krankheitsbeginn gemäß der auf S. 19 gegebenen Definition. Die Häufigkeit variierte gemäß globalem χ^2-Test je nach Diagnose der Indexphase signifikant (Tab. 5). Im Einzelvergleich war ein abrupter Beginn bei Depressionen signifikant seltener als in den anderen diagnostischen Gruppen; zudem war er bei gemischt depressiv-schizophrenen seltener als bei schizophreniformen Zuständen.

Ein abrupter Krankheitsbeginn ist ein häufiges Merkmal von Postpartum-Psychosen. Wie erwähnt, kommt er besonders bei zykloiden Psychosen bzw. beim konfuso-oneiroiden Syndrom vor.

3.2.8 Suizidalität

Zum Suizidrisiko bei Postpartum-Psychosen finden sich in der älteren Literatur wenig Angaben. Thomas und Gordon (1959) zitieren Skottowe (1942), der bei 21% von 203 Patientinnen mit Puerperalpsychose einen Suizidversuch konstatierte. Bei Wilson und Mitarb. (1972) war der Anteil 18%, bei Maier (1986) 5%. Über Suizide wurde vereinzelt berichtet.

In der vorliegenden Untersuchung kam es im Rahmen der Indexphase bei 24 der 119 Patientinnen (20%) zu einem Suizidversuch. Alle Patientinnen außer einer hatten ein klares depressives Syndrom. 2 nicht in die Studie aufgenommene Patientinnen suizidierten sich in der Indexphase.

Die Suizidalität stellt auch bei Postpartum-Psychosen ein ernstes Problem dar. Ausgehend von den zitierten Studien und den hier gefundenen Ergebnissen würde man folgern, daß die Geburt eines Kindes depressive Patientinnen von einer Suizidhandlung nicht besonders abhalten kann. Dies mag für psychiatrisch hospitalisierte Patientinnen, zumindest im Sinn einer Schlußfolgerung für die klinische Arbeit, Gültigkeit haben. Andererseits sind Ergebnisse einer epidemiologischen Studie von Appleby (1991) zu erwähnen, in welcher für das erste Jahr post partum eine wesentlich niedrigere Selbstmordrate gefunden wurde als bei gleichaltrigen Frauen im allgemeinen.

3.2.9 Gefahren für die physische Integrität des Kindes

Solche bestehen durch die Möglichkeit eines erweiterten Suizids, primär aggressiver Reaktionen und der Vernachlässigung oder inadäquaten Pflege des Kindes. Kindstötungen in einer postpartalen Geistesstörung wurden bereits im letzten Jahrhundert als Grund zur Schuldunfähigkeit betrachtet. So erwähnten Karnosh und Hope (1937) einen in England verhandelten Fall aus dem Jahr 1848. Auch in der neueren Literatur wurden Fälle von Kindstötung oder schweren Aggressionshandlungen gegen das Kind erwähnt, z.B. bei Arentsen (1968), Da Silva und Johnston (1981), Lammel (1986) Davidson und Robertson (1985) und Maier (1986).

In der vorliegenden Studie fand sich ein Fall von Kindstötung im Rahmen eines erweiterten Suizidversuchs. 4 weitere Patientinnen begingen gefährliche Aggressionshandlungen gegen das Kind.

Kindstötungen im Rahmen von Postpartum-Psychosen sind ein sehr seltenes Ereignis. Häufiger kommen weniger schwere Aggressionsakte vor. Zweifellos ist ihre Seltenheit wesentlich dadurch mitbedingt, daß die Gefahr erkannt und rechtzeitig interveniert wurde. Es ist evident, daß die Risiken für das Kind immer beachtet werden müssen.

3.2.10 Über Indexphase und Wiederbeginn der Menstruation

Die Beziehungen zwischen dem Verlauf der Postpartum-Psychosen und dem Wiederbeginn der Menstruation sind vielfältig. Offenbar wurden sie in der neueren Literatur wenig beachtet. Bei bereits gebesserter Psychose wurden prämenstruelle Exazerbationen beschrieben (siehe z.B. Brockington und Mitarb., 1988), ferner das Eintreten der Remission mit der ersten Menstruation (Esquirol, 1838) und der Psychosebeginn bei Wiedereinsetzen der Menstruation (Esquirol, 1838; Marcé, 1858). Auch wurde bei Postpartum-Psychosen eine Verzögerung des Wiedereinsetzens der Menstruation berichtet (Fürstner, 1875).

3.2.11 Dauer und Ausgang der Indexphase

Die Dauer einer psychotischen Krankheitsphase ist oft nicht genau bestimmbar. So findet man auch über Postpartum-Psychosen nur wenige diesbezügliche Angaben. Zum Teil ermittelten die Autoren den Anteil schließlich remittierter Patientinnen.

Bei Esquirol (1838) genasen von 55 Frauen, die einen Ausgang in Remission hatten, 7% im ersten, 24% bis zum dritten, 38% bis zum sechsten Monat und 31% im weiteren Verlauf. Auch bei MacDonald (1847), Beckmann (1939) und Schwingenheuer (1953) betrug die Krankheitsdauer etliche Wochen bis etliche Monate und gelegentlich mehr als ein Jahr.

Beckmann (1939) fand zum Ausgang der Indexphase in Untersuchungen vor 1900 23% und in der später veröffentlichten Literatur 29% "Ungeheilte". Bei Schneider (1957) und Thuwe (1974) nahmen 14% der Patientinnen eine chronisch invalidisierende Entwicklung.

In der vorliegenden Untersuchung betrug die Krankheitsdauer bei 13% der Patientinnen (N = 15) bis zu sechs Wochen, bei 24% (N = 29) sechs Wochen bis drei Monate, bei 33% (N = 39) drei bis sechs Monate, bei 25% (N = 30) mehr als sechs Monate, und bei 5% (N = 6) fand ein direkter Übergang in eine chronische Psychose statt. Eine Entwicklung mit invalidisierenden Konsequenzen von der Indexphase an infolge nur teilweiser Remission oder sehr häufiger Rückfälle trat allerdings in insgesamt 12% der Fälle (N = 14) ein.

Die Krankheitsdauer variierte gemäß Rangvarianzanalyse je nach Diagnose der Indexphase signifikant (Tab. 5). Im Einzelvergleich war die Krankheitsdauer von reinen Depressionen und gemischt depressiv-schizophrenen Zuständen signifikant länger als die der anderen diagnostischen Gruppen. Diese Unterschiede waren jedoch nicht mehr signifikant, wenn die Krankheitsdauer ab Klinikeintritt gerechnet wurde.

Es läßt sich resumieren, daß bei variabler Länge der Indexphase die ganz überwiegende Mehrheit der Erkrankungen in volle oder teilweise Remission ausgeht.

3.3 Andere Merkmale

3.3.1 Alter

Marcé (1858) nahm an, daß höheres Alter zu Geistesstörungen nach der Entbindung disponiere, und legte zur Begründung das Alter seiner Patientinnen und von Wöchnerinnen zweier Gebärabteilungen vor. In der Untersuchung von Paffenbarger (1964) waren Frauen mit Postpartum-Psychose durchschnittlich 27,3 Jahre und Nichterkrankte 26,0 Jahre alt, was einen statistisch signifikanten Unterschied bedeutete. Gundry und Roberts (1975) sowie Kendell und Mitarb. (1987) fanden keinen statistisch signifikanten Altersunterschied zwischen erkrankten und nichterkrankten Frauen, wobei die Patientinnen in beiden Studien etwas älter waren (28,4 im Vergleich zu 26,2 Jahren bzw. 26,4 im Vergleich zu 25,8 Jahren).

In der vorliegenden Studie war das Durchschnittsalter der Gesamtgruppe 26,9 ± 4,8 Jahre. Es variierte gemäß einfacher Varianzanalyse je nach Diagnose der Indexphase signifikant (Tab. 5). Im Einzelvergleich hatten Depressive ein signifikant höheres Alter als Patientinnen mit manischem Syndrom.

Es gibt nach den obenerwähnten Untersuchungen also Hinweise dafür, daß Patientinnen mit Postpartum-Psychose im Vergleich zu nichterkrankten Gebärenden ein minimal höheres Alter aufweisen. Zwar fand nur Paffenbarger (1964) einen statistisch signifikanten Altersunterschied, jedoch auch bei Gundry und Roberts (1975) und Kendell und Mitarb. (1987) ging der nicht signifikante Unterschied in die gleiche Richtung.

Es war im Prinzip zu erwarten, daß depressive Patientinnen ein höheres Alter bei der Indexphase und ein höheres Ersterkrankungsalter als manische Patientinnen aufwiesen. In ersterer Gruppe befanden sich 22% Patientinnen mit bipolarer Psychose im Längsschnitt (Tab. 5), während alle manischen Patientinnen definitionsgemäß bipolar waren. Bipolare Patientinnen haben generell ein niedrigeres Ersterkrankungsalter als unipolare (siehe z.B. Marneros und Mitarb., 1991). Wie auf S. 71 besprochen, unterschieden sich bipolare Patientinnen zumindest nach einem Teil der Berechnungen von den unipolaren hinsichtlich des Alters bei der Indexphase und des Ersterkrankungsalters.

3.3.2 Parität

Marcé (1858) war der Meinung, daß schwere Geistesstörungen nach der Niederkunft häufiger bei Mehr- als bei Erstgebärenden vorkommen. Allerdings verfügte er über keine Vergleichszahlen in der Gesamtbevölkerung. In einer Literaturübersicht zu Publikationen über Postpartum-Psychosen aus Nordamerika und Europa ab 1900 fanden Thomas und Gordon (1959) ein Verhältnis von Erst- zu Mehrgebärenden von 54% zu 46%. Dem stand ein 2,3faches Überwiegen von Mehrgebärenden in der Gesamtbevölkerung der USA für das als Bezug genommene Jahr 1951 gegenüber. In der Untersuchung von Paffenbarger (1964) ergab der Vergleich von Patientinnen mit Postpartum-Psychose mit Gebärenden der Gesamtbevölkerung eine Überrepräsentierung Erstgebärender. Kendell und Mitarb. (1987) ermittelten nicht den Anteil von Primiparae, sondern von Frauen ohne lebende Kinder, und fanden eine Übervertretung unter den Patientinnen. Bei Gundry und Roberts (1975) bestand kein Häufigkeitsunterschied hinsichtlich Parität.

In der vorliegenden Untersuchung waren 60,5% der Patientinnen (N = 72) Primiparae. Der Anteil variierte gemäß globalem χ^2-Test je nach Diagnose der Indexphase signifikant (Tab. 5). Im Einzelvergleich waren depressive Patientinnen signifikant seltener Erstgebärende als Patientinnen mit manischem Syndrom.

Es gibt starke Hinweise dafür, daß in der heutigen Zeit unter Patientinnen mit Postpartum-Psychose Primiparae übervertreten sind. Es wäre denkbar, daß hier keine echte Beziehung vorliegt, sondern das Überwiegen Erstgebärender dadurch zustande kommt, daß Frauen, die eine erste Postpartum-Psychose durchmachten, seltener weitere Kinder haben als andere Frauen. Kendell und Mitarb. (1987) gingen dieser Möglichkeit nach und konnten sie als Hauptursache des Überwiegens von Primiparae ausschließen. Kendell und Mitarb. (1981) betrachten als Erklärung des Überwiegens von Primiparae unter den Patientinnen mit Postpartum-Psychose in unserem Kulturkreis, daß die Geburt des ersten Kindes ein psychisch besonders bewegendes Ereignis ist.

3.3.3 Zivilstand

Der Anteil von Verheirateten unter Frauen mit Postpartum-Psychose wurde schon von den Autoren des letzten Jahrhunderts fast durchwegs erfaßt. Für Alleinstehende ist die Geburt eines Kindes im Durchschnitt mit einer erhöhten psychischen Belastung verbunden. Bei Esquirol (1838) waren 68% der Patientinnen verheiratet, bei Fürstner (1875) 56%. Autoren späterer Untersuchungen berichteten z.T. über einen höheren Anteil Verheirateter bzw. in fester Partnerschaft Lebender: Hoche (1892) 84%, Vislie (1956) 99%, Arentsen (1968) 76%, Protheroe (1969) 93%, Da Silva und Johnston (1981) 94%, Katona (1982) 100%, Makanjuola (1982) 90%, Meltzer und Kumar (1985) 87%, Maier (1986) 98%, Jud (1988) 95%, Agrawal und Mitarb. (1990) 93%, Lanczik und Mitarb. (1990) 98%.

In einer Vergleichsstudie mit psychiatrischen Kontrollen und gesunden Frauen im Puerperium fand Tetlow (1955) unter postpartal Erkrankten eine erhöhte Rate von Unverheirateten und von Frauen, die außerehelich schwanger geworden waren. Seager (1960) fand keinen Unterschied zwischen erkrankten und nichterkrankten Gebärenden hinsichtlich vorehelicher Konzeption und unerwünschter Schwangerschaft. In der epidemiologischen Studie von Paffenbarger (1964) waren Unverheiratete in der Patientinnengruppe und bei gesunden Gebärenden in gleicher Häufigkeit vertreten. Kendell und Mitarb. (1987) fanden einen erhöhten Anteil Unverheirateter (19% im Vergleich zu 10% der Kontrollen), der für die Gruppe "psychotischer" Patientinnen (siehe S. 31) nicht mehr signifikant war.

In der vorliegenden Untersuchung waren 98% der Patientinnen (N = 117) zum Zeitpunkt der Indexgeburt verheiratet.

In der Literatur finden sich also nur wenige Hinweise dafür, daß unter den Patientinnen mit Postpartum-Psychose der Anteil Unverheirateter erhöht ist; in jedem Fall wäre die Abweichung von geringem Ausmaß.

3.3.4 Psychologische Belastungsmomente

Die Freude und Erfüllung nach der Geburt des Kindes, aber auch die zusätzlichen Ansprüche an die Frau mit der Notwendigkeit, sich an die neue Lebenssituation anzupassen, stellen ein emotional außerordentliches Ereignis dar. Im folgenden werden nur belastende Ereignisse besprochen, die über das durchschnittlich zu erwartende Maß hinausgehen. Die in diesem Zusammenhang interessierenden Fragen über den Anteil Unverheirateter, die psychologische Bedeutung der Geburt des ersten Kindes und des Geschlechts des Kindes werden in anderen Abschnitten besprochen, ebenso Aspekte der prämorbiden Persönlichkeit einschließlich psychoanalytischer Konzepte der Postpartum-Psychosen.

Das Auftreten von Postpartum-Psychosen wurde mit einer Vielzahl von belastenden psychologischen Faktoren in Verbindung gebracht. Esquirol (1838) maß den "affectiones morales" eine hohe Bedeutung zu und erwähnt Trauer um ein verlorenes Kind, Verlassenwerden vom Kindsvater und häusliche Spannungen, aber auch einfache Schreckerlebnisse. Fürstner (1875) gibt zudem "Scham vor der Außenwelt" und "Sorge um die Zukunft" an, betont aber, daß man diese Einflüsse nicht überschätzen solle.

Nach dem Konzept der psychogenen Psychosen (Wimmer, 1916) sind bestimmte Störungen durch ein psychisches Trauma bedingt und werden auch hinsichtlich Inhalt und Verlauf durch dieses determiniert. Psychogene Psychosen der Postpartum-Periode werden in der skandinavischen Psychiatrie relativ häufig diagnostiziert (Arentsen, 1968; McNeil 1986). Definitive Kriterien zur Erfassung dieser Ereignisse fehlen allerdings.

Erst in der neuesten Zeit wurden belastende Lebensereignisse im Vorfeld von Postpartum-Psychosen im Sinn der Life-Event-Forschung systematisch erfaßt. In einer der Untersuchungen (Brockington und Mitarb., 1990; Martin und Mitarb., 1989) wurde unter Anwendung der "Life Event and Difficulties Schedule" (Brown und Mitarb. 1973; Brown und Harris, 1978) nur bei 15% der nichtdepressiven Postpartum-Psychosen und bei 32% der Postpartum-Depressionen ein auslösendes Ereignis gefunden, was der Häufigkeit bei nichterkrankten Gebärenden entsprach. Aus einer verfeinerten alternativen Analyse resultierten jedoch Hinweise auf eine gewisse Erhöhung belastender Lebensereignisse bei Postpartum-Depressionen. In der zweiten Untersuchung erfaßten Dowlatshahi und Paykel (1990) bei Patientinnen mit Postpartum-Psychose und einer Kontrollgruppe nichterkrankter Gebärender Lebensereignisse, andere mögliche Stressoren, soziale Unterstützung und Partnerbeziehung mit Hilfe des "Interview for Recent Life Events" (Paykel, 1983). Die Autoren stellten keine Unterschiede zwischen den beiden Gruppen fest.

McNeil (1988a) untersuchte die Bedeutung psychologischer Faktoren beim Auftreten von Postpartum-Psychosen an High-Risk-Patientinnen, d.h. Gebärenden mit der Anamnese einer psychotischen Erkrankung, unter Anwendung einer Checkliste. Der Vergleich Erkrankter und Nichterkrankter ergab keinen Unterschied in bezug auf materielle Probleme, interpersonelle Schwierigkeiten, Mangel an Unterstützung in der Schwangerschaft oder negative Einstellung zu Schwangerschaft und Kind. Marks und Mitarb. (1991) stellten bei High-Risk-Patientinnen fest, daß nichtdepressiven Postpartum-Psychosen keine und Postpartum-Depressionen eine mäßige Erhöhung belastender Lebensereignisse vorausging.

Perinataler Kindstod wurde in den epidemiologischen Untersuchungen von Paffenbarger (1964) und Kendell und Mitarb. (1987) in einer leicht erhöhten Frequenz festgestellt (6% im Vergleich zu 3% bzw. 5% im Vergleich zu 1,6% der Kontrollen).

In der vorliegenden Untersuchung wurde psychischer Streß der auf S. 19 definierten Art bei 22% der Patientinnen (N = 26) festgestellt.

Vor allem auf Grund der Life-Event-Untersuchungen erscheint der Schluß gerechtfertigt, daß bei der überwiegenden Mehrheit der Patientinnen mit Postpartum-Psychose keine speziellen psychischen Belastungen vorkommen, die sie von nichterkrankten Gebärenden unterscheiden. Für Postpartum-Depressionen bestehen Hinweise auf eine mäßige Erhöhung solcher Ereignisse. Die Überrepräsentierung des perinatalen Kindstods deutet darauf hin, daß schweren psychischen Belastungsmomenten eine krankheitsfördernde Rolle zukommen könnte.

In der vorliegenden Studie wurde psychischer Streß mit einer hinsichtlich Meßgenauigkeit nicht überprüften Checkliste erfaßt. Dieses Vorgehen kann nicht mehr als explorativen Charakter haben. Die reliable Erfassung von Lebensereignissen erweist sich als methodisch schwierig (Brown, 1989). Immerhin ist festzustellen, daß die hier konstatierte Häufigkeit mit den Studien, in denen erprobte Instrumente eingesetzt wurden, gut übereinstimmt.

3.3.5 Organisch bedingte Postpartum-Psychosen

Als Ursachen organisch bedingter Postpartum-Psychosen kommen schwere Allgemeinerkrankungen wie Puerperalsepsis und Eklampsie oder primär zerebrale Affektionen, z.B. infektiöser oder vaskulärer Art, in Frage. Es ist bemerkenswert, daß schon Autoren des letzten Jahrhunderts das relative Fehlen schwerer somatischer Komplikationen der Postpartum-Periode betonten (siehe z.B. Fürstner, 1875). Für die Zeit ab 1900 stellten Thomas und Gordon (1959) in den einschlägigen Arbeiten einen Anteil organischer Psychosen von 0% bis 44% fest. Dabei wurde die Diagnose offenbar auch auf Grund leichterer somatischer Komplikationen gestellt, die die Annahme einer organischen Psychose nicht rechtfertigen. Protheroe (1969) fand für 1927 - 1941 10% und für 1942 - 1961 1% organische Psychosen. In einer komparativen Studie über Erkrankungen des 19. und 20. Jahrhunderts stellten Rehman und Mitarb. (1990) bei Patientinnen, die in das Royal Edinburgh Hospital aufgenommen wurden, für 1880 - 1890 8% und für 1971 - 1980 1% organisch bedingte Postpartum-Psychosen fest.

In der vorliegenden Untersuchung hatten 2 Patientinnen eine als organisch interpretierbare Postpartum-Psychose. Eine litt an einer septischen Pyometritis, hatte aber schon psychotische Symptome, als die Infektion noch nicht sehr schwer war. Bei der anderen lag eine Eklampsie vor, wobei die psychotischen Symptome noch Monate nach Abklingen der somatischen Störung persistierten. In beiden Fällen war also die Abtrennung gegen eine durch eine schwere körperliche Störung ausgelöste endogene Psychose nicht eindeutig.

Es läßt sich resümieren, daß organisch bedingte Störungen unter den Psychosen der Postpartum-Periode wahrscheinlich schon immer die Minderheit darstellten und heute sehr selten sind.

3.3.6 Zur Frage der Abnahme der Häufigkeit von Postpartum-Psychosen seit dem letzten Jahrhundert

Es wurde bereits auf die starke Frequenzverminderung von Postpartum-Psychosen unter psychiatrisch hospitalisierten Patientinnen hingewiesen. Wie erwähnt, ist zur Erklärung die geringere Zahl der Geburten zu berücksichtigen. Wahrscheinlich ist auch eine Abnahme der Häufigkeit von Postpartum-Psychosen, bezogen auf die Anzahl Geburten, eingetreten. Da vergleichende epidemiologische Daten fehlen, ist eine präzise Aussage über das Ausmaß der Veränderung nicht möglich.

Etliche Autoren haben angenommen, daß Postpartum-Psychosen früher vor allem deswegen viel häufiger waren, weil organische Psychosen öfter vorkamen. Die im vorangegangenen Abschnitt zitierten Arbeiten, insbesondere die Studie von Rehman und Mitarb. (1990), relativieren dies jedoch. Man muß sich die Frage stellen, ob seit dem letzten Jahrhundert auch die Häufigkeit endogener Psychosen der Postpartum-Periode abgenommen hat. In diesem Zusammenhang sind Überlegungen von Hare (1974) erwähnenswert, wonach der heute mildere Verlauf der Schizophrenie, die möglicherweise sinkende Schizophrenieinzidenz und das im Durchschnitt höhere Ersterkrankungsalter Folge des generell besseren Gesundheitszustandes der Bevölkerung seien. Über eine Verrringerung der Schizophreniehäufigkeit wurde in den letzten Jahren erneut berichtet (siehe z.B. Der und Mitarb., 1990), wobei diese Auffassung nicht unwidersprochen blieb (Crow, 1990; Prince und Phelan, 1990). Bei Übertragung der Annahmen Hares (1974) wäre, wie aus der später besprochenen Verteilung der Langzeitdiagnosen hervorgeht, eine Abnahme des Lebenszeitrisikos der nichtschizophrenen Psychosen der Postpartum-Periode wahrscheinlich, u.U. mit Verschiebung des Ersterkrankungsalters in die Zeit nach der Menopause.

Unter den somatischen Faktoren, welche für die Schizophrenie erkrankungsfördernd wirken, sind perinatale Hirnschäden heute als gesichert anzunehmen (siehe McNeil, 1987b). Für Affektpsychosen und schizoaffektive Psychosen existieren nach Wissen des Autors keine derartigen Befunde, wohl aber gibt es für zykloide Psychosen gewisse Hinweise (Maj, 1990).

Die Diskussion über die Häufigkeit von Postpartum-Psychosen wird dadurch verkompliziert, daß - wie ebenfalls von Hare (1974) erwähnt - bei Erkrankungen mit schizophrener Symptomatik heute wahrscheinlich häufiger eine affektive Komponente als früher gefunden wird, was Hare ebenfalls als Ausdruck einer leichteren Symptomatik einer global gesünderen Bevölkerung betrachtete. Demnach könnte eine Verschiebung der Symptomatik auch innerhalb der Postpartum-Psychosen eingetreten sein. Es gibt einen diesbezüglichen Hinweis. In Untersuchungen über Postpartum-Psychosen in Ländern der dritten Welt (Makanjuola, 1982; Agrawal und Mitarb., 1990), in denen die geburtshilfliche Versorgung heute noch unzureichend ist, wurde ein hoher Anteil von Fällen mit nichtaffektiv psychotischer Symptomatik gefunden. Andererseits wurde von Rehman und Mitarb. (1990) bei Patientinnen, die im letzten Jahrhundert hospitalisiert wurden, kein höherer Anteil dieser Symptomatik als in diesem Jahrhundert festgestellt.

3.3.7 Tödlicher Ausgang als somatische Folge der Psychose

Von vielen Autoren der älteren Literatur wurde der Anteil der in der Indexphase verstorbenen Patientinnen angegeben. Bei der Todesursache handelte es sich z.T. um Puerperalinfektionen und andere mit der Entbindung zusammenhängende Erkrankungen, z.T. um Folgeerscheinungen der Psychose im Sinn von allgemeiner Erschöpfung oder von Sekundärerkrankungen. Beckmann (1939) ermittelte in einer Literaturübersicht eine Mortalitätsrate von 7,6% für vor 1900 und von 11,1% für nach 1900 publizierte Arbeiten. Heute kommt ein tödlicher Ausgang von Postpartum-Psychosen aus somatischen Gründen praktisch nicht mehr vor.

Auch in der vorliegenden Studie verstarb keine Patientin an einer somatischen Komplikation der Postpartum-Periode.

3.3.8 Über leichtere Geburtskomplikationen

Hinsichtlich leichterer somatischer Störungen bei Frauen mit Postpartum-Psychose erwähnten Autoren des 19. Jahrhunderts das Auftreten von Fieber, besonders im Rahmen einer Mastitis, Para- oder Endometritis (siehe z.B. Fürstner, 1875). Tetlow (1955) unternahm einen Häufigkeitsvergleich geburtshilflicher Komplikationen bei an Postpartum-Psychose erkrankten und nichterkrankten Frauen und fand keine Gruppenunterschiede. Paffenbarger (1964) stellte im Rahmen seiner epidemiologischen Studie fest, daß Patientinnen mit Postpartum-Psychose im Vergleich zu nichterkrankten Frauen gehäuft Dystokien aufwiesen. Weitere Unterschiede waren eine kurze Schwangerschaftsdauer und ein niedriges Geburtsgewicht des Kindes. Die erwähnten Differenzen bezogen sich überwiegend auf Psychosen mit Erkrankungsbeginn in den ersten vier Wochen post partum (Paffenbarger, 1982). Gundry und Roberts (1975) stellten zwischen erkrankten und nichterkrankten Frauen keinen Unterschied hinsichtlich Schwangerschaftsdauer und Geburtsgewicht fest. Kendell und Mitarb. (1987) fanden keine Differenzen hinsichtlich Geburtskomplikationen (Hämorrhagien, abnorme Lagen, protrahierter Geburtsverlauf, Dammverletzung, Puerperalsepsis, Anämie) und auch nicht hinsichtlich Schwangerschaftsdauer und Geburtsgewicht. Eine Sectio war bei den "psychotischen" Patientinnen (siehe S. 31) häufiger durchgeführt worden, der Unterschied verfehlte aber knapp die Signifikanzschwelle. Die von Paffenbarger (1964) und Kendell und Mitarb. (1987) gefundene Beziehung von Postpartum-Psychosen zum perinatalen Kindstod ist auch hier zu erwähnen, da sie neben einem psychologischen Belastungsmoment Indikator für somatische Komplikationen von Schwangerschaft und Geburt sein kann.

McNeil und Blennow (1988) fanden bei High-Risk-Patientinnen (siehe S. 42) mit puerperaler Krankheitsphase keine signifikant höhere Frequenz geburtshilflicher Komplikationen als bei Patientinnen ohne puerperale Phase, wohl aber stellten sie Tendenzen im Sinn der von Paffenbarger (1982) erhobenen Befunde fest.

Bei der ganz überwiegenden Mehrheit der Patientinnen mit Postpartum-Psychose findet man in der heutigen Zeit also keine somatischen Komplikationen der Geburt, wenngleich eine geringfügige Häufung solcher Störungen, denen die Rolle eines auslösenden Faktors zukommen könnte, möglich ist.

3.3.9 Zu endokrinologischen und biochemischen Untersuchungen

Angesichts der starken hormonalen Veränderungen der Postpartum-Periode liegt die Frage nahe, ob, und wenn ja, welche Beziehungen zwischen ihnen und dem Auftreten der Postpartum-Psychosen bestehen.

Von den bekannten klinischen Störungen endokriner Art wurde vor allem eine Schilddrüsenunterfunktion als Ursache von Postpartum-Psychosen postuliert (Hamilton, 1962). Zwar tritt in der Postpartum-Phase eine gewisse Häufung von Schilddrüsenerkrankungen ein, was zu psychischen Störungen Anlaß geben kann, bei der ganz großen Mehrheit der an Postpartum-Psychose leidenden Patientinnen besteht jedoch eine euthyreote Stoffwechsellage (Steward und Mitarb., 1988). Auch das Sheehan-Syndrom ist anerkanntermaßen eine große Seltenheit.

Schon lange bevor man die Spiegel der Sexualhormone verläßlich messen konnte, existierten Sexualhormontheorien der Postpartum-Psychosen. Unmittelbar nach der Entbindung tritt ein starker Abfall des Progesteron- und Östrogenspiegels ein, und der schon vor der Entbindung erhöhte Prolaktinspiegel steigt weiter an. Ausgehend von einer Progesteronentzugs-Theorie verabreichten Bower und Altschule (1956) dieses Hormon zur Therapie der Störungen. Auch zur Prophylaxe von Postpartum-Depressionen wurde Progesteron empfohlen (Dalton, 1971, 1982). Eine kontrollierte Studie über die Wirksamkeit von Progesteron wurde nie durchgeführt. Zur Östrogenentzugstheorie konnte man in jüngster Zeit Veränderungen der aminergen Transmission aufzeigen, die durch dieses Hormon induziert werden. Östrogene führen akut zu einer Verminderung zentraler dopaminerger Aktivität, bei chronischer Exposition nimmt aber die Dichte der Dopaminrezeptoren zu. Der Abfall der Östrogenkonzentration in der Postpartum-Periode könnte durch das Verschwinden der hemmenden Wirkung auf das dopaminerge System einerseits und das Persistieren der Rezeptor-Hypersensibilität andererseits zu einer vorübergehenden dopaminergen Hyperaktivität mit psychotischen Störungen als Folgeerscheinung führen (siehe Cookson, 1982; Vinogradov und Csernansky, 1990). Bekanntlich wurde für die Schizophrenie und die Manie eine dopaminerge Hyperaktivität angenommen (Carlsson und Lindquist, 1963; Cookson, 1985). Eine Erklärung depressiver Zustände im Rahmen der Hormonentzugs-Theorien bietet sich weniger an. Es gibt jedoch Hinweise dafür, daß der postpartale Östrogenabfall zu einer Verminderung von funktionell verfügbarem Serotonin führt (O'Connor und Feder, 1985). Ein Versuch der Prophylaxe von Postpartum-Psychosen bei High-Risk-Patientinnen durch Gabe von Östrogen wurde von Hamilton (1982) unternommen. Der Autor berichtete über ermutigende Erfolge in einer offenen Prüfung.

Selbst mit dem Nachweis von Einflüssen von Sexualhormonen auf Transmittersysteme kann noch nicht erklärt werden, weshalb nur selten eine Psychose auftritt. Zu erwähnen ist auch, daß die Plasmaspiegel von Östrogen, Progesteron, FSH und LH bei Patientinnen mit Postpartum-Psychose und bei gesunden Gebärenden nicht differierten (Mampunza und Mitarb., 1984). Ein möglicher Schritt zu einem verbesserten Verständnis ist eine Studie von Wieck und Mitarb. (1991), die bei High-Risk-Patientinnen (siehe S. 42) nach der Entbindung die apomorphininduzierte Stimulation von Wachstumshormon (STH) bestimmten. Frauen, die wenig später an einer puerperalen Phase erkrankten, wiesen im Durchschnitt einen erhöhten STH-Anstieg auf. Bei Frauen ohne Rückfall bestand kein Unterschied zu einer Kontrollgruppe Gebärender. Der Befund eines erhöhten STH-Anstiegs nach Gabe der dopaminergen Substanz Apomorphin wird als Ausdruck einer Hypersensibilität der Dopaminrezeptoren der hypothalamo-hypophysären Verbindung interpretiert.

Unsicher ist die Bedeutung des hohen Prolaktinspiegels der Postpartum-Periode bei psychopathologischen Phänomenen. Die Häufung leichterer depressiver Symptome bei Stillenden und Stimmungsveränderungen bei Patienten mit Hyperprolaktinämie (Kellner und Mitarb., 1984) lassen an die Möglichkeit einer depressionsfördernden Wirkung von Prolaktin denken. Andererseits kommt es bei neuroleptischen Behandlungen zur Erhöhung des Prolaktinspiegels, ohne daß regelmäßig eine Depression auftritt. Die nach dem Abstillen beginnenden Psychosen wurden mit dem Abfall des Prolaktinspiegels in Verbindung gebracht. Prolaktin hat in hohen Konzentrationen einen hemmenden Effekt auf die zentrale Katecholaminaktivität (Abouh Saleh, 1982).

In biochemischen Untersuchungen - Schwankungen endokriner Systeme im physiologischen Bereich werden hier mitberücksichtigt - führten Singh und

Mitarb. (1986) bei Patientinnen mit Postpartum-Psychose, Frauen mit nichtpuerperaler Psychose und psychisch gesunden Frauen im Wochenbett den Dexamethasontest durch und fanden einen hohen Anteil von Nonsuppression in der ersten und dritten Gruppe. Die Autoren schlossen daraus, daß im Puerperium eine vorübergehende Unansprechbarkeit der hypothalamo-hypophysären Achse vorliege, weshalb der Dexamethasontest als biologischer Marker affektiver Störungen im Puerperium wenig geeignet sei.

Auch Paykel und Mitarb. (1991) machten den Dexamethasontest bei einer kleinen Gruppe von Patientinnen mit Postpartum-Psychose und stellten im Vergleich zu gesunden Gebärenden einen höheren Post-Dexamethason-Cortisolspiegel im Plasma fest. Während Singh und Mitarb. (1986) die Messung fünf Tage post partum vornahmen, geschah diese bei Paykel und Mitarb. (1991) später als eine Woche nach der Entbindung. Zu diesem Zeitpunkt könnte sich die von Singh und Mitarb. (1986) beschriebene physiologische postpartale Anomalie des adrenal-hypophysären Rückkoppelungsmechanismus wieder normalisiert haben. Dieser Umstand wird von Paykel und Mitarb. (1991) als mögliche Erklärung für die unterschiedlichen Ergebnisse der beiden Untersuchungen angeführt. Im TRH-Test, welcher ebenfalls von Paykel und Mitarb. (1991) durchgeführt wurde, zeigte sich eine Tendenz zu niedrigeren TSH-Anstiegen der Patientinnen. Paykel und Mitarb. (1991) ermittelten in ihrer Untersuchung also Ergebnisse, die denen über endogene Psychosen im allgemeinen entsprechen.

Riley und Watt (1985) verglichen Patientinnen mit Postpartum-Psychose mit einer Gruppe von psychiatrischen Patientinnen und mit psychisch gesunden Frauen in der Postpartum-Periode. Die an Postpartum-Psychose leidenden Patientinnen wurden in solche mit und solche ohne positive Familienanamnese von psychischen Erkrankungen eingeteilt. Die Patientinnen ohne positive Familienanamnese hatten einen signifikant höheren freien und gesamten Kalziumspiegel als alle Vergleichsgruppen. Die Autoren erklärten dazu, daß der Kalziumspiegel im Laufe der Schwangerschaft absinkt, wobei die hohe Östrogenkonzentration einen hemmenden Effekt auf die Wirkung des ebenfalls ansteigenden Parathormons ausübt. Nach der Entbindung führt der Abfall der Östrogenkonzentration zur ungebremsten Wirkung des Parathormons. Dies könne bei einigen Patientinnen eine homöostatische Entgleisung bewirken. Die Autoren betrachteten die psychotische Erkrankung der Frauen ohne Familienanamnese als durch die Hyperkalzämie bedingt.

Nyberg und Mitarb. (1988) fanden in der Milch von Patientinnen mit Postpartum-Psychose eine Verminderung von Beta-Casein. Nach den Autoren besteht bei psychotisch erkrankten Patientinnen eine abnorme proteolytische Aktivität der Milch, wobei pathologische Abbauprodukte zur Symptomatik beitragen. Lindström und Mitarb. (1984) hatten in Liquor und Plasma von Patientinnen mit Postpartum-Psychose eine Substanz gefunden, die in Elektrophorese und Chromatographie wie Beta-Casomorphin wanderte und sich an Opoidrezeptoren band.

Insgesamt liegt heute nur eine eher geringe Anzahl von endokrinologischen und biochemischen Studien bei Postpartum-Psychosen vor. Die vorliegenden Untersuchungen konnten bisher keine gesicherten pathologischen Verhältnisse aufdecken. Die Untersuchung von Nyberg und Mitarb. (1988), die eine moderne Hypothese toxischer Einwirkungen der Milch auf das Gehirn darstellt, muß als präliminär betrachtet werden. Dies gilt auch für die Arbeit von Riley und Watt (1985).

Die Durchsicht der Literatur ergibt, daß relativ viele Untersuchungen über leichtere Postpartum-Depressionen und den Heultag durchgeführt wurden (siehe

O`Hara und Zekoski, 1988; George und Sandler, 1988; Deakin, 1988). Sie liefern für die hier gestellten Fragen keine zusätzlichen Erkenntnisse von prinzipieller Bedeutung.

3.3.10 Saisonalität

Postpartum-Psychosen eignen sich gut für die Untersuchung saisonaler Einflüsse, da der auslösende Faktor zeitlich genau definiert ist. Gundry und Roberts (1975) fanden in einer epidemiologischen Studie bei Frauen, die innerhalb der ersten vier Wochen post partum psychiatrisch behandelt wurden, im Vergleich zur Gesamtheit der Gebärenden einen Häufigkeitsgipfel der Konzeption von Januar bis März und ein Minimum von April bis Juli.

Die Verteilung von Niederkunft, Krankheitsbeginn und Hospitalisationsdatum über das Jahr der in der vorliegenden Studie untersuchten Patientinnen ist in Abb. 1 angegeben. Es ergaben sich keine Hinweise für saisonale Schwankungen.

Die von Gundry und Roberts (1975) erhobenen Befunde über saisonale Schwankungen des Zeitpunkts der Konzeption und damit wohl auch des Geburtsdatums konnten hier also nicht bestätigt werden, wobei zu einer sicheren Aussage die Untersuchung einer größeren Anzahl von Patientinnen erforderlich gewesen wäre.

3.3.11 Geschlecht des Kindes

Esquirol (1838) erwähnte Frauen, die nach der Geburt eines Knaben, nicht aber nach der eines Mädchens erkrankten. Eine Erklärung des Phänomens gab der Autor nicht. Nach Zilboorg (1931) bedeutet die Geburt eines Knaben eine noch stärkere Aktivierung des "Kastrationstraumas der Frau" als die Geburt eines Mädchens. Umgekehrt wurde darauf hingewiesen, daß die Geburt eines Mädchens infolge der Enttäuschung über die Nichtgeburt eines Knaben belastend sein kann (Thomas und Gordon, 1959). Taylor und Levine (1969) postulierten ein Überwiegen von Knaben bei Müttern mit puerperaler Schizophrenie, wobei hormonale Wechselwirkungen zwischen Mutter und Fötus angenommen wurden.
Von den Autoren, die die Frage empirisch untersuchten, stellten Vislie (1956), Gundry und Roberts (1975), Paffenbarger (1982) und Jud (1988) keine Abweichung des Geschlechtsverhältnisses fest. Kendell und Mitarb. (1987) und Agrawal und Mitarb. (1990) fanden einen signifikant höheren Anteil von Mädchen.

In der vorliegenden Studie war das Verhältnis von Knaben zu Mädchen 65 : 54. Dieser Unterschied war im Vergleich zum angenommenen Verhältnis von 51 : 49 bei den Neugeborenen insgesamt nach dem Binomialtest nicht signifikant.

Nach den vorliegenden empirischen Daten kann kein oder zumindest kein einheitlicher Zusammenhang zwischen Geschlecht des Kindes und Auftreten einer Postpartum-Psychose angenommen werden.

3.3.12 Über den Sozialstatus

Es mag überraschen, daß bereits die frühesten Arbeiten über Postpartum-Psychosen Überlegungen zum Sozialstatus enthalten. Bei Esquirol (1838) waren unter den wegen Geistesstörung im Wochenbett behandelten Frauen solche aus begüterten Schichten zahlreich, wobei offen bleibt, ob der Autor eine Überrepräsentierung annahm. Hingegen präzisierte er, daß Geistesstörungen der Stillperiode bei Angehörigen armer Schichten häufiger auftraten, dies wegen der fehlenden Möglichkeit der Frauen, sich zu schonen. In der epidemiologischen Untersuchung von Paffenbarger (1964) bzw. von Paffenbarger und Mc Cabe (1966) ergaben sich keine Unterschiede zwischen erkrankten und nichterkrankten Frauen hinsichtlich des Berufs des Ehemannes. Bei Gundry und Roberts (1975) war der Sozialstatus erkrankter und nichterkrankter Patientinnen gleich. Da Silva und Johnstone (1981) fanden eine Vertretung aller Sozialklassen mit einem Maximum in der mittleren Klasse.

Nach den vorliegenden Befunden scheinen in der heutigen Zeit Frauen mit Postpartum-Psychose und nichterkrankte Gebärende hinsichtlich des Sozialstatus nicht zu differieren.

3.4 Früh und später nach der Entbindung beginnende Postpartum-Psychosen

Die Differenzierung von Puerperal- und Laktationspsychosen geht auf Marcé (1858) zurück und wurde bis zur Jahrhundertwende in der Literatur häufig berücksichtigt. Pauleikhoff (1964) teilte die Postpartum-Periode in eine größere Zahl von Abschnitten ein, für die er jeweils charakteristische Erkrankungen annahm. Brockington und Mitarb. (1981) postulierten für die in den ersten zwei bis drei Wochen post partum beginnenden Störungen eine nosologische Eigenständigkeit mit besonderem Bezug zu bipolaren Psychosen.

Bezüglich der Laktationspsychosen betonte Meyer (1911) die Seltenheit der Amentia. Die Laktationspsychosen als eigenständige Kategorie wurden nach dem Beginn des Jahrhunderts kaum mehr untersucht, jedoch fanden auch Karnosh und Hope (1937), daß ein Delirium fast ausschließlich bei Psychosen mit frühem Krankheitsbeginn auftrat.

Mehrere Autoren fanden, daß Manien fast durchwegs in den ersten zwei Wochen post partum begannen (Dean und Kendell, 1981; Meltzer und Kumar, 1985; Brockington und Cox-Roper, 1988). Karnosh und Hope (1937) konstatierten keine solche Häufung. Für Schizophrenien der Postpartum-Periode wurde ein eher später Beginn angegeben (Arentsen, 1968). Bei Brockington und Cox-Roper (1988) überwogen Schizophrenien unter den früh beginnenden Psychosen absolut, relativ waren sie jedoch unter den später auftretenden Erkrankungen häufiger. Bagedahl-Strindlund (1986) fand bei Frauen, die zwischen der 20. Schwangerschaftswoche und einem Jahr nach der Entbindung psychiatrisch hospitalisiert wurden, daß bei den in den ersten drei Monaten post partum Erkrankten eine nicht näher spezifizierte Psychose gemäß RDC überdurchschnittlich häufig war. Die Autorin brachte diese Diagnose mit den zykloiden Psychosen in Verbindung.

Bei High-Risk-Patientinnen (siehe S. 42) traten zykloide Psychosen häufiger innerhalb von drei Wochen post partum, schizophrene Phasen hingegen überwiegend später auf (McNeil, 1986).

Ein abrupter Beginn wurde von MacDonald (1847) und Marcé (1858) bei den früh nach der Entbindung beginnenden Geistesstörungen häufiger als bei den später auftretenden festgestellt.

Primiparae waren in allen Untersuchungen unter den früh Erkrankten häufiger, dies allerdings ohne statistische Absicherung (Hoche, 1892; Runge, 1911; Paffenbarger, 1982; Kendell und Mitarb., 1987); auch war bei Patientinnen mit frühem Beginn in allen Studien das Durchschnittsalter niedriger (Schmidt, 1881; Hoche, 1892; Runge, 1911; Paffenbarger, 1982; Kendell und Mitarb., 1987).

Auch der Vergleich von früh mit später nach der Entbindung erkrankten High-Risk-Patientinnen (siehe S. 42) ergab für erstere Gruppe eine Häufung von Primiparae, ein niedrigeres Durchschnittsalter bei der postpartalen Phase und ein niedrigeres Ersterkrankungsalter, wobei kein Unterschied statistische Signifikanz erreichte (McNeil, 1987a).

Zu Unterschieden von früh im Vergleich zu später nach der Entbindung beginnenden Postpartum-Psychosen bezüglich leichterer Geburtskomplikationen und der Psychopathologie der Indexschwangerschaft siehe S. 45 bzw. 53.

Tab. 6 gibt einen Vergleich der in der vorliegenden Studie untersuchten Patientinnen bei Aufteilung in frühen und späteren Beginn der Indexphase. In der frühen Gruppe waren ein manisches Syndrom, zykloide Psychosen, ein konfusooneiroides Syndrom und ein abrupter Beginn statistisch signifikant häufiger. Zudem waren das Alter bei der Indexerkrankung sowie das Ersterkrankungsalter signifikant niedriger. Die Dauer der Indexphase war bei Patientinnen mit frühem Beginn kürzer. Wie aus Tab. 7 abzuleiten, war dieser Unterschied nicht mehr signifikant, wenn die Krankheitsdauer ab Klinikeintritt gerechnet wurde. Bei Patientinnen mit späterem Beginn der Indexphase war ein paranoides Syndrom übervertreten. Primiparae waren in der frühen Gruppe häufiger, der Unterschied zur Gruppe mit späterem Beginn war aber nicht statistisch signifikant.

Die Literatur stimmt hinsichtlich von Unterschieden früh im Vergleich zu später nach der Entbindung beginnenden Psychosen gut überein. Danach sind in der frühen Gruppe ein manisches Syndrom, zykloide Psychosen, Zeichen von Verwirrtheit, ein abrupter Krankheitsbeginn und ein niedriges Alter übervertreten. Der in der vorliegenden Untersuchung nach einer der beiden Berechnungen festgestellte günstigere Verlauf von Psychosen mit frühem Beginn wurde auch von anderen Autoren festgestellt (siehe nächster Abschnitt).

3.5 Prognostische Kriterien zum Kurzzeitverlauf

Die Autoren der älteren Literatur suchten prognostische Kriterien zum Verlauf der Postpartum-Psychosen nicht systematisch. Jolly (1911) stellte fest, daß abrupt auftretende Puerperalpsychosen günstiger verliefen als solche mit schleichendem Beginn. Bei Schmidt (1881), Hoche (1892) und Runge (1911) hatten Puerperalpsychosen im engeren Sinn einen günstigeren Verlauf als Laktationspsychosen. Aschaffenburg (1901) kam zu einer gegenteiligen Schlußfolgerung.

Zum Teil versuchten die Autoren älterer Arbeiten, die als prognostisch günstig betrachtete Amentia von der ungünstig verlaufenden Schizophrenie zu differenzieren. So schrieb Meyer (1911), daß die Schwere der Bewußtseinstrübung und das Bemühen der Patientin, die Vorgänge der Umgebung aufzufassen und sich

darin zurechtzufinden, sowie eine ratlos-ängstliche Verfassung der Amentia entsprächen, während schizophrene Patientinnen sich wenig um die Umgebung kümmern und gleichgültig erscheinen würden.
Eine Studie von Wilson und Mitarb. (1972) hatte die Frage prognostischer Kriterien zum Thema. Mit einer kurzen Hospitalisationsdauer korrelierte die (nicht näher definierte) Diagnose einer neurotischen Depression, das Fehlen früherer psychiatrischer Störungen, das Ansprechen auf die Behandlung innerhalb der ersten zehn Hospitalisationstage und das Vorliegen körperlicher Störungen in Schwangerschaft, Geburtsphase oder Puerperium. Keine Beziehung wurde zu Alter, Parität, Suizidversuch vor der Hospitalisation, früheren postpartalen psychischen Störungen und Familienanamnese von psychischen Störungen gefunden.

Tab. 7 gibt Auskunft über die Beziehung der Dauer der Indexphase zu verschiedenen Prädiktorvariablen. Es wurden die Fälle von bis zu sechs Monaten mit denen mit mehr als sechs Monaten Krankheitsdauer verglichen. Da die Dauer der Indexphase von der Zeitspanne zwischen Krankheitsbeginn und Hospitalisation beeinflußt werden könnte, wurde auch die Krankheitsdauer ab Klinikeintritt als Kriteriumsvariable verwendet. Es wäre denkbar, daß bei später hospitalisierten Patientinnen die Krankheitsdauer durch eine therapeutisch unzureichend genutzte Zeit verlängert wurde.

Die Korrelationen bei Berücksichtigung der Krankheitsdauer ab Hospitalisation waren überwiegend niedriger. Bei beiden Berechnungen ergab sich eine statistisch signifikante Korrelation zwischen kurzer Dauer der Indexphase und zykloider Psychose, konfuso-oneiroidem Syndrom und abruptem Krankheitsbeginn. Mit einer langen Krankheitsdauer war ein höheres Alter bei der Indexgeburt und zum Zeitpunkt der Ersterkrankung korreliert.

Die in der vorliegenden Studie mit einer kurzen Krankheitsdauer verbundenen Variablen sind, wie schon früher erwähnt, z.T. stark interkorreliert. Eine Aussage über ihre unabhängige Bedeutung kann nicht getroffen werden. Daß die Diagnose einer zykloiden Psychose mit einer kurzen Krankheitsdauer verknüpft war, liegt in der Erwartung über den Verlauf dieser Störungen (Perris, 1974). Die hier gefundene Korrelation zwischen kurzer Krankheitsdauer und konfusooneiroidem Syndrom ist in Übereinstimmung mit der Auffassung Meyers (1911) über den Ausgang der Amentia, die Beziehung zum abrupten Krankheitsbeginn entspricht Aussagen Jollys (1911). Schwer zu interpretieren ist die Beziehung zwischen Krankheitsdauer und Alter.

3.6 Zusammenfassung nosologisch relevanter Befunde

Wie epidemiologische Studien zeigen, ist die Inzidenz psychotischer Erkrankungen in der Postpartum-Periode im Vergleich zur generellen Erkrankungshäufigkeit von Frauen im geburtsfähigen Alter stark erhöht.
Unter den klinischen Syndromen werden in der heutigen Zeit in Ländern der westlichen Zivilisation reine Depressionen fast durchwegs am häufigsten festgestellt, und Zustände mit affektivem Syndrom überwiegen insgesamt stark. Dieser Befund wurde auch in der vorliegenden Studie erhoben. Bei Anwendung des

DSM-III-R und der RDC war im Vergleich zur Studiendiagnostik der Anteil rein affektiver Störungen höher.

Zykloide Psychosen kommen unter Postpartum-Psychosen häufig vor, was sich in dieser Untersuchung, in der operationalisierte Kriterien verwendet wurden, bestätigte.

Der Ausgang der Indexphase erwies sich als überwiegend günstig. Dies entspricht auch den Ergebnissen der vorliegenden Studie.

Der Vergleich der früh mit den später nach der Entbindung beginnenden Postpartum-Psychosen ergab in diagnostischer Hinsicht eine Häufung eines manischen Syndroms in ersterer Gruppe, was mit anderen Studien übereinstimmt. Zudem waren unter den früh beginnenden Psychosen hier zykloide Psychosen übervertreten.

Die Durchsicht der heute vorliegenden empirischen Studien zeigt, daß bei der großen Mehrheit der Patientinnen mit Postpartum-Psychose keine speziellen psychischen Belastungen gefunden werden, die sie von nichterkrankten Gebärenden unterschieden. Nur für Postpartum-Depressionen bestehen Hinweise auf eine mäßige Erhöhung solcher Ereignisse. Organische Psychosen der Postpartum-Periode sind heute in Ländern der westlichen Zivilisation sehr selten. Die Frequenz leichterer somatischer Komplikationen des Wochenbetts, denen die Rolle eines auslösenden Faktors zukommen könnte, ist höchstens leicht erhöht. Endokrinologische und biochemische Untersuchungen konnten keine Pathologien aufdecken, die als Ursache von Postpartum-Psychosen in Frage kämen.

4 Anamnese vor der Indexerkrankung

4.1 Psychische Störungen in der Indexschwangerschaft

Esquirol (1838) stellte fest, daß Geistesstörungen nach der Niederkunft sich gelegentlich durch Traurigkeit und Ängstlichkeit in der Schwangerschaft ankündigten. Marcé (1858) betrachtete psychische Störungen in der Schwangerschaft als Risikofaktor für postpartale Erkrankungen. Bei Sim (1963) war der Anteil von Frauen mit Postpartum-Psychose, die in der Schwangerschaft psychische Störungen hatten, 14 %, und bei Dean und Kendell (1981) fast 50 %. Keine der Untersuchungen enthielt eine Kontrollgruppe.

McNeil (1988b) nahm einen Vergleich von erkrankten und nichterkrankten High-Risk-Patientinnen (siehe S. 42) bezüglich psychischer Störungen in der Schwangerschaft vor und fand einige Unterschiede. Der Autor unterteilte zudem die Patientinnen in solche mit Erkrankung innerhalb von drei Wochen post partum und solche mit späterer beginnender Erkrankung und stellte diese beiden Gruppen den nichterkrankten High-Risk-Patientinnen gegenüber. Früh Erkrankte hatten gehäuft Angst, Spannung und Erregtheit, bei später Erkrankten hingegen kamen psychopathologische Symptome überdurchschnittlich selten vor.

In einer Untersuchung über das Risiko puerperaler Krankheitsphasen bei Frauen mit vorbestehender Affektpsychose fanden Bratfos und Haug (1966), daß die Schwangerschaft fast aller erkrankter Patientinnen unauffällig verlaufen war.

In der vorliegenden Untersuchung wurden bei 20% der Patientinnen (N = 24) psychische Störungen in der Schwangerschaft gefunden, wobei es sich fast durchwegs um ängstliche oder depressive Zustände handelte.

Nur bei einem Teil der an Postpartum-Psychose erkrankten Patientinnen, der wahrscheinlich die Minderheit darstellt, treten in der Schwangerschaft wesentliche psychische Störungen auf. Unsicher ist, ob die Frequenz höher als bei nichterkrankten Frauen ist.

4.2 Frühere psychotische Phasen

Seit Esquirol (1838) wird in der Literatur darauf hingewiesen, daß man bei Frauen mit Postpartum-Psychose oft frühere, unabhängig vom Wochenbett auftretende psychotische Krankheitsphasen feststellt. Dieser Punkt wird im Zusammenhang mit Untersuchungen über das Risiko puerperaler Krankheitsphasen bei vorbestehender endogener Psychose (S. 65f.) indirekt erörtert.

In der vorliegenden Untersuchung hatten 13% der Patientinnen (N = 15) vor der Indexphase leichtere psychotische, nicht zur Hospitalisation führende Krankheitsphasen.

4.3 Über die prämorbide Persönlichkeit

Der prämorbiden Persönlichkeit von Patienten mit endogener Psychose wurde besonders mit der Verbreitung der Psychoanalyse und der Kretschmerschen Konstitutionslehre Aufmerksamkeit gewidmet. Hinsichtlich der prämorbiden Persönlichkeit von Patientinnen mit Postpartum-Psychose stellte Smalldon (1940) fest, daß die Mehrzahl der manisch-depressiven extrovertiert und die Mehrzahl der an Schizophrenie erkrankten introvertiert waren. In einer Vergleichsstudie von Frauen mit Postpartum-Psychose und nichterkrankten Gebärenden fand Tetlow (1955) unter den Patientinnen eine Häufung von nicht näher beschriebenen abnormen Persönlichkeiten. Seager (1960) stellte im Vergleich zu gesunden Kontrollen vermehrt Züge von Ängstlichkeit und Schizoidie, aber keinen Unterschied zu Frauen mit der Anamnese nichtpuerperaler psychischer Störungen fest. In keiner Studie wurden moderne Untersuchungsinstrumente zur Erfassung der prämorbiden Persönlichkeit eingesetzt.

4.4 Über andere Merkmale

Die Häufigkeit einer eigenen unehelichen Geburt war in der Studie von Paffenbarger (1961) bei Frauen mit Postpartum-Psychose und nicht psychisch erkrankten Gebärenden gleich. Auch Alter bei der Menarche und bei der Heirat differierten nicht (Paffenbarger, 1964).

4.5 Über psychoanalytische Konzepte der Postpartum-Psychosen

Man kann sich fragen, ob es sinnvoll ist, psychodynamische Konzepte in einer auf empirische Befunde zentrierten Arbeit zu diskutieren. Von Psychoanalytikern selbst hört man gelegentlich die Meinung, psychoanalytische Konzepte seien der empirischen Forschung nicht zugänglich, da man es mit nicht meßbaren Phänomenen zu tun habe. Psychische Prozesse sollten sich jedoch z.T. in objektiv überprüfbaren Fakten widerspiegeln. Eine Äußerung des Psychoanalytikers Arieti (1985) bestätigt dies, wenn er über die Entstehung von puerperalen Schizophrenien in einem für Angehörige verfaßten Buch schreibt: ".. in diesen Fällen hätten kleine Warnsignale zeigen können, daß die Frau noch nicht bereit zur Geburt ist, und das Unheil hätte sich abwenden lassen" (S. 43). Arieti verschweigt jedoch, daß weder er noch andere Autoren jemals Ergebnisse einer empirischen Studie vorweisen konnten, die die Vorhersagemöglichkeit bestätigt hätten.

Nach Zilboorg (1929, 1931) leiden Patientinnen mit Postpartum-Psychose an einem starken Penisneid. Frigidität und latente Homosexualität seien die Regel. Die Schwangerschaft stelle eine starke narzißtische Befriedigung dar, die Niederkunft aber ein erneutes und nicht verarbeitbares Kastrationserlebnis, welches zur Psychose führe. Racamier und Mitarb. (1961) stellten Identifikationsschwierigkeiten mit der Mutterrolle und Störungen der Beziehung zur eigenen Mutter ins Zentrum der Überlegungen. Racamier forderte die gemeinsame Hospitalisation von Mutter und Kind, damit die Bearbeitung dieser Problematik ermöglicht werde. Jonquière (1981) relativierte psychoanalytische Positionen, die von einem

Defizitmodell der männlichen Sexualität ausgehen, und wies auf spezifische Aspekte der Psychologie der Frau hin.

Die von Psychoanalytikern formulierten Hypothesen resultieren aus Beobachtungen individueller Fälle. In einer empirischen Studie zu den von Zilboorg postulierten sexuellen Funktionsstörungen bei Patientinnen mit Postpartum-Psychose fand Anderson (1933) diesbezüglich keinen Unterschied im Vergleich zu nichtpuerperal psychotisch erkrankten Frauen. In einer dem psychoanalytischen Denken nahestehenden Arbeit vertrat Melges (1968) auf Grund der Beobachtung von hundert Patientinnen die Auffassung, daß Konflikte um die Mutterschaft eine zentrale Rolle bei der Entstehung von Postpartum-Psychose spielten, wobei die Kriterien, auf Grund derer der Autor zu diesem Schluß kam, nicht angegeben wurden.

So gibt es heute also keine Befunde, die als empirische Bestätigung der erwähnten psychoanalytischen Hypothesen betrachtet werden können.

4.6 Zusammenfassung nosologisch relevanter Befunde

Abgesehen von der im nächsten Kapitel besprochenen Möglichkeit des Auftretens psychotischer Krankheitsphasen vor der Indexphase ist die psychiatrische Anamnese von Frauen mit Postpartum-Psychose typischerweise wenig auffällig.

5 Langzeitverlauf

5.1 Nichtpuerperale Psychopathologie und andere Merkmale der Gesamtgruppe

5.1.1 Häufigkeit nichtpuerperaler Rückfälle

Aus der von Kraepelin (1920) und Bleuler (1916) angenommenen Beziehung der Postpartum-Psychosen zu den bekannten Untergruppen endogener Psychosen läßt sich eine hohe Rate an Rückfällen bzw. chronisch psychotischer Entwicklung vermuten. Schon die Autoren des 19. Jahrhunderts wie Esquirol (1838) und Marcé (1858) erwähnten die Möglichkeit der Wiedererkrankung unabhängig von einer Niederkunft.

Tab. 8 gibt eine Übersicht zu den katamnestischen Untersuchungen an Patientinnen mit Postpartum-Psychose, in denen die durchschnittliche Beobachtungszeit zehn Jahre oder mehr betrug. In einer Untersuchung von Platz und Kendell (1988), bei der diese 8,9 Jahre war, wurde der Anteil von Patientinnen mit Rückfällen nicht angegeben. Die durchschnittliche Häufigkeit von Rehospitalisationen betrug 1,0.

In der vorliegenden Studie hatten 66% der Patientinnen (N = 78) nichtpuerperale Rückfälle. Wurden die Patientinnen ausgeschlossen, die schon vor der Indexphase leichtere, nicht zur Hospitalisation führende psychotische Krankheitsphasen hatten und also nur ganz reine Ersterkrankungen berücksichtigt, so ergab sich ein Anteil von 62% (64 von 104 Patientinnen).

Die neueren, in Tab. 8 angegebenen, Untersuchungen kommen auf einen Anteil von über 50% bei Patientinnen mit nichtpuerperalen Rückfällen. Schon Protheroe (1969), der einen Anteil von 41% fand, erwartete bei genügend langer Beobachtung einen Wert in diesem Bereich. In einer früheren Arbeit (Schöpf und Mitarb., 1984) wurde ein Anteil von 67% gefunden.

Es erscheint angebracht, die Studien separat zu berücksichtigen, in denen wie hier nur Ersterkrankungen untersucht wurden (Thuwe, 1974) bzw. in denen der Anteil ersterkrankter Patientinnen, die nichtpuerperale Rückfälle hatten, angegeben wurde (Davidson und Robertson, 1985). Bei Wiedererkrankungen besteht ja grundsätzlich eine erhöhte Wahrscheinlichkeit weiterer Krankheitsphasen. Thuwe (1974) erläuterte in seiner Untersuchung die Kriterien eines nichtpuerperalen Rückfalls nicht, was die Interpretierbarkeit des Wertes von 43% nichtpuerperaler Rückfälle, der sich aus der Studie des Autors errechnen läßt, erschwert. Davidson und Robertson (1985) fanden unter Angabe genauerer Kriterien einen Anteil von 51%, was nahe den in der vorliegenden Studie gefundenen 66% bzw. 62% liegt. So darf man auch unter ausschließlicher Berücksichtigung von Ersterkrankungen annehmen, daß mehr als die Hälfte der Patientinnen später psychotische Phasen ohne Beziehung zur Geburt eines Kindes hat.

Bezüglich anderer Ursachen von Häufigkeitsunterschieden zwischen den Studien sind Differenzen der Einschlußkriterien, die verschieden lange Katamnesedauer, die sicher variierende Definition eines Rückfalls und anzunehmende Unterschiede der Einweisungspraxis zu berücksichtigen.

5.1.2 Rückfallrisiko in der Menopause

Gelegentlich wurde die Frage aufgeworfen, ob bei Frauen mit durchgemachter Postpartum-Psychose die Menopause eine Zeit erhöhter Erkrankungswahrscheinlichkeit darstellt. Ivanowa (1960) erwähnte in einer Studie über 525 Fälle eine Reihe von Patientinnen, die in der Menopause eine erste nichtpuerperale Krankheitsphase hatten. Bratfos und Haug (1966) stellten bei Patientinnen mit Affektpsychose und puerperalen Krankheitsphasen ein höheres Rückfallsrisiko in der Menopause fest als bei Frauen mit Affektpsychose ohne puerperale Phasen. In einer Untersuchung über das manisch-depressive Kranksein berichtete Kinkelin (1954), daß 8 Patientinnen mit Ersterkrankung in Schwangerschaft oder Postpartum-Periode bis zum weitgefaßten klimakterischen und postklimakterischen Alter von 41 bis 60 Jahren "medizinisch oder sozial geheilt" blieben, dann aber schwere Rückfälle hatten.

5 der in der vorliegenden Studie untersuchten Patientinnen mit nichtpuerperalen Rückfällen hatten die erste Phase dieser Art im Alter von 45 - 55 Jahren. Alle waren unipolar depressiv.

Es gibt also gewisse, allerdings nur sehr geringe Hinweise dafür, daß Frauen mit Postpartum-Psychose ein erhöhtes Erkrankungsrisiko in der Menopause haben.

5.1.3 Psychische Störungen jeglicher Art

Wie häufig bei Patientinnen mit Postpartum-Psychose im späteren Leben nichtpsychotische Störungen ohne Beziehung zu einer Entbindung auftreten, ist nach Wissen des Autors nicht untersucht. Damit verbunden ist die Frage, wie viele Patientinnen nach der Indexphase frei von jeglicher Psychopathologie bleiben. Thematisch vorgreifend werden dazu im folgenden auch puerperale Rückfälle miteinbezogen.

14 der 41 Patientinnen ohne nichtpuerperale Rückfälle (34%) hatten später nichtpsychotische psychische Störungen ohne Beziehung zu einer Entbindung. Es handelte sich vor allem um nichtendogene Depressionen und Angsterkrankungen.

Neben den 78 Patientinnen mit nichtpuerperalen Rückfällen hatten 4 Patientinnen puerperale, aber keine nichtpuerperalen Rückfälle. Somit wiesen 82 der 119 Patientinnen (69%) puerperale oder nichtpuerperale Rückfälle auf. Der Anteil der Patientinnen, die im Leben insgesamt mehr als eine psychotische Phase hatten, war 70% (N = 83).

Insgesamt blieben nur 24 der 119 Patientinnen (20%) außerhalb der Indexphase völlig frei von psychischen Störungen.

Diese Ergebnisse unterstreichen, daß bei Patientinnen mit Postpartum-Psychose diese Krankheitsphase häufig nicht die einzige psychische Störung im Leben ist.

5.1.4 Globale Beurteilung der Psychopathologie

Eine genauere Einstufung der Schwere der Psychopathologie von Psychosen mit Beginn in der Postpartum-Periode im Langzeitverlauf wurde nach Wissen des Autors von keinem Untersucher vorgenommen.

In der vorliegenden Studie hatten gemäß den auf S. 21 gegebenen Definitionen 23% der Patientinnen (N = 27) eine günstige, 38% (N = 45) eine relativ günstige, 30% (N = 36) eine relativ ungünstige und 9% (N = 11) eine ungünstige Langzeitentwicklung.

Wie die vorliegende Studie zeigt, ist trotz Beeinträchtigungen der psychischen Gesundheit variablen Ausmasses die globale psychopathologische Langzeitentwicklung nur bei einer Minderheit der Patientinnen definitiv ungünstig.

5.1.5 Übernahme der Mutterrolle, Fortsetzung der Partnerbeziehung

Man findet in der Literatur kaum Angaben darüber, wie viele an Postpartum-Psychose erkrankte Patientinnen das Kind selbst großzogen. Da Silva und Johnstone (1981) gaben an, daß 83% der Kinder bei der Mutter lebten. Hinsichtlich der Frage des Fortbestehens der Partnerbeziehung fand Protheroe (1969), dass nur 6 von 104 (6%) der Patientinnen bei der Nachuntersuchung geschieden oder getrennt waren.

In der vorliegenden Untersuchung wuchsen 83% der Kinder (N = 99) bei der Patientin auf. Es muß für einen Teil der Patientinnen angenommen werden, daß sie zu Pflege und Erziehung des Kindes nur mit überdurchschnittlicher Unterstützung des Ehemanns oder anderer Personen fähig waren. 73% der Ehen (N = 87) blieben bis zum Zeitpunkt der Katamnese bzw. bis zum Tode eines der beiden Partner bestehen.

Gemäß der Ergebnisse der vorliegenden Studie ist die überwiegende Zahl der Patientinnen in der Lage, allein oder mit Unterstützung anderer ihr Kind zu betreuen. Die Partnerbeziehungen erwiesen sich in der großen Mehrheit der Fälle als dauerhaft.

Hinsichtlich des Fortbestandes der Ehen psychotisch Erkrankter im allgemeinen zeigt sich, daß nach ausgebrochener Krankheit die Scheidungsrate bei Patienten mit Schizophrenie höher, bei Patienten mit Affektpsychose hingegen gleich wie bei der Durchschnittsbevölkerung ist (Hell, 1982, S. 25).

5.1.6 Suizide

Zum Teil wurden in den katamnestischen Studien über Postpartum-Psychosen Angaben zur Suizidhäufigkeit gemacht. So berichteten Da Silva und Johnstone (1981) von 2 unter 44 (5%), Davidson und Robertson (1985) von 4 unter 82 (5%) und Platz und Kendell (1987) von einem Suizid unter 110 Patientinnen (1%).

Von den in der vorliegenden Studie erfaßten Patientinnen schieden 13, d.h. 11%, durch Suizid aus dem Leben. Nur 2 der nicht mehr lebenden Patientinnen verstarben also eines natürlichen Todes. Der Suizid ereignete sich in mindestens 12 Fällen im Rahmen eines nichtpuerperalen Rückfalls mit depressiver Symptomatik. Bei einer Patientin blieben die Umstände unklar.

In Tab. 9 werden Merkmale dieser 13 Patientinnen mit denen der 106 anderen Patientinnen verglichen. Die Patientinnen, die sich suizidierten, hatten statistisch signifikant seltener einen abrupten Beginn der Indexphase, die Dauer der Indexphase war länger, es lagen häufiger psychotische Phasen vor der Indexphase vor, alle Patientinnen hatten nichtpuerperale Rückfälle, was statistisch signifikant häufiger als bei den anderen Patientinnen war, und der globale Langzeitverlauf war ungünstiger. Letzterer Unterschied war nicht mehr signifikant, wenn die durch Suizid verstorbenen Patientinnen mit der Untergruppe anderer Patientinnen, die nichtpuerperale Rückfälle hatten, verglichen wurden. Der Anteil von Patientinnen, die in der Indexphase einen Suizidversuch verübten, war unter den Frauen, die sich später suizidierten, höher, der Unterschied erreichte aber nicht die Signifikanzschwelle. 12 durch Suizid verstorbene Patientinnen lebten zum Zeitpunkt des Ereignisses mit ihrem Partner zusammen, und 12 Patientinnen sorgten selbst für das Kind.

Die Zeitspanne zwischen Indexphase und Suizid betrug 12,9 ± 9,1 Jahre bei Extremwerten von 2 - 32 Jahren. Abb. 2 gibt die kumulative Suizidhäufigkeit über die Zeit an. Hier wurden auch die beiden in der Indexphase an Suizid verstorbenen, sonst in der vorliegenden Studie nicht berücksichtigten Patientinnen einbezogen. Die einzelnen Suizidfälle wurden mit der Anzahl der zum jeweiligen Zeitpunkt noch erfaßten Patientinnen in Beziehung gesetzt, wobei die eines natürlichen Todes verstorbenen Patientinnen als erfaßte Fälle einbezogen blieben und andere Patientinnen, die zwischen zwei Meßpunkten ausschieden, anteilsmäßig berücksichtigt wurden. Die Kurve entspricht annähernd einer Geraden.

Die hier festgestellte Suizidrate von 11% war hoch. Eine Erklärung der Differenz zu den anderen Untersuchungen bietet sich mit Ausnahme der hier besonders langen Katamnesedauer nicht an. Der in dieser Untersuchung gefundene Wert entspricht der Suizidrate von Patienten mit Affektpsychosen im allgemeinen. Diese liegt nach Guze und Robins (1970) bei 15%. In einer noch laufenden Langzeituntersuchung über schizoaffektive Psychosen schieden 9% der Patientinnen durch Suizid aus dem Leben (Angst und Mitarb., 1990). Die Suizidhäufigkeit bei Schizophrenie dürfte zwischen 10% und 13% liegen (Cadwell und Gottesman, 1990).

Die in der vorliegenden Untersuchung mit einem Ausgang in Suizid assoziierten Merkmale sind außer dem Befund, daß das Ereignis im Rahmen einer rezidivierenden Psychose passierte, nicht ohne weiteres zu interpretieren. Die hohe Suizidrate in der vorliegenden Untersuchung wirft Fragen zur Lebenssituation der Patientinnen mit Postpartum-Psychose auf. Rohde und Marneros (1990) fanden bei Patienten mit schizoaffektiver Psychose, daß die Merkmalskombination weiblich-verheiratet-nicht berufstätig mit erhöhter Suizidalität assoziiert war. Man würde zunächst vermuten, daß eine Partnerbeziehung und die durch die Kindererziehung bedingte Aufgabe der Berufstätigkeit Indikator eines intakten sozialen Umfeldes seien und dieses einen Schutzfaktor gegen Suizidalität darstelle.

Der Kurvenverlauf der kumulativen Suizidhäufigkeit in der vorliegenden Studie spricht eher für ein über die Zeit konstantes Suizidrisiko. Hinsichtlich des Suizidrisikos im Langzeitverlauf von Psychosen im allgemeinen fanden Tsuang und Woolson (1978), daß dieses bei Männern mit depressiver Erkrankung in den ersten zehn Jahren am höchsten war und dann abnahm. Angst und Mitarb. (1990) hingegen stellten bei Patienten mit Affektpsychose, schizoaffektiver Psychose und Schizophrenie keine Verminderung des Suizidrisikos im Langzeitverlauf fest.

5.2 Relative Häufigkeit verschiedener endogener Psychosen

5.2.1 Allgemeines

In den folgenden vier Abschnitten wird die Häufigkeit der Untergruppen endogener Psychosen mit Beginn in der Postpartum-Periode in verschiedenen Vergleichen erörtert. Schlußfolgerungen zur Frage des präferentiellen Auftretens bestimmter Untergruppen werden in einem separaten, weiteren Abschnitt gezogen. Prinzipiell könnten die Anteile der Untergruppen endogener Psychosen die statistisch zu erwartende Häufigkeit bei Frauen im gebärfähigen Alter widerspiegeln oder einer Differenz der Disposition zu puerperalen Krankheitsphasen entsprechen. Auch muß die Möglichkeit einer unterschiedlichen Fertilität je nach Diagnose in Erwägung gezogen werden.

5.2.2 Vergleich mit Angaben der Literatur über Postpartum-Psychosen

Hinweise zur relativen Häufigkeit der Untergruppen endogener Psychosen gaben schon die Untersuchungen über die Symptomatik der Indexphase, in welchen von den meisten Autoren ein hoher Anteil affektiver Syndrome festgestellt wurde (Tab. 4). Im überwiegenden Teil der in Ländern der westlichen Zivilisation durchgeführten Untersuchungen war der Anteil von Schizophrenien in der Postpartum-Periode niedrig (Brockington und Mitarb., 1981; Meltzer und Kumar, 1985; Kendell und Mitarb., 1987).

Unter den katamnestischen Untersuchungen mit langer Beobachtungsdauer stellte Arentsen (1968) die Diagnose einer manisch-depressiven Psychose in 24%, einer Schizophrenie in 11%, einer psychogenen Psychose in 45% und anderer Störungen in den restlichen 20%. Bei Protheroe (1969) war das Verhältnis von Affektpsychosen zu Schizophrenie 71% : 29%, bei Davidson und Robertson (1985) 81% : 19%. Maier (1986) fand unter 171 Wochenbettpsychosen 40% Affektpsychosen und 60% Schizophrenien. Nur Davidson und Robertson (1985) präzisierten die diagnostischen Kriterien relativ gut. In einer Studie mit kürzerer Katamnesedauer fanden Da Silva und Johnstone (1981) unter 22 nachuntersuchten Patientinnen und der Diagnose einer affektiven Erkrankung oder einer Schizophrenie nach der Present State Examination (PSE) (Wing und Mitarb., 1974) ein Verhältnis der Diagnosen von 73% : 27%.

Zur Häufigkeit von zykloiden Psychosen mit Beginn in der Postpartum-Periode unter Berücksichtigung des Langzeitverlaufs gibt es nach Wissen des Autors kaum Angaben in der Literatur. Es kann nur auf die Arbeit von Lanczik und Mitarb. (1990), in der ein Anteil von 45% festgestellt wurde, sowie allgemein auf die bei der Besprechung der Indexphase erwähnten Untersuchungen verwiesen werden.

Zur relativen Häufigkeit unipolarer im Vergleich zu bipolaren Psychosen finden sich nur in der Untersuchung von Davidson und Robertson (1985) Angaben, in welcher ein Verhältnis von 74% : 26% festgestellt wurde.

In der vorliegenden Untersuchung war das Verhältnis Affektpsychose/schizoaffektive Psychose/Schizophrenie 47%: 28%: 25%, wenn alle Patientinnen berücksichtigt wurden, bzw. 40%: 40%: 20% bei ausschließlicher Berücksichtigung der Fälle mit nichtpuerperalen Rückfällen.

Die zykloiden Psychosen werden hier nur so weit erörtert, als zu ihrer Besprechung in diesem und dem folgenden Abschnitt nötig ist. Es handelt sich um allgemeine Angaben und solche über ihre Beziehung zur Schizophrenie.

Von den 119 Patientinnen hatten 40 (34%) im Langzeitverlauf jemals eine zykloide Psychose.

Bei den 30 Patientinnen mit Schizophrenie wurde in 14 Fällen (47%) jemals eine zykloide Psychose festgestellt. Davon hatten 13 Patientinnen ausschließlich zykloid psychotische Phasen, nämlich 9 der 14 Patientinnen mit nur puerperalen Phasen (64%) und 4 der 16 Patientinnen (25%) mit auch nichtpuerperalen Phasen. Die 14. Patientin hatte außer einer rein depressiven Phase immer Phasen vom Typ der zykloiden Psychosen.

Der Anteil typischer Schizophrenien bei Berücksichtigung aller Fälle war 14 von 119 (12%).

Die anderen 16 Fälle von nichttypischer Schizophrenie sollten im Prinzip alle die Symptome einer zykloiden Psychose aufweisen. Dies traf jedoch nur bei 14 von ihnen zu. Wie auf S. 17 erwähnt, wurden zu den nichttypischen Schizophrenien auch 2 Fälle gerechnet, die wahrscheinlich abortive Formen von zykloiden Psychosen waren.

Bei ausschließlicher Berücksichtigung der Verläufe mit nichtpuerperalen Rückfällen war der Anteil typischer Schizophrenien 11 von 78 (14%).

Das Verhältnis von unipolaren zu bipolaren Psychosen war bei Berücksichtigung aller Patientinnen 52: 37 (58% : 42%), bei Berücksichtigung der Verläufe mit nichtpuerperalen Rückfällen 30: 32 (48% : 52%) und bei Berücksichtigung der Verläufe mit nichtpuerperalen Phasen 31 : 32 (49% : 51%).

DSM-III-R, Kriterien der schizoaffektiven Psychose nach Marneros: Das Ergebnis der Klassifikation der 119 Patientinnen nach DSM-III-R unter Berücksichtigung des Langzeitverlaufs ist in Tab. 10 angegeben. Wie aus den diagnostischen Kriterien zu erwarten, erhöhte sich der Anteil affektiver Erkrankungen. Diese Verschiebung geschah auf Kosten der schizoaffektiven Psychosen nach Studiendiagnostik. Nur 9% (N = 11) der 119 Patientinnen erfüllten die DSM-III-R-Kriterien der Schizophrenie.

Es soll hier zunächst auf den Vergleich der verschiedenen Klassifikationssysteme eingegangen werden. Der Studiendiagnostik und dem DSM-III-R war der hohe Anteil von Psychosen mit affektivem Syndrom gemeinsam. Die Summe von Affektpsychosen und schizoaffektiven Psychosen in beiden diagnostischen Systemen war gleich. Zwischen der Studiendiagnose einer schizoaffektiven Psychose und den entsprechenden Kriterien nach Marneros (1986b, 1991) bestand weitgehende Übereinstimmung. Wesentliche Divergenzen zwischen Studiendiagnostik und DSM-III-R ergaben sich bezüglich der Diagnose der Schizophrenie, worauf in einem separaten Abschnitt eingegangen wird.

Beim Vergleich der Studien über Postpartum-Psychosen, in denen der Langzeitverlauf zur Diagnostik berücksichtigt wurde, fällt neben den Besonderheiten der Diagnostik der skandinavischen Psychiatrie bei Arentsen (1968) das Überwiegen affektiver Erkrankungen und die relativ geringe Schizophreniehäufigkeit in allen Untersuchungen außer der von Maier (1986) auf. Der Unterschied ergibt sich wohl in erster Linie aus der bei Maier vorgenommenen Klassifikation nach K. Schneider, die schizophrenen Symptomen einen hierarchisch höheren Stellenwert als einem affektiven Syndrom einräumt. Maier diagnostizierte keine schizoaffektiven Psychosen.

Auch in der vorliegenden Untersuchung war die Schizophreniehäufigkeit bei Anwendung der Studiendiagnostik niedrig, bei Anwendung engerer Schizophreniekriterien im Sinn der typischen Schizophrenien nach Studiendiagnostik oder des DSM-III-R sogar sehr niedrig. Somit bestätigt diese Untersuchung mit Berücksichtigung des Langzeitverlaufs die Studien, in denen bei Beschränkung der Diagnostik auf die Indexphase Schizophrenien ebenfalls selten waren (Brockington und Mitarb., 1981; Meltzer und Kumar, 1985; Kendell und Mitarb., 1987).

In der vorliegenden Studie, in der als bisher einziger über Postpartum-Psychosen die Langzeitdiagnose der schizoaffektiven Psychose mit operationalisierten Kriterien berücksichtigt wurde - Pauleikhoff (1964) erwähnte das häufige Vorkommen von Psychosen mit gemischt affektiv-schizophrener Symptomatik, allerdings ohne genauere Zahlenangaben -, ergab sich ein je nach Berechnung wesentlicher bis sogar gleich großer Teil schizoaffektiver Psychosen wie von Affektpsychosen.

Die auch hier festgestellte beträchtliche Häufigkeit von Psychosen mit den Merkmalen der zykloiden Psychosen stimmt mit Untersuchungen überein, die bei der Erörterung der Indexphase besprochen wurden.

Der Anteil bipolarer im Vergleich zu unipolaren Psychosen war hier etwa doppelt so hoch wie in der Studie Davidson und Robertson (1985).

5.2.3 Vergleich mit Angaben der Literatur
über die generelle Psychosehäufigkeit

In einer früheren Publikation (Schöpf und Mitarb., 1984) wurde, unter Berücksichtigung von Inzidenzangaben über endogene Psychosen und der Geschlechtsunterschiede ihrer Häufigkeit, die für Frauen im gebärfähigen Alter generell zu erwartende relative Psychoseinzidenz errechnet und mit dem bei den Patientinnen mit Postpartum-Psychose gefundenen Verhältnis verglichen. Wenngleich die Berechnung in der einen oder anderen Hinsicht kritisierbar ist, so stellt sie einen möglichen Weg dar, die erhobenen Befunde einzuordnen. Die damals angestellten Überlegungen sollen hier wiederholt werden.

Der Anteil von Frauen war in einer Untersuchung von Angst (1980) bei unipolarer Affektpsychose 75%, bei bipolarer Affektpsychose 61% und bei schizoaffektiver Psychose 73%. Für die Schizophrenie wird von vielen Autoren ein Wert von 50% angenommen. Der Anteil von Patienten mit Ersterkrankungsalter von 20 - 40 Jahren war in der Studie von Angst (1980) bei unipolarer Affektpsychose 32%, bei bipolarer Affektpsychose 50% und bei schizoaffektiver Psychose

59%. Von den Schizophrenien beginnen ca. 67% im Alter von 20 - 40 Jahren (Perris, 1981).

Als Lebenszeitprävalenz der Schizophrenie wird oft 1% genannt. Sehr schwierig ist es, den entsprechenden Wert für Affektpsychosen anzugeben. Der Autor bezog sich auf eine Übersicht von Odegard (1972), der für schwere, meist hospitalisationsbedürftige Affektpsychosen Werte von 1,2% - 1,8%, also im Mittel 1,5%, fand. Als Häufigkeitsverhältnis von unipolaren zu bipolaren Patientinnen mit mehr als einer Krankheitsphase im Leben wurde in Anlehnung an die Ergebnisse von Angst (1980) ein Wert von 2 : 1 geschätzt. Schizoaffektive Psychosen werden bei epidemiologischen Untersuchungen normalerweise nicht separat berücksichtigt und sind in den beiden großen Gruppen endogener Psychosen enthalten. Schizoaffektive Psychosen sind sicher seltener als Schizophrenien. Nimmt man an, daß schizoaffektive Psychosen ein Drittel so häufig wie Schizophrenien sind und teilt man je die Hälfte in Affektpsychosen und Schizophrenien auf, so resultieren als Lebenszeitprävalenzen für Affektpsychosen, schizoaffektive Psychosen und Schizophrenien 1,36% : 0,28% : 0,86%. Unter Berücksichtigung von Geschlechtsverhältnis und Ersterkrankungsalter war die erwartete Verteilung der Diagnosen für Frauen im Alter von 20 - 40 Jahren 46% : 16% : 38%, der die gefundene Verteilung von 43% : 38% : 19% der Patientinnen mit nichtpuerperalen Phasen gegenüberstand. In der vorliegenden erweiterten Studie war die Verteilung 47% : 28% : 25% bei Berücksichtigung aller Verläufe, bzw. 40% : 40% : 20% bei Berücksichtigung der Verläufe mit nichtpuerperalen Rückfällen. Wie bei der früheren Untersuchung ergab sich auch hier eine Untervertretung der Schizophrenie und eine, je nach Vergleichsgruppe, verschieden starke Übervertretung affektiver und schizoaffektiver Psychosen.

Nicht berücksichtigt in den Überlegungen der Arbeit von 1984 wurde, daß das Ersterkrankungsalter von Männern und Frauen in den diagnostischen Gruppen variiert. So fanden Preisig und Angst (1994) für unipolare Affektpsychosen ein um 4 Jahre niedrigeres Ersterkrankungsalter für Frauen, für bipolare Affektpsychosen und schizoaffektive Psychosen beiderlei Polarität hingegen ein zwischen 5 - 6 Jahre höheres, wobei keiner der Unterschiede statistisch signifikant war. Bei Schizophrenie ist das Ersterkrankungsalter der Frauen höher. So war bei Häfner und Mitarb. (1989) die Differenz 5 Jahre. Unter Berücksichtigung der geschlechtsspezifischen Unterschiede des Ersterkrankungsalters verringert sich die Schizophreniehäufigkeit bei Frauen in dieser Altersgruppe möglicherweise leicht. Die ebenfalls 1984 nicht in die Diskussion einbezogene etwas erniedrigte Fertilität bei Frauen mit Schizophrenie (siehe z.B. Saugstad, 1989) ist ein zur Erklärung der Seltenheit puerperaler Schizophrenien zusätzlich zu erwähnender, jedoch nicht stark ins Gewicht fallender Faktor. Für Affektpsychosen wird kein Fertilitätsunterschied zur Gesamtbevölkerung angenommen.

Auf Grund der zur Arbeit von 1984 gemachten Ergänzungen stellt sich die Frage, ob, und wenn ja, wie sehr die Tendenz zu puerperalem Beginn zwischen Affektpsychosen und schizoaffektiven Psychosen einerseits und Schizophrenie andererseits differiert. Dazu sei auf einen weiteren in der Arbeit von 1984 unbesprochenen Aspekt, nämlich den des Anteils zykloider Psychosen eingegangen.

Die Häufigkeit zykloider Psychosen unter den endogenen Psychosen war je nach Untersucher ca. 8% - 15% (Cutting, 1978; Brockington und Mitarb., 1982b; Zaudig und Vogel, 1983). Das Häufigkeitsverhältnis von zykloiden Psychosen und Schizophrenien bei Frauen war, wenn die Diagnosen als Alternativen eingesetzt wurden, in einer epidemiologischen Untersuchung mit allerdings geringer Fallzahl 1 : 2 (Lindvall und Mitarb. 1990). Die in der vorliegenden Studie festgestellte Häufigkeit zykloider Psychosen von 34 % bei allen 119 Patientinnen war hoch, ebenso die Häufigkeit von 47 % bei den Schizophrenien (S. 62). Vielleicht noch mehr belegt jedoch der Anteil von nur 12 % bzw. 14 % typischer Schizophrenien unter allen Postpartum-Psychosen, daß die Verteilung der Diagnosen nicht der statistischen Erwartung entsprechen kann.

5.2.4 Vergleich mit Kontrollgruppen

Zur Frage, ob unter den Postpartum-Psychosen Affektpsychosen und schizoaffektive Psychosen im Vergleich zu Schizophrenien übervertreten sind, konnte für die vorliegende Studie keine Kontrollgruppe rekrutiert werden. Jedoch wurden solche für den Häufigkeitsvergleich von Affektpsychosen zu schizoaffektiven Psychosen und von unipolaren zu bipolaren Psychosen sowie innerhalb der Schizophrenien für Erkrankungen mit der Symptomatik der zykloiden Psychosen im Vergleich zu Erkrankungen ohne diese Symptomatik erstellt.

Die Gegenüberstellung der Indexpatientinnen mit Affektpsychose und schizoaffektiver Psychose mit der ersten Kontrollgruppe (Tab. 11) erfolgte einmal unter Berücksichtigung und einmal unter Ausschluß von 4 Indexpatientinnen mit schizoaffektiver Psychose, die bei der Indexphase eine rein schizophrene Symptomatik hatten. Solche Patientinnen enthielt die Studie von Angst ja nicht. Zudem wurden einmal alle Verläufe, separat aber auch die Verläufe ohne nichtpuerperale Phasen, verglichen. Nach allen Vergleichen war das Häufigkeitsverhältnis von Affektpsychosen und schizoaffektiven Psychosen bei Index- und Kontrollpatientinnen ähnlich. Auch wiesen beide Gruppen einen ähnlichen Anteil Bipolarer auf.

Beim Vergleich der 30 schizophrenen Indexpatientinnen der Gesamtgruppe der 119 Patientinnen mit den 12 schizophrenen Kontrollfällen der Psychosenstudie (siehe Scharfetter und Nüsperli, 1980), welche Teil der zweiten Kontrollgruppe waren, zeigte sich, daß eine zykloid psychotische Symptomatik bei ersteren gemäß χ^2-Test nicht statistisch signifikant häufiger war, wohl aber bei einseitiger Fragestellung (Verhältnis 14 : 16 bei den Indexpatientinnen, 2 : 10 bei den Kontrollen, $\chi^2 = 3,271$, FG = 1, p < 0,04, phi = 0,28).

Gemäß dieser Vergleiche unterschieden sich also Patientinnen mit Postpartum-Psychose von den Kontrollen hinsichtlich des Häufigkeitsverhältnisses von Affektpsychosen zu schizoaffektiven Psychosen und von unipolaren zu bipolaren Psychosen nicht. Wohl aber war bei den Indexpatientinnen mit Schizophrenie eine zykloid psychotische Symptomatik möglicherweise häufiger.

5.2.5 Zum Erkrankungsrisiko in der Postpartum-Periode bei vorbestehender endogener Psychose

Untersuchungen, in denen bei vorbestehender Psychose die Erkrankungshäufigkeit nach einer Entbindung untersucht wurde, sind geeignet, einen Beitrag zur Frage des präferentiellen Auftretens bestimmter endogener Psychosen in der Postpartum-Periode zu leisten. Bratfos und Haug (1966) stellten bei Patientinnen mit Affektpsychose fest, daß auf 21% der Geburten eine Krankheitsphase folgte. Bei Reich und Winokur (1970) wiesen bipolare Patientinnen eine puerperale Rückfallrate von 50% auf. In der epidemiologischen Untersuchung von Kendell und Mitarb. (1987) hatten Patientinnen mit bipolarer Affektpsychose eine Hospitalisationshäufigkeit in der Postpartum-Periode von 21% und Patientinnen mit unipolarer Affektpsychose eine solche von 13%.

Über das Risiko von Krankheitsphasen in der Postpartum-Periode bei schizoaffektiven Psychosen gibt es nach Wissen des Autors keine Arbeiten. Allerdings ist eine Untersuchung von Tsuang und Mitarb. (1976) über "atypische Schizophrenien" zu erwähnen, bei der die klinischen Charakteristika mit den hier untersuchten schizoaffektiven Psychosen teilweise übereinstimmten. Die Autoren fanden, daß bei Patientinnen mit dieser Diagnose in 32% eine Entbindung vorausging, was statistisch signifikant häufiger als bei Affektpsychosen oder Schizophrenien der Fall war.

Das Hospitalisationsrisiko im Wochenbett für Patientinnen mit vorbestehender Schizophrenie betrug in der Untersuchung von Kendell und Mitarb. (1987) nur 3%. In einer Untersuchung von Yarden und Mitarb. (1966) wurde der Verlauf der Schizophrenie durch Schwangerschaft und Wochenbett nicht signifikant verschlechtert.

Hinsichtlich des Risikos einer puerperalen Phase bei zykloider Psychose stellte Perris (1974) fest, daß auf 12 der 21 Geburten (57%) eine Krankheitsphase folgte. Boeters (1971) fand in einer Untersuchung über Emotionspsychosen nach 31 % der Geburten eine Krankheitsphase. Auch Labhardt (1963) erwähnte den Beginn von Emotionspsychosen in der Postpartum-Periode.

Die erwähnten Untersuchungen bestätigen also die Tendenz von bestimmten Psychosen zu puerperalen Phasen.

5.2.6 Schlußfolgerungen

Aus den in den vorangegangenen vier Abschnitten dargelegten Befunden der Literatur und den eigenen Ergebnissen kann nicht nur ein zahlenmäßiges Überwiegen, sondern auch ein präferentielles Auftreten von Affektpsychosen, schizoaffektiven Psychosen und zykloiden Psychosen in der Postpartum-Periode angenommen werden. Typische Schizophrenien neigen viel weniger oder gar nicht zu puerperalem Beginn. Die relative Häufigkeit von Affektpsychosen und schizoaffektiven Psychosen sowie von unipolaren und bipolaren Psychosen entsprach in der vorliegenden Untersuchung der statistischen Erwartung.

5.3 Untergruppen endogener Psychosen

5.3.1 Allgemeines

Im folgenden werden zunächst die einzelnen diagnostischen Gruppen besprochen, wobei aus praktischen Gründen die zykloiden Psychosen, welche sich mit den anderen Diagnosen überschneiden, vorausgenommen werden. Merkmale aller Affektpsychosen, schizoaffektiver Psychosen und Schizophrenien sind in Tab. 12, Merkmale der jeweiligen Verläufe mit nichtpuerperalen Rückfällen in Tab.

13 angegeben. In weiteren Abschnitten erfolgt eine Erörterung spezieller diagnostischer und Verlaufstypen.

5.3.2 Zykloide Psychosen im Langzeitverlauf

Wie schon früher erwähnt, wurden die zykloiden Psychosen hier in erster Linie als Ergänzung zur traditionellen Diagnostik und nicht notwendigerweise in der Annahme einer separaten nosologischen Entität berücksichtigt. Einige Merkmale wurden schon auf S. 62 angegeben.

In Tab. 14 ist die Verteilung der Fälle auf die verschiedenen Diagnosen angegeben, die bei mindestens einer bzw. bei allen Krankheitsphasen eine zykloide Psychose hatten.
   Die Langzeitentwicklung der 29 Patientinnen mit zykloiden Psychosen und nichtpuerperalen Phasen war bei 22 (76%) unter ihnen durch Vollremissionen bzw. einen wellenförmigen Verlauf und in 7 Fällen (24%) durch Residualsymptomatik zwischen den Phasen bzw. einen wellenförmigen Verlauf mit Teilremissionen gekennzeichnet.

Wie in der Literatur beschrieben, verteilten sich in der vorliegenden Untersuchung die zykloiden Psychosen vorwiegend auf die schizoaffektiven Psychosen und die Schizophrenien. Auch bestätigte sich, daß ein Teil der schizoaffektiven Psychosen die Kriterien der zykloiden Psychose nicht erfüllt. Es bestand eine Inkonstanz des Syndroms der zykloiden Psychosen im Langzeitverlauf, was Ergebnissen anderer Untersuchungen entspricht (Maj, 1990).
   In der vorliegenden Untersuchung wurde kein Fall von zykloid psychotischer Symptomatik in der Indexphase beobachtet, bei dem später die Symptomatik einer typischen Schizophrenie auftrat. Dieser Nichtübergang von einem Syndrom ins andere entspricht dem Konzept Leonhards (1957) und steht im Einklang mit den bestehenden Untersuchungen über zykloide Psychosen.
   Die meisten, nicht aber alle Patientinnen mit zykloider Psychose, wiesen hier einen wellenförmigen Verlauf mit Vollremissionen auf. Leonhard (1957) war der Auffassung, daß zykloide Psychosen ausnahmslos in Vollremission ausgehen.

5.3.3 Affektpsychosen

Im folgenden werden Merkmale der Affektpsychosen besprochen, die einen Vergleich mit den Studien von Angst und der Gruppe von Marneros ermöglichen. Dabei wird auch eine Aufteilung in unipolare und bipolare Verläufe vorgenommen. Eine Erörterung aller unipolaren und bipolaren Psychosen erfolgt in einem separaten Abschnitt gemeinsam mit den entsprechenden Verlaufstypen der schizoaffektiven Psychosen.
   Hinsichtlich Verlaufscharakteristika können Ergebnisse von Platz und Kendell (1988) bei Frauen mit Postpartum-Psychose und parallelisierten Kontrollen ohne puerperalen Beginn herangezogen werden, wobei 66 der 72 Paare eine Affektpsychose aufwiesen. Die puerperalen Patientinnen hatten eine signifikant günstigere Langzeitentwicklung. Kadrmas und Mitarb. (1979) stellten bei Patientinnen mit puerperaler Manie im Vergleich zu nichtpuerperal manischen Patientinnen eine

signifikant niedrigere Häufigkeit weiterer Krankheitsphasen fest. Die Diagnostik umfaßte auch Fälle, die in der vorliegenden Studie als schizoaffektiv klassifiziert worden wären.

Zum Verhältnis von unipolaren zu bipolaren Affektpsychosen mit Beginn in der Postpartum-Periode stellten Davidson und Robertson (1985), wie auf S. 62 bereits erwähnt, eine Relation von 43 : 15 (74% : 26%) fest. Es ist anzunehmen, daß als schizoaffektiv klassifizierte Fälle mitberücksichtigt waren.

31 der 56 Patientinnen mit Affektpsychose der vorliegenden Studie (55%) hatten nichtpuerperale Rückfälle bzw. Phasen. Mehr als eine Krankheitsphase im Leben, eingeschlossen wiederholte puerperale Phasen, hatten 33 Patientinnen (59%).

42 Patientinnen hatten einen unipolaren und 14 einen bipolaren Verlauf (Verhältnis von 75% : 25%). Bei Berücksichtigung der Verläufe mit nichtpuerperalen Phasen war die Relation 21 :10 (68% : 32%).

Der Anteil von Verläufen mit nichtpuerperalen Phasen war bei den Unipolaren 50%, bei den Bipolaren 71%. Mehr als eine Krankheitsphase im Leben hatten 52% bzw. 79% der Patientinnen.

Bei den unipolar Depressiven konnte die Zykluslänge in 17 der 21 Fälle bestimmt werden. Diese war 3,9 Jahre. 4 der 21 Patientinnen (19%) hatten zwischen den Krankheitsphasen eine Residualsymptomatik.

Von den Bipolaren konnte die Zykluslänge in 9 der 10 Fälle bestimmt werden. Sie betrug 2,1 Jahre. Der Anteil manischer Phasen im Langzeitverlauf betrug 43%. 2 der 10 Patientinnen (20%) hatten zwischen den Krankheitsphasen eine Residualsymptomatik.

Beim Vergleich mit den anderen diagnostischen Kategorien (Tab. 12 und 13) zeigte sich, daß bei Berücksichtigung aller Patientinnen der Langzeitverlauf der Affektpsychosen gemäß Rangvarianzanalyse mit nachfolgenden Einzelvergleichen günstiger als der der schizoaffektiven Psychosen war. Bei ausschließlicher Berücksichtigung der Verläufe mit nichtpuerperalen Rückfällen war der Unterschied nicht mehr signifikant. Unter den Affektpsychosen waren statistisch signifikant weniger Verläufe mit nichtpuerperalen Phasen als bei den schizoaffektiven Psychosen.

Der in der vorliegenden Untersuchung festgestellte Anteil von Fällen mit ausschließlich puerperalen Phasen bzw. mit einmaliger Krankheitsphase im Leben war hoch. Hinsichtlich Affektpsychosen im allgemeinen fand Angst (1980), daß nur 23% der Unipolaren und 0% der Bipolaren eine einzige Krankheitsphase im Leben hatten; Marneros und Mitarb. (1991) stellten für die Affektpsychosen insgesamt 7,6% fest. Die Seltenheit von einmaligen Krankheitsphasen im Leben ist ein genereller Befund der Literatur (Angst, 1988). Wenngleich in der vorliegenden Studie die Katamnesedauer bei einigen Patientinnen kurz war, erscheint es unwahrscheinlich, daß der höhere Anteil von Fällen mit günstigem Verlauf nur so erklärt werden kann. Auf die relative Seltenheit weiterer Krankheitsphasen in den Untersuchungen von Kadrmas und Mitarb. (1979) und Platz und Kendell (1988) wurde schon hingewiesen. Es gibt also starke Hinweise darauf, daß der Langzeitverlauf von affektiven Psychosen mit puerperalem Beginn günstiger als der von affektiven Psychosen im allgemeinen ist.

Der Anteil bipolarer Verläufe war hier mit 25% bzw. 32% ähnlich wie in der Untersuchung von Davidson und Robertson (1985) (26%). Für Frauen mit Affektpsychose im allgemeinen fanden Preisig und Angst (1994) mit 41% einen etwas höheren Wert. Der Anteil von Patientinnen der ersten Kontrollgruppe, die eine Affektpsychose hatten, war 9 von 24 Fällen (37,5%). Es bestehen also keine Hinweise darauf, daß unter den Affektpsychosen mit Beginn in der Postpartum-Periode eine Überrepräsentierung bipolarer Verläufe vorliegt.

Die hier für unipolare und bipolare Verläufe gefundenen Zykluslängen von 3,9 bzw. 2,1 Jahren stimmen gut mit den Befunden von Angst (1980) über Affektpsychosen im allgemeinen überein (4,8 bzw. 2,8 Jahre). Marneros und Mitarb. (1991) fanden 3,3 bzw. 1,6 Jahre. Der Vergleich mit den beiden Studien ist wegen der z.T. verschiedenen Verlaufserfassung nur mit Einschränkung möglich.

Zur Häufigkeit manischer Phasen bei den Bipolaren von 43% findet sich ein Vergleichswert für Frauen mit Affektpsychosen bei Preisig und Angst (1994). Wenn alle leichteren depressiven und hypomanischen Phasen berücksichtigt werden, Mischzustände zur Manie gerechnet und die wenigen Phasen mit mehr als zwei Schwankungen des affektiven Pols wie Phasen mit zwei Schwankungen gerechnet werden, ergibt sich ein Anteil von 28% manischer bzw. hypomanischer Phasen (352 von 1236 Phasen). Es muß offen bleiben, ob ein realer Unterschied der Vergleichsgruppen vorliegt.

Der im Vergleich zu den schizoaffektiven Psychosen günstigere Langzeitverlauf der Affektpsychosen in der vorliegenden Studie enstpricht Befunden über diese beiden Erkrankungen im allgemeinen (siehe z.B. Angst, 1980; Marneros und Mitarb., 1991). Hinsichtlich des Vergleichs zur Schizophrenie siehe dort.

5.3.4 Schizoaffektive Psychosen

Schizoaffektive Psychosen mit Beginn in der Postpartum-Periode wurden nach Wissen des Autors nie systematisch untersucht. Lediglich in der Studie von Platz und Kendell (1988) wurden sechs puerperal erkrankte Patientinnen mit schizoaffektiver Psychose mit nichtpuerperalen Kontrollen gleicher Diagnose verglichen und der günstigere Verlauf ersterer bestätigt. Die Arbeit von Kardmas und Mitarb. (1979), in der die Autoren auch schizoaffektive Psychosen erfaßten, wurde ebenfalls erwähnt.

31 der 33 Patientinnen mit schizoaffektiver Psychose der vorliegenden Studie (94%) hatten nichtpuerperale Rückfälle, 32 Patientinnen (97%) hatten nichtpuerperale Phasen und alle 33 Patientinnen hatten mehr als eine Krankheitsphase im Leben.

10 Patientinnen hatten einen unipolaren und 23 einen bipolaren Verlauf (Verhältnis von 30% : 70%).

Bei den unipolaren Patientinnen konnte die Zykluslänge in 7 der 9 Fälle bestimmt werden. Sie war 2,7 Jahre. In 11% der Krankheitsphasen lag ein rein schizophreniformes Bild vor. 7 der 9 Patientinnen (78%) hatten zwischen den Krankheitsphasen eine Residualsymptomatik.

Von den 22 bipolaren Patientinnen konnte die Zykluslänge in 18 Fällen bestimmt werden. Sie war 2,6 Jahre. Der Anteil manischer Phasen im Langzeitverlauf betrug 47%. In 25% der Krankheitsphasen lag ein rein schizophreniformes Bild vor. 7 der 22 Patientinnen (32%) hatten zwischen den Krankheitsphasen eine Residualsymptomatik.

Der Vergleich der schizoaffektiven Psychosen mit den Affektpsychosen (Tab. 12 und 13) erfolgte im vorangegangenen Abschnitt. Hinsichtlich des Vergleichs mit den Schizophrenien siehe den folgenden Abschnitt.

Verläufe mit nur puerperalen Krankheitsphasen bzw. einmaliger Krankheitsphase erwiesen sich in der vorliegenden Studie unter den schizoaffektiven Psychosen als selten. Dies entspricht dem Verlauf schizoaffektiver Psychosen im allgemeinen, für die Angst (1980) und Marneros und Mitarb. (1991) 10% monophasische Verläufe fanden.

Auch der Anteil Bipolarer von 70% bzw. 71% stimmt gut mit dem Verhältnis bei schizoaffektiven Psychosen im allgemeinen überein. Preisig und Angst (1994) fanden 66% für weibliche Patienten mit schizoaffektiver Psychose. Der Anteil Bipolarer in der ersten Kontrollgruppe, die eine schizoaffektive Psychose hatten, war 10 von 17 Fällen (59%).

Die in der vorliegenden Studie festgestellte Zykluslänge von 2,7 Jahren für unipolare Patientinnen war etwas kürzer als die von Angst (1989) gefundenen 4,9 Jahre für diesen Verlaufstyp. Marneros und Mitarb. (1991) gaben 3,5 Jahre an. Überhaupt fällt der relativ ungünstige Verlauf der hier untersuchten unipolaren Fälle auf. Allerdings ist die Gruppe so klein, daß der Befund nicht als gesichert anzusehen ist. Bei den Bipolaren wurde hier eine Zykluslänge von 2,6 Jahren gefunden, was mit den 2,8 Jahren in der Studie von Angst (1989) gut übereinstimmt. Marneros und Mitarb. (1991) fanden 1,8 Jahre.

Der hier festgestellte Anteil manischer Phasen bei den Bipolaren von 47% ist mit dem von Preisig und Angst (1992) erhobenen Wert von 51% (535 von 1045 Phasen) vergleichbar.

Der Anteil schizophreniformer Phasen von 25% in der vorliegenden Studie war etwas höher als die 13% in der Untersuchung von Marneros und Mitarb. (1988, 1991).

Nach den Ergebnissen der vorliegenden Studie stimmt das klinische Bild der schizoaffektiven Psychosen mit Beginn in der Postpartum-Periode insgesamt gut mit dem der schizoaffektiven Psychosen im allgemeinen überein.

Der erhebliche Anteil von Phasen mit manischem Syndrom unter den bipolaren Psychosen mit Beginn in der Postpartum-Periode kann durch die Häufigkeit der schizoaffektiven Form erklärt werden. Bei diesen ist der Anteil manischer Phasen höher als bei bipolaren Affektpsychosen (Preisig und Angst, 1994).

5.3.5 Vergleich unipolarer und bipolarer Psychosen

Dieser Vergleich beinhaltet entsprechend der Terminologie der vorliegenden Studie die Gegenüberstellung der Gesamtgruppe unipolarer affektiver und schizoaffektiver Psychosen mit den bipolaren Verlaufsformen. Er rechtfertigt sich wegen der Unsicherheit der nosologischen Zugehörigkeit der schizoaffektiven Psychosen. Im angelsächsischen Bereich werden diese Erkrankungen oft den affektiven Störungen zugerechnet. Der im folgenden durchgeführte Vergleich der beiden Verlaufsformen ist zugleich einer der Summe affektiv und schizoaffektiv kranker Patientinnen nach dem DSM-III-R.

In Tab. 15 werden Merkmale unipolarer und bipolarer Psychosen bei Berücksichtigung aller Verläufe und in Tab. 16 bei Berücksichtigung der Verläufe mit nichtpuerperalen Rückfällen verglichen.

Im Langzeitverlauf wiesen die bipolaren Patientinnen einen statistisch signifikant höheren Anteil von Fällen mit nichtpuerperalen Rückfällen als die Unipolaren auf, und die Zykluslänge war bei den Bipolaren kürzer. Die Bipolaren bei Berücksichtigung der Verläufe mit nichtpuerperalen Rückfällen zeigten einen höheren Anteil von Trennung der Beziehung.

Die Bipolaren hatten bei der Indexphase in beiden Vergleichen signifikant häufiger eine zykloide Psychose und ein konfuso-oneiroides Syndrom als die Unipolaren. Bei Berücksichtigung aller Verläufe war auch ein abrupter Beginn bei den Bipolaren häufiger. Bipolare bei Berücksichtigung der Verläufe mit nichtpuerperalen Rückfällen hatten einen höheren Anteil von psychischem Streß in der Indexphase. Das Alter bei der Indexphase und das Ersterkrankungsalter war bei den Bipolaren niedriger, der Unterschied war aber nur bei Berücksichtigung aller Verläufe hinsichtlich des Ersterkrankungsalters statistisch signifikant.

Unipolare und bipolare Psychosen zeigten in der vorliegenden Untersuchung einige Unterschiede. So hatten Bipolare häufiger nichtpuerperale Rückfälle und eine kürzere Zyklusdauer. Zum Vergleich sei auf die Untersuchungen von Preisig und Angst (1994) sowie von Marneros und Mitarb. (1991) hingewiesen, in denen eine höhere Phasenfrequenz bei Bipolaren festgestellt wurde. Im Gegensatz zur vorliegenden Untersuchung, in der das Ersterkrankungsalter zwischen den beiden Gruppen nur mäßig differierte, stellten Preisig und Angst (1994) sowie Marneros und Mitarb. (1991) ein deutlich niedrigeres Ersterkrankungsalter der Bipolaren fest.

5.3.6 Schizophrenien

Es wurde erwähnt, daß in der Postpartum-Periode Schizophrenien nicht häufig beginnen. Zudem wurde auf die Interpretationsschwierigkeiten von Arbeiten hingewiesen, in denen die Diagnostik nicht auf operationalisierten Kriterien beruhte. Untersuchungen dieser Art mit der Betonung einer ungünstigen Langzeitentwicklung stammen z.B. von Hemphill (1952) und Arentsen (1968). Davidson und Robertson (1985), die die diagnostischen Kriterien genauer präzisierten, fanden bei mehr als 50% der schizophrenen Patientinnen einen Ausgang in Invalidität. Auch Da Siva und Johnstone (1981) konstatierten bei Anwendung der "Present State Examination" (Wing und Mitarb., 1974) 1 - 6 Jahre nach der Indexphase überwiegend einen schlechten psychischen Zustand.

16 der 30 Patientinnen der vorliegenden Studie mit Schizophrenie (53%) hatten nichtpuerperale Phasen. Mehr als eine Krankheitsphase im Leben hatten 18 Patientinnen (60%).

Für die Patientinnen mit Schizophrenie und zykloider Psychose war der Anteil von Verläufen mit nichtpuerperalen Phasen 5 von 14 (36%), für Patientinnen mit typischer Schizophrenie 11 von 14 (79%). Die 2 Patientinnen mit fraglich abortiv zykloid psychotischer Symptomatik blieben rückfallfrei.

Im Vergleich zu den anderen diagnostischen Kategorien zeigte sich, daß bei Berücksichtigung aller Patientinnen der Langzeitverlauf der Schizophrenien *gemäß Rangvarianzanalyse mit nachfolgenden Einzelvergleichen günstiger als der der schizoaffektiven Psychosen war, und auch der Anteil von Verläufen ohne nichtpuerperale Rückfälle war gemäß globalem χ^2-Test und anschließendem Einzelvergleich niedriger als bei den schizoaffektiven Psychosen (Tab. 12 und 13). Der Verlauf war insgesamt ähnlich günstig wie bei den Affektpsychosen. Die Patientinnen mit Schizophrenie hatten tendenziell die höhere Rate von Nichtbetreuung des Kindes und Trennung der Beziehung, wobei allerdings nur der Vergleich von Affektpsychosen zu Schizophrenien hinsichtlich der Betreuung des Kindes bei Berücksichtigung aller Verläufe statistische Signifikanz ergab.*

Die günstige Langzeitentwicklung der hier diagnostizierten Schizophrenien steht im Gegensatz zu den Ergebnissen eben erwähnter Untersuchungen über schizophrene Postpartum-Psychosen. Es steht außer Zweifel, daß die Schizophrenien der vorliegenden Studie einen besonders günstigen Langzeitverlauf hatten. Dies betrifft zunächst den Anteil von Fällen mit einmaliger Krankheitsphase (40%) bzw. mit ausschließlich puerperalen Phasen (47%). Für die Schizophrenie im allgemeinen stellten Huber und Mitarb. (1979) 10% und Marneros und Mitarb. (1991) 11% monophasische Verläufe fest. Die psychopathologische Gesamtprognose ist für die Schizophrenie schlechter als für die Affektpsychosen, wobei die schizoaffektiven Psychosen eine Mittelstellung einnehmen (siehe z.B. Angst, 1986; Marneros und Mitarb., 1991). Der günstige Verlauf der Schizophrenien in der vorliegenden Untersuchung war z.T. durch den hohen Anteil von Fällen mit zykloider Psychose bedingt. Zudem hatten die zykloiden Psychosen einen selbst für diese Kategorie besonders günstigen Verlauf. Auch bei zykloiden Psychosen ist eine einmalige Krankheitsphase im Leben ungewöhnlich (Perris, 1974). Wie der folgende Abschnitt zeigt, ergibt sich bei der Anwendung engerer Schizophreniekriterien der für die Krankheit bekannte ungünstige Verlauf.

Lediglich hinsichtlich Trennung der Beziehung und Nichtbetreuung des Kindes, die potentielle Indikatoren der sozialen Auswirkungen der Erkrankung darstellen, schnitten hier die Patientinnen mit Schizophrenie tendenziell schlechter als die diagnostischen Vergleichsgruppen ab.

5.3.7 Typische Schizophrenien nach Studiendiagnostik, DSM-III-R-Schizophrenien

Eine Reihe von Autoren würde die Studiendiagnostik der Schizophrenie als zu weit betrachten und die zykloiden Psychosen ausschließen oder eine untere zeitliche Limite festlegen, wie dies im DSM-III-R berücksichtigt ist. Daher wurden hier auch diese engeren Diagnosen der Schizophrenie berücksichtigt.

Auf die Besprechung der jeweiligen Gruppen der Verläufe mit nichtpuerperalen Phasen konnte hier verzichtet werden. Es sollte sich zeigen, daß die Patientinnen mit Schizophrenie und nichtpuerperalen Phasen nach Studiendiagnostik und die DSM-III-R-Schizophrenien bei Berücksichtigung aller Verläufe nur in einem Fall differierten. Die DSM-III-R-Schizophrenien mit nichtpuerperalen Phasen wiesen nur einen Fall weniger als die Gesamtgruppe mit dieser Diagnose auf.

In Tab. 17 sind Merkmale der Patientinnen mit typischer Schizophrenie und in Tab. 18 der Patientinnen mit Schizophrenie nach DSM-III-R im Vergleich zur jeweiligen Restgruppe der anderen 119 Patientinnen angegeben. Die beiden

Gruppen eng definierter Schizophrenien werden wegen ihrer sehr ähnlichen Zusammensetzung - sie differieren nur in 3 Fällen - im folgenden gemeinsam besprochen.

Patientinnen mit eng definierter Schizophrenie wiesen im Langzeitverlauf eine schwerere Psychopathologie als die anderen Patientinnen auf, wobei die Differenz nur für die DSM-III-R-Schizophrenien statistisch signifikant war und für die typischen Schizophrenien die Signifikanzschwelle knapp verfehlt wurde (p <0,06). Die Frequenz von Nichtbetreuung des Kindes und Trennung der Beziehung war bei eng definierten Schizophrenien statistisch signifikant erhöht. Neben statistisch signifikanten Unterschieden von Psychopathologie und Verlauf der Indexphase lag das Ersterkrankungsalter bei den Patientinnen mit beiden eng definierten Schizophrenien höher als das der anderen Patientinnen; das Alter bei der Indexphase war in beiden Gruppen eng definierter Schizophrenie nahe der Signifikanzgrenze erhöht (jeweils p <0,07). Der Anteil von Primiparae war in der Gruppe der typischen Schizophrenien statistisch signifikant niedriger als bei den anderen Patientinnen. Bei den Patientinnen mit DSM-III-R-Schizophrenie bestand bei gleicher Differenz kein statistisch signifikanter Unterschied. Die Frequenz von psychischem Streß bei der Indexphase war in beiden Gruppen eng diagnostizierter Schizophrenie statistisch signifikant höher als in der jeweiligen Gruppe anderer Patientinnen.

Neben den in Tab. 17 und 18 durchgeführten Vergleichen wurden die Patientinnen mit typischer Schizophrenie und mit DSM-III-R-Schizophrenie den Patientinnen gegenübergestellt, die die Diagnose einer Schizophrenie nach Studienkriterien, nicht aber der jeweiligen enger definierten Schizophrenie erfüllten (Tab. 19 und 20). Die meisten in Tab. 17 und 18 festgestellten Unterschiede ergaben sich auch hier, wobei die globale Schwere der Psychopathologie in beiden Vergleichen statistisch signifikant differierte und die Frequenz der Nichtbetreuung des Kindes bei den DSM-III-R-Schizophrenien höher als bei den anderen Schizophrenien nach Studiendiagnostik war, der entsprechende Vergleich der typischen Schizophrenien jedoch nur ein p <0,06 ergab. Auch bei anderen Variablen kamen die Unterschiede der Signifikanzschwelle nahe: p <0,07 und 0,06 für das Alter bei der Indexerkrankung bzw. das Ersterkrankungsalter, welche jeweils identisch waren, und p <0,07 bzw. 0,08 für psychischen Streß bei der Indexphase. Die Zusammenhangsmaße, soweit sie bei ausreichender Varianzhomogenität berechnet werden konnten, waren bei allen bisher genannten Variablenvergleichen höher als beim Vergleich der beiden eng diagnostizierten Schizophreniegruppen mit der Restgruppe der anderen Patientinnen. Die Differenz der Häufigkeit der Trennung der Beziehung lag nur in der Richtung gleich. Der Anteil von Verläufen mit nichtpuerperalen Phasen war in beiden Gruppen eng diagnostizierter Schizophrenie statistisch signifikant höher als bei den anderen Patientinnen mit Schizophrenie, wogegen der Vergleich der eng diagnostizierten Schizophrenien mit den Restgruppen der 119 Patientinnen keinen statistisch signifikanten Unterschied ergeben hatte.

In Übereinstimmung mit unseren Kenntnissen über die Entwicklung der Schizophrenien im allgemeinen hatten die nach engen Kriterien diagnostizierten Schizophrenien mit puerperalem Beginn einen ungünstigen Verlauf. Dies betraf die Psychopathologie, wahrscheinlich aber auch die sozialen Auswirkungen mit Nichtbetreuung des Kindes, wobei letzterer Befund auch durch andere, nicht direkt mit der Erkrankung zusammenhängende Faktoren, z.B. Persönlichkeitszüge, mitbedingt sein könnte.

Diese Charakteristika unterschieden nicht nur typische Schizophrenien und DSM-III-R-Schizophrenien von allen anderen Psychosen, sondern tendenzmäßig auch von den Schizophrenien nach Studiendiagnostik, welche die Kriterien der beiden eng gefaßten Schizophrenien nicht erfüllten.

Bemerkenswert ist, daß das Ersterkrankungsalter der insgesamt günstig verlaufenden nichttypischen Schizophrenien und der Schizophrenien nach Studienkriterien, die nicht die DSM-III-R-Kriterien der Schizophrenie erfüllten, niedriger als das der jeweiligen Gruppe eng diagnostizierter Schizophrenien war. Man geht im allgemeinen davon aus, daß ein niedriges Ersterkrankungsalter eher mit schwer verlaufenden Schizophrenien assoziiert ist (siehe z.B. Westermeyer und Harrow, 1988). Bei Annahme der Schizophrenie als einer einzigen Erkrankung mit verschiedenen Schweregraden sollten also leichter verlaufende Formen später auftreten. Da das Gegenteil der Fall war, kann daraus neben dem Vorliegen einer zykloid psychotischen Symptomatik und dem günstigen Verlauf ein weiterer Hinweis auf die nosologische Trennung dieser Fälle von den eng diagnostizierten Schizophrenien abgeleitet werden.

Patientinnen mit eng diagnostizierten Schizophrenien wiesen häufiger psychischen Streß bei der Indexphase als die anderen Patientinnen auf. Die Verläßlichkeit dieses Befundes ist wegen methodischer Mängel der Erhebung von psychischem Streß in der vorliegenden Studie (siehe S. 42) nicht voll gegeben. Der Befund wäre jedoch vereinbar mit der Annahme, daß eng diagnostizierte Schizophrenien eher durch psychologische Belastungsmomente, andere Psychosen hingegen, wie später besprochen wird, hauptsächlich durch biologische Faktoren der Postpartum-Periode ausgelöst werden.

In der vorliegenden Untersuchung bestand eine starke Überlappung von schizophreniformen, kurzen reaktiven Psychosen und unspezifizierten Psychosen nach DSM-III-R einerseits und zykloiden Psychosen andererseits. Man sollte aus den Ergebnissen dieser Studie aber nicht schließen, daß dies generell zutrifft. Dazu müßten Patientengruppen, bei denen nicht wie hier eine Selektion zykloider Psychosen vorliegt, untersucht werden.

5.3.8 Patientinnen mit ausschließlich puerperalen Phasen im Vergleich zu den anderen Patientinnen

Hamilton (1962) postulierte die nosologische Eigenständigkeit der Postpartum-Psychosen unter Bezugnahme auf die häufig vorkommenden Zeichen von Verwirrtheit, brachte aber keine empirischen Belege bei. McNeil (1988c) verglich ausgehend von High-Risk-Patientinnen (siehe S. 42), die gebaren, Verläufe mit ausschließlich puerperalen, mit puerperalen und nichtpuerperalen und mit nur nichtpuerperalen Phasen. Der Autor stellte einige Gruppenunterschiede fest, welche jedoch z.T. durch die variierende Häufigkeit der einzelnen Psychosen in den drei Gruppen erklärbar sind. McNeil (1988c) hob ein Merkmal hervor, welches die erste Gruppe von den anderen Patientinnen unterschied. Von den Patientinnen mit ausschließlich puerperalen Erkrankungen waren 89% (16 von 18) bei der ersten psychotischen Phase Primiparae. Nach der zweiten Geburt trat eine psychotische Krankheitsphase in 33% (6 von 18) und bei der dritten Geburt in 0% (0 von 10) auf. Die Patientinnen mit auch nichtpuerperalen Phasen zeigten keine Änderung der Häufigkeit puerperaler Phasen in Abhängigkeit von der Zahl der Entbindungen. Der Wert lag zwischen 24% und 26%. McNeil nahm spezifisch für die Gruppe der reinen Postpartum-Psychosen eine abnehmende Vulnerabilität mit zunehmender Zahl der Entbindungen an.

Merkmale der in der vorliegenden Studie erfaßten Patientinnen mit ausschließlich puerperalen Krankheitsphasen sind in Tab. 21 angegeben. Die Psychopathologie im Langzeitverlauf war bei den Patientinnen mit ausschließlich puerperalen Phasen erwartungsgemäß geringer ausgeprägt als bei den anderen Patientinnen. Die Verteilung der Diagnosen der Indexphase in den beiden Gruppen variierte statistisch signifikant. Zudem hatten die Patientinnen mit ausschließlich puerperalen Phasen signifikant seltener eine positive Familienanamnese von endogenen Psychosen als die anderen Patientinnen.

Die Patientinnen, die weitere Kinder hatten, wurden nach dem Kriterium nichtpuerperaler Phasen eingeteilt und dann auf die Häufigkeit puerperaler Rückfälle hin untersucht. Bei den Patientinnen mit nur puerperalen Phasen war bei der nächsten Entbindung die Frequenz eines puerperalen Rückfalls 4 von 18 (22%), bei den Patientinnen mit puerperalen und nichtpuerperalen Phasen 12 von 24 (50%). 12 der 18 Patientinnen mit ausschließlich puerperalen Phasen (67%) und 18 der 24 Patientinnen mit puerperalen und nichtpuerperalen Phasen (75%) waren bei der Indexphase Erstgebärende. Wie auf S. 80 festgestellt, besteht möglicherweise eine Beziehung zwischen Parität und puerperalen Rückfällen. Den 18 Patientinnen mit nur puerperalen Phasen wurden 18 Patientinnen mit auch nichtpuerperalen Phasen gegenübergestellt, die hinsichtlich Parität parallelisiert waren. Der Unterschied der Häufigkeit puerperaler Rückfälle der beiden parallelisierten Gruppen (22% im Vergleich zu 44%) war nach dem χ^2-Test von McNemar nicht signifikant, auch nicht bei einseitiger Fragestellung.

Der Unterschied der familiären Belastung in den Vergleichsgruppen wird im nächsten Kapitel besprochen. Im übrigen bestanden vorwiegend Unterschiede, die mit den Einschlußkriterien eng zusammenhängen oder Teil von ihnen sind. Erwähnenswert ist die fast gleiche Frequenz des konfuso-oneiroiden Syndroms bei der Indexphase in den beiden Gruppen, was der Annahme Hamiltons (1962) widerspricht, daß konfusionelle Elemente ein spezielles Charakteristikum der Postpartum-Psychosen seien.

Die vorliegende Untersuchung liefert gewisse Hinweise auf die von McNeil (1988c) geäußerte Annahme einer abnehmenden Vulnerabilität für puerperale Rückfälle bei Patientinnen mit ausschließlich puerperalen Phasen.

5.3.9 Früh und später nach der Entbindung beginnende Psychosen im Langzeitverlauf

Nach Wissen des Autors gibt es keine Langzeitstudie, in der eine Charakterisierung von Postpartum-Psychosen bei Einteilung nach dem Beginn der Indexphase in Beziehung zur Entbindung vorgenommen wurde.

Bezüglich des Langzeitverlaufs ergaben sich keine signifikanten Unterschiede zwischen früh und später nach der Entbindung beginnenden Psychosen (Tab. 6). Der Anteil bipolarer Psychosen war in beiden Gruppen gleich.

Früh nach der Entbindung beginnende Postpartum-Psychosen unterscheiden sich gemäß vorliegender Untersuchung also hinsichtlich Langzeitverlauf von später innerhalb der ersten drei Monate post partum auftretenden Psychosen wenig. Ergebnisse früher erwähnter Untersuchungen, die eine Häufung von Schizophrenien unter den später nach der Entbindung auftretenden Psychosen feststellten (siehe S. 49), wurden hier nicht bestätigt.

5.4 Vergleich des Langzeitverlaufs bei Index- und Kontrollpatientinnen

In vorangegangenen Abschnitten wurden Ergebnisse der eigenen Studie und Befunde aus der Literatur erwähnt, die dafür sprechen, daß der langfristige Verlauf von Postpartum-Psychosen günstiger ist als der von endogenen Psychosen im allgemeinen. Im folgenden wird ein Vergleich der Zürcher Patientinnen mit der zweiten, parallelisierten Kontrollgruppe vorgenommen.

10 der 37 Zürcher Patientinnen mit Postpartum-Psychose (27%), die hinsichtlich Diagnostik mit der Studie von Angst bzw. der Psychosenstudie voll vergleichbar waren, hatten einen Verlauf mit ausschließlich puerperalen Phasen und 9 (24%) einen monophasischen Verlauf. Die Kontrollpatientinnen wiesen in 5 der 37 Fälle (14%) einen monophasischen Verlauf auf. Vergleicht man die Häufigkeit monophasischer Verläufe, so wurde nach dem χ^2-Test von McNemar die Signifikanz bei einseitiger Fragestellung knapp verfehlt (χ^2-corr. = 2,25, p <0,07). Die globale Schwere der Psychopathologie betrug bei den Indexpatientinnen 1,3 $\pm$ 1,0 und bei den Kontrollpatientinnen 1,7 $\pm$ 0,8. Der Unterschied war nach dem Wilcoxon-Test mit Korrektur für Null-Differenzen und Ranggleichheit nach Cureton bei einseitiger Fragestellung signifikant (U-corr. = 1,805, p <0,04).

Der langfristige Krankheitsverlauf der Zürcher Indexpatientinnen kann also als insgesamt eher günstiger als der der parallelisierten zweiten Kontrollgruppe betrachtet werden.

5.5 Vergleich der Symptomatik der Indexphase mit der Symptomatik nichtpuerperaler Rückfälle

Protheroe (1969) stellte fest, daß die Merkmale von nichtpuerperalen Rückfällen gleich waren wie die der Indexphase, mit Ausnahme des Inhalts des psychotischen Erlebens und gelegentlich auch des Fehlens von Zeichen von Bewußtseinstrübung, womit auch die Verwirrtheit gemeint war. Bei Da Silva und Johnstone (1981) wurde von 11 Patientinnen mit der Diagnose einer Schizophrenie für die Indexphase anläßlich der katamnestischen Untersuchung in 5 Fällen die Diagnose einer affektiven Erkrankung gestellt.

Die folgenden Berechnungen betreffen Patientinnen mit nichtpuerperalen Rückfällen und der Diagnose einer Affektpsychose oder schizoaffektiven Psychose, deren Phasenzahl bekannt war. Es wurde die relative Häufigkeit von Phasen mit schizophrener Symptomatik bei der Indexphase im Vergleich zu nichtpuerperalen Rückfällen ermittelt. Neben 25 Patientinnen mit schizoaffektiver Psychose wurden die 9 Patientinnen mit Affektpsychose erfaßt, die bei der Indexphase schizophrene

Symptome, später aber nur mehr rein affektive Phasen hatten. Von den 34 Patientinnen lagen in der Indexphase in 87% und in durchschnittlich 44% der nichtpuerperalen Rückfälle schizophrene Symptome vor. Bei letzterem Wert waren 3% nicht sicher klassifizierbare Krankheitsphasen zu denen mit schizophrener Symptomatik hinzugerechnet. Bei Ausschluß der 9 Patientinnen mit Affektpsychose war der durchschnittliche Anteil von nichtpuerperalen Rückfällen mit schizophrenen Symptomen 59%.

Es wurden die Häufigkeit schizophrener Symptome bei der Indexphase und der Durchschnittswert für nichtpuerperale Rückfälle als abhängige Stichproben verglichen, wobei für die nichtpuerperalen Phasen vorgängig eine Umwandlung in Absolutwerte erfolgte. Der Vergleich des Verhältnisses 30 : 4 mit den dem Verhältnis von 44% : 56% entsprechenden Absolutwerten von 15 : 19 ergab nach dem χ^2-Test von McNemar χ^2 corr. = 14,017, p <0,001. Bei Ausschluß der 9 Patientinnen mit Affektpsychose wurden 21 : 4 Fälle mit dem Verhältnis von 59% : 41% entsprechenden Absolutwerten von 15 : 10 verglichen. Der Unterschied nach dem McNemar-Test war χ^2 corr. = 5,042, p <0,03.

Die erwähnten 9 Patientinnen, die eine Indexphase mit schizophrenen Symptomen und nichtpuerperale Rückfälle mit ausschließlich affektiver Symptomatik hatten, wurden in der vorliegenden Studie bekanntlich als an Affektpsychose leidend klassifiziert. Der Autor hatte schon vor Studienbeginn solche Fälle beobachtet. Außer den 9 Patientinnen gab es in dieser Studie nur noch eine Patientin, die eine einmalige Krankheitsphase mit schizophrenen Symptomen und sonst rein affektive Phasen aufwies. Die überzufällige Position der Phase mit schizophrenen Symptomen in der Indexphase im Vergleich zu nichtpuerperalen Rückfällen kann mit dem Binomialtest aufgezeigt werden. Selbst wenn man pro Patient für das Vorliegen der Phase mit schizophrenen Symptomen in der Indexphase eine Zufallswahrscheinlichkeit von 50% und für die Summe der nichtpuerperalen Phasen ebenfalls 50% annimmt - die Anzahl nichtpuerperaler Phasen und damit auch die Erwartung waren höher - ergab sich für den Vergleich von 9 : 1 ein p <0.011 bei einseitiger Fragestellung.

Von den 27 Patientinnen mit bipolarer Psychose und nichtpuerperalen Rückfällen, deren Phasenzahl bekannt war, hatten 44% bei der Indexphase und 45% im Durchschnitt der nichtpuerperalen Phasen ein manisches Syndrom (n.s., phi = 0,00).

Die Häufigkeit des Auftretens einer zykloiden Psychose und eines konfuso-oneiroiden Syndroms bei nichtpuerperalen Rückfällen konnte nicht generell bestimmt werden. Es kann global gesagt werden, daß sie seltener als bei der Indexphase waren.

In der vorliegenden Studie wiesen Affektpsychosen und schizoaffektive Psychosen bei der Indexphase häufiger schizophrene Symptome als bei nichtpuerperalen Rückfällen auf. Dies könnte dadurch bedingt sein, daß die komplexere Symptomatik Ausdruck einer besonderen Schwere der Indexphase ist, welche durch das Selektionskriterium der Hospitalisation ja gegeben ist. Andererseits besteht die Möglichkeit einer Beeinflussung der Symptomatik der Psychose durch die Ereignisse der Postpartum-Periode. Die hormonalen Modifikationen könnten im Sinn eines endokrinen Psychosyndroms zu einer Auflockerung der Kohärenz psychischer Phänomene führen. So ist denkbar, daß Wahn und Halluzinationen durch die auftretende Tendenz zu Verwirrtheit nicht mehr in das affektive Syndrom eingebettet bleiben.

Die Verlaufsform mit schizophrener Symptomatik in der Indexphase und späteren rein affektiven Phasen dürfte mit den besonderen Einflüssen der Postpartum-Periode und nicht mit der Schwere der Erkrankung zusammenhängen. Alle diese Patientinnen hatten später so schwere Krankheitsphasen, daß Rehospitalisationen erforderlich wurden. Bei schizoaffektiven Psychosen sollte man auch im späteren Verlauf zumindest bei einem Teil der Krankheitsphasen schizophrene Symptome erwarten. Die Häufigkeit von schizophrenen Symptomen bei schizoaffektiven Psychosen im allgemeinen ist relativ konstant (Winokur und Mitarb., 1985).

In der vorliegenden Untersuchung bestand zwischen Indexphase und nichtpuerperalen Rückfällen kein Häufigkeitsunterschied eines manischen Syndroms. Für die Indexphase liegt also Übereinstimmung mit dem Befund über bipolare Psychosen im allgemeinen vor, wonach die Wahrscheinlichkeit, an einer Phase mit manischem Syndrom zu erkranken, im Längsschnitt konstant ist (Angst, 1978).

5.6 Frage des Einflusses psychologischer Faktoren auf den Langzeitverlauf

Bei der Besprechung der Indexphase wurde auf das relative Fehlen von psychologischen Belastungsmomenten im Vorfeld der Erkrankung hingewiesen. Für das Vorliegen besonderer intrapsychischer Konflikte konnten keine empirischen Untersuchungen angeführt werden. Untersuchungen über den Einfluß psychologischer Faktoren auf den Langzeitverlauf existieren nicht.

Bei vielen ab 1960 in Lausanne hospitalisierten Patientinnen wurden Familientherapien durchgeführt. Häufig erfolgte auch die gemeinsame Hospitalisation von Mutter und Kind. Die Familientherapie war in der damaligen Pionierzeit dieser Behandlungsform in der Absicht einer ätiologischen Beeinflussung eingesetzt worden. Später, mit den zunehmenden Erkenntnissen um die Grenzen des Verfahrens bei Psychosen, gewannen die immer schon berücksichtigten stützenden, führenden und beratenden Aspekte der Therapie auf dem Hintergrund eines psychodynamischen Verständnisses zusätzliche Bedeutung. Unter den von 1960 - 1984 hospitalisierten Patientinnen war die Rate nichtpuerperaler Rückfälle mit 64% praktisch gleich wie in der Gesamtgruppe. Der fehlende Einfluß der Familientherapie auf die Rückfallfrequenz spricht nicht für die Hypothese einer systemisch bedingten und durch die Behandlung aufgelösten Störung.

5.7 Prognostische Kriterien zum Langzeitverlauf

In der Arbeit von Wilson und Mitarb. (1972) war die Diagnose einer Charakterneurose oder einer neurotischen Depression in der Indexphase mit einer günstigen, das Vorhandensein psychischer Störungen vor der Indexphase jedoch mit einer ungünstigen psychischen Langzeitentwicklung korreliert. Da Silva und Johnstone (1981) fanden, daß die Diagnose einer Schizophrenie nach der Present State Examination (Wing und Mitarb., 1974) in der Indexphase mit einem ungünstigen Krankheitsverlauf assoziiert war.

In Tab. 22 sind die Korrelationen zwischen zwei Kriteriumsvariablen und verschiedenen Prädiktorvariablen angegeben. Eine statistisch signifikante Beziehung zwischen den beiden Verlaufskriterien der globalen Langzeitentwicklung und dem Auftreten nichtpuerperaler Rückfälle ergab sich für die Diagnose eines gemischt depressiv-schizophrenen Zustands und eines vorwiegend paranoiden Syndroms in der Indexphase sowie einer in der Indexphase bekannten positiven Familienanamnese von endogenen Psychosen. Es bestand keine statistisch signifikante Beziehung zwischen einer Kriteriumsvariable und der Katamnesedauer.

Die hier festgestellten statistischen Beziehungen von psychopathologischen Symptomen und Verlauf resultierten wohl aus dem Umstand, daß diese Syndrome vor allem bei Patientinnen mit schwer verlaufenden schizoaffektiven Psychosen und typischen Schizophrenien vorlagen. Die Beziehung von ungünstiger Langzeitentwicklung und Schizophrenie wurde hier nicht überprüft, da die Schizophreniediagnose nicht ein prädiktives, sondern ein den Gesamtverlauf betreffendes Kriterium darstellte. Wie früher erläutert, verliefen hier nur Schizophrenien nach enger Definition, nicht aber Schizophrenien nach Studiendiagnostik ungünstig. Der Zusammenhang von Verlauf und Familienanamnese von endogenen Psychosen wird auf S. 92ff. diskutiert. Die von Wilson und Mitarb. (1972) festgestellte Beziehung zwischen ungünstigem Langzeitverlauf und Krankheitsphasen vor der Indexphase wurde in der vorliegenden Studie insofern bestätigt, als eine statistisch signifikante Korrelation zwischen Auftreten nichtpuerperaler Rückfälle und Krankheitsphasen vor der Indexphase bestand. Es entpricht der allgemeinen Erfahrung, daß der bisherige Verlauf ein Prädiktor der weiteren Entwicklung ist.

5.8 Zwei Konsequenzen für die Pharmakotherapie

Auch wenn die vorliegende Untersuchung nicht therapiebezogen war, ergeben sich doch zwei für die Behandlung unmittelbar relevante Schlußfolgerungen. Bei einer manischen Ersterkrankung ohne Beziehung zu einer Entbindung ist die Wahrscheinlichkeit weiterer Krankheitsphasen nahe 100% und das Risiko für die nahe Zukunft so groß, daß eine Reihe von Experten eine sofortige Lithiumprophylaxe empfiehlt. In der vorliegenden Untersuchung hatte ein nennenswerter Teil der Patientinnen keine weiteren Phasen mehr. Man sollte daher bei manischen Ersterkrankungen in der Postpartum-Periode die zweite Phase abwarten, bevor eine Lithiumprophylaxe erwogen wird. Dieses schon von Kadrmas und Mitarb. (1979) vorgeschlagene Vorgehen erhält hier auf Grund längerer Katamnesen eine zusätzliche Berechtigung. Hingegen sollte bei Patientinnen mit früher durchgemachter Postpartum-Psychose wahrscheinlich vom ersten Tag post partum an eine spezielle Art der Lithiumprophylaxe während einiger Monate eingesetzt werden (Steward und Mitarb., 1991).

Auch die heute gegebene Therapieempfehlung einer mindestens einjährigen neuroleptischen Behandlung bei schizophrenen Ersterkrankungen kann für Patientinnen mit schizophreniformer Psychose in der Postpartum-Periode keinen Gültigkeitsanspruch erheben. Vielmehr wird man bei konstant remittiertem Zustand die Medikamente allmählich ausschleichen.

5.9 Puerperale Rückfälle

5.9.1 Häufigkeit

Die Möglichkeit des Wiederauftretens psychischer Störungen nach späteren Geburten wird durch den Fall einer von Esquirol (1838) beschriebenen Frau illustriert, die nach 13 von 14 Entbindungen erkrankte. Tab. 23 gibt eine Übersicht zu Studien an Frauen mit Postpartum-Psychose, in denen die Häufigkeit puerperaler Rückfälle ermittelt wurde.

45 der in der vorliegenden Studie untersuchten Frauen hatten 57 weitere Kinder. Nach 19 Entbindungen kam es innerhalb von drei Monaten zu einer erneuten psychotischen Krankheitsphase. 2 Patientinnenn hatten 2 puerperale Rückfälle. 3 Patientinnen, bei denen die Indexphase noch nicht abgeklungen war, reagierten nicht mit einer Zustandsverschlechterung, weshalb kein puerperaler Rückfall angenommen wurde. 3 der 45 Patientinnen wurden in der folgenden Berechnung nicht berücksichtigt. In einem Fall war keine sichere Beurteilung der Verfassung nach der Entbindung möglich, und 2 Patientinnen hatten eine Krankheitsphase vier bzw. fünf Monate post partum. Somit trat bei 17 von 42 Patientinnen (40%) und nach 19 von 54 Entbindungen (35%) ein puerperaler Rückfall ein (Tab. 23).

Die in Tabelle 23 erwähnten Untersuchungen bestätigen das hohe Risiko eines puerperalen Rückfalls bei Patientinnen mit durchgemachter Postpartum-Psychose.

5.9.2 Häufigkeit in Abhängigkeit von verschiedenen Variablen

Protheroe (1981) gab unter Hinweis auf unveröffentlichtes Material an, daß das Risiko eines puerperalen Rückfalls bei bipolarer Affektpsychose 1:3, bei unipolarer Affektpsychose 1:8 und bei Schizophrenie 1:5 sei. Paffenbarger (1964) fand unter Patientinnen mit puerperalen Rückfällen ein höheres Alter, aber keinen Unterschied hinsichtlich Parität, im Vergleich zu Frauen mit Postpartum-Psychose, die ein weiteres Kind ohne nachfolgende psychische Störung gebaren.

In Tab. 24 werden Charakteristika der 17 Frauen mit puerperalen Rückfällen mit denen der 25 Frauen, die weitere Kinder hatten, aber ohne Rückfall blieben, verglichen. Es handelt sich z.T. um Merkmale, die zum Zeitpunkt der Indexerkrankung bzw. der erneuten Niederkunft bekannt waren, z.T. um solche, die Informationen über den gesamten Krankheitsverlauf beinhalten. Bei Patientinnen mit puerperalen Rückfällen war die Diagnose einer zykloiden Psychose in der Indexphase, der Status einer Primipara in der Indexphase und das Auftreten von psychotischen Krankheitsphasen ohne Beziehung zur Niederkunft signifikant übervertreten.

Weil gemäß Angaben der Literatur ein manisches Syndrom bei der Indexphase bzw. ein bipolarer Verlauf mit puerperalen Rückfällen assoziiert sein könnte, wurden diese Zusammenhänge auch ohne Alpha-Protektion und mit einseitiger Fragestellung geprüft. Danach war ein manisches Syndrom nach dem Fisher-Yates-Test und der Modifikation nach Tocher mit $p < 0,05$ bei Patientinnen mit *puerperalen Rückfällen übervertreten, ebenso ein bipolarer Verlauf ($\chi^2 = 3,467$, FG = 1, p <0,03).*

In der vorliegenden Studie waren unter den Patientinnen mit puerperalen Rückfällen ein manisches Syndrom in der Indexphase und bipolare Verläufe statistisch signifikant häufiger als bei Patientinnen, die nach einer späteren Geburt rückfallfrei blieben, wenn die Angaben von Protheroe (1981) über puerperale Rückfälle bzw. die Befunde über eine besonders hohe Frequenz einer puerperalen Erkrankung bei bipolarer Psychose (siehe S. 66) als vorgegebene Hypothese angenommen werden. Die hier gefundene hohe Rückfallrate bei zykloiden Psychosen in der Indexphase stimmt mit der Häufigkeit puerperaler Phasen in den Untersuchungen von Perris (1974) über zykloide Psychosen bzw. von Boeters (1971) über Emotionspsychosen überein. Die Übervertretung von Primiparae ist dadurch erklärbar, daß unter den Patientinnen, die schon bei der ersten Entbindung eine Postpartum-Psychose durchmachen, Frauen mit generell erhöhtem Risiko puerperaler Krankheitsphasen überrepräsentiert sein könnten.

Der schon in der ersten katamnestischen Untersuchung (Schöpf und Mitarb., 1984) erhobene und hier bestätigte Befund, daß Patientinnen mit nichtpuerperalen Rückfällen auch ein höheres Risiko für puerperale Rückfälle aufweisen, wird durch Ergebnisse von Dean und Mitarb. (1989) gestützt, die bei Patientinnen mit puerperalen und nichtpuerperalen Phasen ein höhere Rate puerperaler Rückfälle feststellten als bei Patientinnen mit nur puerperalen Phasen. Auch McNeil (1987a) fand, daß High-Risk-Patientinnen mit vorbestehendem schweren Krankheitsverlauf überdurchschnittlich häufig einen puerperalen Rückfall hatten. Es erscheint plausibel, daß bei Verläufen mit aktivem Krankheitsprozeß die Schwelle zur Auslösung einer neuen Phase generell und somit auch für puerperale Phasen niedrig ist.

Wenngleich also Unterschiede der Disposition zu puerperalen Rückfällen bestehen, bleibt für alle Patientinnen das Risiko erheblich.

5.9.3 Symptomatik und Zeitpunkt des Beginns

Bei Paffenbarger (1982) war die Symptomatik puerperaler Wiedererkrankungen in allen 42 Fällen gleich wie in der Indexphase; der Autor schloß jedoch die Möglichkeit eines diagnostischen Bias nicht aus. Hinsichtlich des Erkrankungsbeginns erwähnten Dean und Mitarb. (1989), daß von 29 Patientinnen mit Indexerkrankung innerhalb von zwei Wochen post partum 18 (62%) wieder früh erkrankten.

In der vorliegenden Studie war die Symptomatik von Index- und erneuter puerperaler Krankheitsphase in 15 der 19 Fälle (79%) gleich. Zudem trat bei 13 der 17 Krankheitsphasen (76%) der 15 Patientinnen, deren Indexphase innerhalb der ersten zwei Wochen post partum begonnen hatte, der puerperale Rückfall wieder früh auf. Eine Verschiebung des Krankheitsbeginns in umgekehrte Richtung wurde nicht beobachtet.

Gemäß der vorliegenden Literatur stimmen also Symptomatik und Beginn bei wiederholten puerperalen Krankheitsphasen in der Mehrzahl der Fälle überein.

5.9.4 Beeinflussung des langfristigen Verlaufs endogener Psychosen durch eine erneute Entbindung

Vereinzelt wurde für Frauen mit durchgemachter Postpartum-Psychose bei einer erneuten Entbindung auf die Möglichkeit einer chronischen Entwicklung, insbesondere schizophrener Art, hingewiesen. Kraepelin (1920) und Protheroe (1969) erwähnten einzelne solcher Fälle. Protheroe (1969) empfahl, bei Frauen mit einer Anamnese von puerperaler Schizophrenie die Interruptio in Betracht zu ziehen.

In der vorliegenden Untersuchung wurde eine Frau mit puerperalem Rückfall nach der zweiten puerperalen Phase chronisch krank.

Die Frage der Beeinflussung des langfristigen Verlaufs der psychischen Gesundheit durch eine weitere Entbindung ist wenig untersucht. Indirekt sind dazu auch die auf S. 65f. erwähnten Arbeiten über den Einfluß der Entbindung bei vorbestehender Psychose von Interesse. Dort wurde die Arbeit von Yarden und Mitarb. (1966) über den weitgehend fehlenden Einfluß von Schwangerschaft und Geburt auf den Verlauf einer bestehenden Schizophrenie erwähnt. Von den Autoren, die die Auswirkungen der Geburt auf den Verlauf von Affektpsychosen untersuchten, berichtete keiner speziell von einem Ausgang in eine chronisch ungünstige Entwicklung. Man kann wohl davon ausgehen, daß in der großen Mehrheit der Fälle durch eine weitere Entbindung keine dauernden ungünstigen Folgen für die psychische Gesundheit eintreten.

5.10 Zusammenfassung nosologisch relevanter Befunde

Die von vielen Autoren erwähnte Beziehung der Postpartum-Psychosen zu den traditionellen Untergruppen endogener Psychosen bestätigte sich in der vorliegenden Untersuchung dadurch, daß je nach Berechnung 66% bzw. 62% der Patientinnen nichtpuerperale Rückfälle hatten. Diese Häufigkeit stimmt gut mit den Ergebnissen einer zweiten, von anderen Autoren durchgeführten Untersuchung über psychotische Ersterkrankungen in der Postpartum-Periode überein.

Die Verteilung der Diagnosen unter Berücksichtigung des Langzeitverlaufs ergab ein starkes Überwiegen von Affektpsychosen und schizoaffektiven Psychosen, während Schizophrenien relativ selten waren. Die vorliegende Langzeituntersuchung bestätigt damit Annahmen über die diagnostische Zuordnung von Postpartum-Psychosen, die sich ausschließlich auf die Diagnostik der Indexphase bezogen.

Die in der vorliegenden Untersuchung erstmals bei Postpartum-Psychosen durchgeführte Abklärung der Häufigkeit bipolarer Verläufe bzw. manischer Syndrome im Rahmen bipolarer Psychosen ergab, daß bipolare im Vergleich zu unipolaren Psychosen in der erwarteten Relation vertreten waren. Andererseits deutet die auch in dieser Untersuchung festgestellte spezielle Tendenz bipolarer Psychosen zu puerperalen Rückfällen darauf hin, daß dieser Verlaufstyp im Vergleich zu unipolaren Psychosen etwas überrepräsentiert sein könnte. Es bestand hier keine wesentliche Übervertretung bipolarer Verläufe mit Betonung manischer Phasen. Bei bipolaren Verläufen trat in der Indexphase ein manisches Syndrom in gleicher Frequenz wie bei nichtpuerperalen Krankheitsphasen auf, was dem generellen Befund der Konstanz des Anteils manischer Syndrome im Langzeitverlauf entspricht.

Der Anteil typischer Schizophrenien lag in der vorliegenden Studie je nach Berechnung nur bei 12% bzw. bei 14%. Nur 9% der Patientinnen erfüllten die DSM-III-R-Kriterien einer Schizophrenie. Auf Grund der Verteilung der Diagnosen kann eine spezielle Tendenz affektiver, schizoaffektiver und zykloider Psychosen, nicht jedoch eng definierter Schizophrenien zu puerperalem Krankheitsbeginn angenommen werden.

Nichttypische Schizophrenien wiesen neben Differenzen von Symptomatik und Verlauf ein niedrigeres Ersterkrankungsalter als eng definierte Schizophrenien auf. Bei Annahme der Schizophrenie als einer einzigen Erkrankung mit verschiedenen Schweregraden wäre eine gegenteilige Differenz zu erwarten gewesen.

Der Vergleich der früh mit den später nach der Entbindung beginnenden Psychosen unter Berücksichtigung des Langzeitverlaufs ergab einen gleichen Anteil von bipolaren im Vergleich zu unipolaren Verläufen. Dieser Befund stützt nicht die Hypothese, wonach nur die früh nach der Entbindung beginnenden Psychosen eine spezielle Beziehung zu bipolaren Psychosen aufweisen.

Aus verschiedenen Studien läßt sich schließen, daß die langfristige Entwicklung von Psychosen mit Beginn in der Postpartum-Periode günstiger ist, als dies dem Verlauf der jeweiligen endogenen Psychose entspricht. In dieser Studie war der Anteil von Fällen mit einmaliger Krankheitsphase über Erwartung hoch.

Der Vergleich der Symptomatik der Indexphase mit nichtpuerperalen Rückfällen bei den Patientinnen mit Affektpsychosen und schizoaffektiven Psychosen ergab, daß bei der postpartalen Erkrankung häufiger Symptome auftraten, welche hier als schizophren klassifiziert wurden, die aber möglicherweise auch als Ausdruck von Verwirrtheit interpretierbar sind.

6 Familiengenetische Untersuchung

6.1 Befunde, die für die Gesamtgruppe der Patientinnen mit Postpartum-Psychose von Bedeutung sind

Im folgenden werden relativ viele Ergebnisse besprochen, die Angaben über alle Patientinnen mit Postpartum-Psychose enthalten. Die im Prinzip vorzuziehende Erörterung nach diagnostischen Untergruppen war wegen der geringen Gruppengröße weder in der vorliegenden noch in anderen Studien durchgehend möglich.

Die Häufung von Geisteskrankheiten in den Ursprungsfamilien von Frauen mit Postpartum-Psychose, schon von Esquirol (1838) erwähnt, wurde durch Marcé (1858) mit der Feststellung einer Heredität bei 24 der 56 untersuchten Patientinnen (43%) präzisiert. Fürstner (1875) nannte einschließlich seiner eigenen Ergebnisse sieben bis dahin durchgeführte Studien, in denen bei 26% - 47% der Patientinnen ein Erblichkeitsfaktor gefunden wurde. Dieser war in der alten Literatur nicht näher definiert und umfaßte ein breites Spektrum psychischer Störungen.

Das erstmals von Protheroe (1969) errechnete Morbiditätsrisiko für endogene Psychosen bei Verwandten ersten Grades betrug bei affektiver Erkrankung der Indexpatientinnen 6,7% und bei schizophrener Erkrankung 9,3%. Unter Berücksichtigung unsicherer Sekundärfälle waren die Werte 11,7% bzw. 10,4%.

Thuwe (1974) fand bei den Nachkommen von Frauen mit Postpartum-Psychose, daß 20 % der Kinder im Erwachsenenleben psychiatrisch hospitalisiert oder ambulant behandelt wurden, was signifikant häufiger als bei Kindern nicht im Wochenbett erkrankter Frauen war. In der Enkelgeneration war bei gleichem Trend der Unterschied zu den Kontrollen nicht mehr signifikant.

Kadrmas und Mitarb. (1979) stellten im Rahmen der auf S. 67 erwähnten Studie über Patientinnen mit puerperaler und nichtpuerperaler Manie in ersterer Gruppe eine geringere, allerdings nicht statistisch signifikant verschiedene Anzahl von Sekundärfällen fest.

Whalley und Mitarb. (1982) fanden für Verwandte von ersterkrankten Patientinnen mit puerperaler affektiver Erkrankung ein Morbiditätsrisiko von 25,6 %. Dieses war nicht verschieden vom Morbiditätsrisiko einer Vergleichsgruppe Verwandter von Müttern mit nichtpuerperaler bipolarer Affektpsychose. Das Ersterkrankungsalter der Kontrollgruppe war höher. Die Verteilung der Diagnosen der puerperalen Gruppe war ungewöhnlich, indem 12 der 17 Patientinnen eine Manie hatten.

Platz und Kendell (1988) verglichen Patientinnen mit Postpartum-Psychose und nichtpuerperal erkrankte Patientinnen, die hinsichtlich Diagnose und und anderer Variablen parallelisiert waren. Das globale, unipolare und bipolare Affektpsychosen, schizoaffektive Psychosen und Schizophrenien umfassende Morbiditätsrisiko war 10,1%. Es ergaben sich keine signifikanten Unterschiede der Morbiditätsrisiken für die erwähnten Diagnosen, allerdings bestand ein Trend in Richtung höherer Werte der Kontrollen.

In einer Studie von Dean und Mitarb. (1989) wurden Patientinnen mit ausschließlich puerperalen Phasen, Patientinnen mit puerperalen und nichtpuerperalen Phasen sowie bipolar manisch-depressive Patientinnen ohne puerperale Krankheitsphase untersucht. Die Verwandten ersten Grades wurden überwiegend persönlich interviewt. Die Morbiditätsrisiken für psychische Störungen, definiert durch ambulante oder stationäre psychiatrische Behandlung, waren 20%, 20%

und 10% und voneinander nicht signifikant verschieden. Bei Einbezug von Kontakten zu Allgemeinpraktikern stiegen diese auf 50%, 50% und 30% an, was für die letztere Gruppe einen statistisch signifikant niedrigeren Wert als den der puerperalen oder gemischten Gruppe ergab.

Unter den 542 Verwandten ersten Grades der 119 Patientinnen befanden sich 52 Sekundärfälle von endogener Psychose. Die Diagnose konnte in 39 Fällen auf schriftliche Unterlagen von Krankengeschichten über den Verwandten abgestützt werden. 34% der 119 Patientinnen (N = 40) hatten bei der katamnestischen Untersuchung eine positive Familienanamnese von endogenen Psychosen. Zum Zeitpunkt der Indexphase war der Anteil 26% (N = 31). Das globale Morbiditätsrisiko für endogene Psychosen in der Gesamtgruppe war 11,0% (Tab. 25). Geschwister erkrankten etwas häufiger als Eltern (11,9% im Vergleich zu 10,0%), und weibliche Sekundärfälle überwogen die männlichen (13,4% im Vergleich zu 8,5%), die Unterschiede waren aber nicht statistisch signifikant.

Unter den Sekundärfällen war die häufigste Diagnose Affektpsychose (6,4%), gefolgt von Schizophrenie (2,7%) und schizoaffektiver Psychose (1,9%) (Tab. 26). Das Morbiditätsrisiko für unipolare Psychosen war 5,7%, das für bipolare 2,6%. Bei Unterteilung der Sekundärfälle mit Schizophrenie in solche mit typischer und nichttypischer Form war das Morbiditätsrisiko für erstere 1,4%, für letztere 1,3%.

Das Ersterkrankungsalter war bei männlichen und weiblichen Verwandten mit endogener Psychose mit 35,4 ± 13,6 bzw. 33,8 ± 12,2 Jahren fast gleich (Tab. 27). Das Alter bei der Erfassung der Verwandten differierte kaum (Tab. 36). Das höhere Ersterkrankungsalter der Eltern (42,9 ± 12,1 Jahre) im Vergleich zu den Geschwistern (28,2 ± 9,1 Jahre) ist dadurch erklärbar, daß die Geschwister einen geringeren Teil der Risikoperiode durchlebt hatten (Tab. 27).

Zur besseren Interpretation des globalen Morbiditätsrisikos für endogene Psychosen wurden die 37 Zürcher Indexpatientinnen, die hinsichtlich Diagnostik mit der Studie von Angst bzw. der Psychosenstudie voll übereinstimmten, (siehe S. 23), mit parallelisierten Kontrollen der Klinik in Zürich verglichen (zweite Kontrollgruppe). Die Anzahl von erfaßten Verwandten war 181 bzw. 195, die Bezugsziffer 165 bzw. 150 und die Anzahl von Sekundärfällen 20 bzw. 21. Das Morbiditätsrisiko war bei den Indexpatientinnen mit 12,1% etwas niedriger als bei den Kontrollen, welches bei 14,0% lag, der Unterschied war aber statistisch nicht signifikant.

DSM-III-R: Bei Anwendung der DSM-III-R-Kriterien auf die 52 Sekundärfälle war das Morbiditätsrisiko für affektive Erkrankungen 6,8%, für schizoaffektive Psychosen 1,3%, für Schizophrenie 1,5%, für schizophreniforme Psychosen, kurze reaktive Psychosen und unspezifizierte Psychosen 1,4%.

Die von Autor zu Autor variierenden diagnostischen Kriterien für Sekundärfälle erschweren den Vergleich der einzelnen Untersuchungen. In der Studie von Protheroe (1969) und der vorliegenden Untersuchung mußte eine psychische Erkrankung eines Verwandten mindestens teilweise invalidisierende Folgen haben bzw. sonst schwer sein. Bei Platz und Kendell (1988) wurden alle Fälle von major depressive disorder nach den RDC berücksichtigt, was den Einschluß leichterer Depressionen bedeutete. Auch in der Untersuchung von Whalley und Mitarb. (1982) wurde mit den Feighner-Kriterien (Feighner und Mitarb., 1972) ein breites Spektrum depressiver Erkrankungen erfaßt. Dean und Mitarb. (1989)

verwendeten eine besonders weite Definition depressiver Störungen und fanden die höchsten Morbiditätsrisiken.

Die persönliche Untersuchung der Verwandten, wie sie von Dean und Mitarb. (1989) durchgeführt wurde, gewährleistet eine optimale Informationssammlung. Andererseits dürften auch in der vorliegenden Studie wegen der Beschränkung der Untersuchung auf schwere Erkrankungen die so definierten Sekundärfälle weitgehend vollständig erfaßt worden sein.

Alle familiengenetischen Studien über Postpartum-Psychosen bestätigten die Beziehung dieser Störungen zu den endogenen Psychosen im allgemeinen. Zwar wurde in keiner Untersuchung der Vergleich mit einer Kontrollgruppe psychisch nichterkrankter Frauen bzw. ihren Verwandten vorgenommen, jedoch sind die gefundenen Morbiditätsrisiken nahe den bei endogenen Psychosen im allgemeinen gefundenen Werten und daher mit Sicherheit über der Psychosehäufigkeit in der Durchschnittsbevölkerung gelegen.

Die Gegenüberstellung des Morbiditätsrisikos erkrankter Verwandter von Patientinnen mit Postpartum-Psychose mit den Verwandten einer Kontrollgruppe nichtpuerperal erkrankter Frauen wurde einschließlich dieser Untersuchung in fünf Studien vorgenommen. Kadrmas und Mitarb. (1979) sowie Platz und Kendell (1988) fanden ein niedrigeres Morbiditätsrisiko im Vergleich zu nichtpuerperalen Kontrollen, welches allerdings nicht die Signifikanzschwelle erreichte. Whalley und Mitarb. (1982) stellten keinen Unterschied fest, wobei aber das Ersterkrankungsalter der Indexpatientinnen niedriger als das der Kontrollen war. Bekanntlich besteht eine Korrelation zwischen niedrigem Ersterkrankungsalter und familiärer Belastung (siehe z.B. Gershon und Mitarb., 1976; Baron und Mitarb., 1981). Bei Parallelisieren des Alters hätte sich bei genügender Gruppengröße also ein Unterschied ergeben können. Dean und Mitarb. (1989) fanden für Verwandte von Patientinnen mit Postpartum-Psychose je nach Berücksichtigung schwererer oder auch leichter Sekundärfälle ein statistisch nicht verschiedenes bzw. höheres Morbiditätsrisiko als bei Verwandten nichtpuerperal erkrankter Frauen.

In der vorliegenden Untersuchung war das globale Morbiditätsrisiko für endogene Psychosen bei den Zürcher Kontrollpatientinnen (14,0%) etwas höher als bei den Indexpatientinnen (12,1%), der Unterschied war aber nicht statistisch signifikant. In der Lausanner Indexgruppe lag der Wert (10,1%) noch tiefer als in der Zürcher Indexgruppe, der Vergleich mit der Zürcher Kontrollgruppe erscheint jedoch wegen Hinweisen auf generelle Unterschiede der Patientinnen der beiden Kliniken nicht ohne weiteres statthaft. Zur Einschätzung des Morbiditätsrisikos der Lausanner Patientinnen hätte eine dort erstellte Vergleichsgruppe herangezogen werden müssen. Nichtsdestoweniger legen die Ergebnisse der vorliegenden Studie gemeinsam mit den Untersuchungen von Kadrmas und Mitarb. (1979), Platz und Kendell (1988) und bei Berücksichtigung des Ersterkrankungsalters allenfalls auch der Studie von Whalley und Mitarb. (1982) nahe, daß bei Postpartum-Psychosen ein etwas erniedrigtes globales Morbiditätsrisiko für endogene Psychosen vorliegt. Dies wird zudem durch den später erörterten Befund gestützt, wonach die Untergruppe der Patientinnen mit nur puerperalen Krankheitsphasen eine besonders geringe genetische Disposition aufweist, während sich für die anderen Patientinnen keine Hinweise auf eine überdurchschnittliche hereditäre Belastung ergeben.

Zur Interpretation der Morbiditätsrisiken für Verwandte puerperal erkrankter Patientinnen können auch familiengenetische Studien über endogene Psychosen im allgemeinen herangezogen werden. Es gibt aber nur wenige Vergleichswerte, weil viele Autoren nicht das globale, sondern nur das für eine bestimmte Untergruppe endogener Psychosen interessierende Morbiditätsrisiko angaben. Perris (1966) fand für Angehörige unipolar und bipolar affektiv Erkrankter ein globales Morbiditätsrisiko von 12,7% bzw. 15,4 %, Scharfetter und Nüsperli (1980) von 15,8 bzw. 12,9%. Bei schizoaffektiven Psychosen berichteten Angst und Mitarb. (1979) über ein Morbiditätsrisiko von 14,9%, Scharfetter und Nüsperli über ein solches von 25,7%. Das globale Morbiditätsrisiko für endogene Psychosen bei Verwandten von Patienten mit Schizophrenie wird variabel angegeben. Scharfetter und Nüsperli (1980) stellten bei paranoider Schizophrenie einen Wert von 8,8%, bei Hebephrenie von 8,4% und bei Katatonie von 17,6% fest. Die von Protheroe (1969), Platz und Kendell (1988) und in der vorliegenden Studie gefundenen Morbiditätsrisiken sind im Vergleich zu den eben erwähnten Werten eher niedrig. Diese Feststellung gilt definitiv, wenn man das niedrige Ersterkrankungsalter der Patientinnen mit Postpartum-Psychose berücksichtigt.

Wenngleich heute keine endgültige Schlußfolgerung möglich erscheint, so gibt es insgesamt doch deutliche Hinweise darauf, daß bei Verwandten von Patientinnen mit Postpartum-Psychose, verglichen mit Verwandten gleichaltriger Frauen mit der entsprechenden Diagnose im allgemeinen, ein etwas erniedrigtes Morbiditätsrisiko vorliegt.

Eine im Durchschnitt erniedrigte genetische Belastung erscheint für Patientinnen mit endogener Psychose, bei denen ein starker Auslöser vorliegt, unter Annahme des Diathesis-Streß-Modells möglich. Danach wirken die beteiligten ätiologischen Faktoren im Sinn einer Ergänzungsreihe. Allerdings konnte dies nur selten in Vergleichsstudien über psychotische Erkrankungen mit und ohne Auslöser belegt werden. Angst (1966) fand für Affektpsychosen und schizoaffektive Psychosen, daß die Verwandten von Patienten mit exogen (psychologisch oder somatisch) ausgelöster Psychose ein niedrigeres Morbiditätsrisiko aufwiesen als Verwandte von Patienten ohne exogene Auslösung. In zwei Untersuchungen über Psychosen mit reaktiver Auslösung wurden nicht eindeutig unter der Erwartung für endogene Psychosen gelegene Morbiditätsrisiken gefunden. McCabe (1975) stellte für psychogene Psychosen ein Morbiditätsrisiko für Psychosen gleicher Art von 5,5%, für Affektpsychosen von 4,6% und für Schizophrenie von 0,5% fest, wenn definitive Sekundärfälle berücksichtigt wurden. Die Werte bei Mitberücksichtigung wahrscheinlicher Sekundärfälle waren 6,1%, 7,2% und 1,0%. Bei Patientinnen mit sog. schizophrener Reaktion fanden Scharfetter und Mitarb. (1979) bei der Nachuntersuchung einer ursprünglich von Rohr (1961) erfaßten Patientengruppe ein Morbiditätsrisiko für Schizophrenie von 8,3%.

Unter den erkrankten Verwandten von Frauen mit Postpartum-Psychose sind affektive Erkrankungen am häufigsten, wie einheitlich aus den Untersuchungen von Platz und Kendell (1988), Dean und Mitarb. (1989) und der vorliegenden Studie hervorgeht.

Das Ersterkrankungsalter bei Affektpsychosen und schizoaffektiven Psychosen im allgemeinen war bei Männern und Frauen nicht in statistisch abgesicherter Weise verschieden (Preisig und Angst, 1994), wobei aber Frauen in drei der vier nach der Polarität unterteilten Gruppen ein höheres Alter bei Erstmanifestation aufwiesen. Bei Schizophrenie liegt das Ersterkrankungsalter der Frauen definitiv über dem der Männer (Häfner und Mitarb, 1989). Aus geschlechtsspezifischen Unterschieden des Ersterkrankungsalters bei erkrankten Verwandten lassen sich also nur begrenzt Schlußfolgerungen zur nosologischen Zuordnung von Postpartum-Psychosen ziehen. Die Befunde der vorliegenden Studie, welche sogar ein leicht niedrigeres Ersterkrankungsalter der Frauen ergaben, stehen jedenfalls im Einklang mit der Klassifikation der meisten Postpartum-Psychosen unter die Affektpsychosen und schizoaffektiven Psychosen.

6.2 Befunde in den diagnostischen Untergruppen

Soweit diesbezügliche Ergebnisse anderer Studien existieren, wurden sie im vorangegangenen Abschnitt erwähnt.

Das globale Morbiditätsrisiko für endogene Psychosen bei den Verwandten der Patientinnen mit Affektpsychose, schizoaffektiver Psychose und Schizophrenie war 10,9%, 15,2% bzw. 6,2% (Tab. 28). Die Unterschiede waren nicht statistisch signifikant. Bei ausschließlicher Berücksichtigung der Verläufe mit nichtpuerperalen Phasen lagen die Morbiditätsrisiken in den drei diagnostischen Gruppen, entsprechend den häufigeren Sekundärfällen, etwas höher (13,8%, 16,3% bzw. 7,6%) (Tab. 29).

In Tab. 30 sind die Morbiditätsrisiken für die einzelnen endogenen Psychosen in den diagnostischen Untergruppen angegeben. Ein statistischer Vergleich wurde wegen der geringen Anzahl von Sekundärfällen nicht vorgenommen.

Auf die eher niedrigen globalen Morbiditätsrisiken für endogene Psychosen der einzelnen Untergruppen von Postpartum-Psychosen wurde im vorangegangenen Abschnitt hingewiesen. Die Morbiditätsrisiken bei ausschließlicher Berücksichtigung der Verläufe mit nichtpuerperalen Phasen lagen jedoch im Bereich des für die jeweilige Psychose erwarteten Wertes.

In der vorliegenden Untersuchung waren die globalen Morbiditätsrisiken für endogene Psychosen bei Affektpsychosen, schizoaffektiven Psychosen und Schizophrenie statistisch nicht verschieden. Die festgestellten Unterschiede entsprechen jedoch Befunden über diese Störungen im allgemeinen, indem bei schizoaffektiven Psychosen das höchste Morbiditätsrisiko gefunden wird (siehe z.B. Angst und Mitarb., 1979; Scharfetter und Nüsperli, 1980) und bei Schizophrenie das Morbiditätsrisiko für endogene Psychosen vergleichsweise niedrig ist (siehe z.B. Scharfetter und Nüsperli, 1980).

Bei den Patientinnen mit Affektpsychose und mit Schizophrenie war tendenziell eine homotypische Vererbung festzustellen, nicht jedoch bei den Patientinnen mit schizoaffektiven Psychosen (Tab. 30). Das Überwiegen von Affektpsychosen unter den Verwandten von Patientinnen mit schizoaffektiver Psychose stimmt mit generellen Ergebnissen bei schizoaffektiven Psychosen überein (Angst und Mitarb., 1979).

6.3 Vergleich von Affektpsychosen und schizoaffektiven Psychosen

Im folgenden wird eine Gegenüberstellung von Affektpsychosen und schizoaffektiven Psychosen vor allem hinsichtlich des Ersterkrankungsalters der Sekundärfälle und des Anteils von Sekundärfällen mit schizophrenen Symptomen vorgenommen. Die Untersuchung dieser beiden Merkmale stellt einen Ansatz dar, Aussagen zur nosologischen Beziehung der beiden Psychosen zu machen.

Auf S. 87 wurde erwähnt, daß bei endogenen Psychosen Verwandte von Patienten mit niedrigem Ersterkrankungsalter im Durchschnitt ein hohes, Verwandte von Patienten mit hohem Ersterkrankungsalter hingegen ein niedriges Morbiditätsrisiko für endogene Psychosen aufweisen. Das Ersterkrankungsalter spiegelt also in einem gewissen Ausmaß die genetische Belastung wider. Zu erwähnen ist auch, daß endogene Psychosen mit frühem Beginn im Durchschnitt schwerer verlaufen als Psychosen mit spätem Beginn, sodaß sich auch die Frage einer Beziehung von Schwere der Erkrankung und genetischer Disposition stellt.

Schizophrene Symptome werden primär als Ausdruck der nosologischen Zugehörigkeit der betreffenden Psychose betrachtet. Andererseits kann ihr Vorliegen als Indikator der Schwere der Erkrankung interpretiert werden. Dies betrifft insbesondere die schizoaffektiven Psychosen, welche als virulente Form affektiver Erkrankungen bezeichnet wurden (Gershon und Mitarb., 1982). In diesem Zusammenhang ist auch zu erwähnen, daß in neuerer Zeit ein Kontinuum endogener Psychosen postuliert wurde, welches von tendenziell leichteren Erkrankungen am affektiven Pol über die schizoaffektiven Psychosen zu den überwiegend schwer verlaufenden Schizophrenien reiche (Crow, 1986).

In Übereinstimmung mit der Annahme, daß schizoaffektive Psychosen schwerere Verlaufsformen der Affektpsychosen darstellen, steht das im Vergleich zu Affektpsychosen etwas höhere Morbiditätsrisiko für endogene Psychosen (siehe z.B. Angst und Mitarb., 1979; Scharfetter und Nüsperli, 1980; Gershon und Mitarb., 1982). Wie im vorangegangenen Abschnitt erwähnt, wurde auch in der vorliegenden Studie ein solcher Befund erhoben, wenngleich ohne statistische Absicherung (Tab. 28 und 29).

Das Ersterkrankungsalter der Verwandten ersten Grades der Patientinnen mit Affektpsychose war 31,3 ± 11,7 Jahre, das der Verwandten der Patientinnen mit schizoaffektiver Psychose 35,2 ± 13,4 Jahre. Der Unterschied war statistisch nicht signifikant (Tab. 34). Auch das Alter bei der Erfassung aller Verwandten stimmte in den Vergleichsgruppen weitgehend überein (Tab. 36).

Der Anteil von Sekundärfällen mit schizophrenen Symptomen war in der Gruppe der Affektpsychosen 29% und in der Gruppe der schizoaffektiven Psychosen 39%, was keinen statistisch signifikanten Unterschied bedeutete (Tab. 35).

Zur Hypothese, daß schizoaffektive Psychosen im Vergleich zu den Affektpsychosen lediglich die schwerere Variante einer einzigen Krankheit sind, zeigte sich hier entgegen dieser Erwartung, daß das Ersterkrankungsalter der Sekundärfälle bei den Affektpsychosen nicht höher als bei den schizoaffektiven Psychosen war. Dieser Befund ist eher mit der Annahme vereinbar, daß es sich bei den schizoaffektiven Psychosen um eine eigenständige Krankheit handelt.

Der Vergleich des Ersterkrankungsalters der erkrankten Verwandten von Patientengruppen setzt voraus, daß das Alter der Gesamtgruppe aller Verwandten bei der Erfassung nicht differiert. Dies traf in der vorliegenden Studie zu bzw. lagen die Differenzen in der gegenteiligen Richtung als der, die in der Gruppe der Affektpsychosen eine Verzerrung des Alters nach niedrigeren Werten hätte bewirken können (Tab. 36).

In Übereinstimmung mit der obenerwähnten Hypothese war, daß bei den schizoaffektiven Psychosen ein etwas höheres Morbiditätsrisiko vorlag und die Symptomatik der Sekundärfälle häufiger schizophrene Symptome beinhaltete, wobei beide Befunde nicht statistisch abgesichert sind. So ergeben sich aus den familiengenetischen Befunden der vorliegenden Studie sowohl Hinweise auf die Hypothese, daß schizoaffektive Psychosen eine schwerere Variante der Affektpsychosen darstellen, als auch auf die Annahme der nosologischen Unabhängigkeit der beiden Störungen.

6.4 Vergleich unipolarer und bipolarer Psychosen

Der Vergleich von unipolaren und bipolaren Psychosen drängt sich hier auf, weil gemäß der Hypothese von Brockington und Mitarb. (1981) die Postpartum-Psychosen vor allem bipolare Psychosen sind. So galt es, die Hypothese zu überprüfen, daß die unipolaren Psychosen der Postpartum-Periode genetisch bipolare Psychosen darstellen. Daneben war die Gegenüberstellung unipolarer und bipolarer Psychosen wegen der noch immer aktuellen Frage der Beziehung dieser beiden Verlaufsformen von Interesse.

Das globale Morbiditätsrisiko für endogene Psychosen war bei den Verwandten der Patientinnen mit unipolarer Psychose 12,4% und bei den Verwandten der Bipolaren 13,3% (Tab. 31). Der Unterschied war statistisch nicht signifikant. Unter den Verwandten Unipolarer war das Morbiditätsrisiko für bipolare Psychosen 1,6%, unter den Verwandten der Bipolaren 5,1%. Dieser Unterschied war bei einseitiger Fragestellung statistisch signifikant ($\chi^2 = 3{,}252$, FG = 1, p <0,03, phi = 0,10). Das Morbiditätsrisiko für unipolare Psychosen war in beiden Gruppen mit 7,6% gleich.

Das Ersterkrankungsalter der Sekundärfälle in den beiden Gruppen differierte kaum. Es war 32,7 ± 12,4 Jahre bei den Unipolaren und 34,0 + 13,2 Jahre bei den Bipolaren (Tab. 34). Auch das Alter bei der Erfassung der Gesamtgruppe der Verwandten war in beiden Gruppen fast gleich (Tab. 36).

Eine Psychose mit schizophrenen Symptomen lag bei 48% der Sekundärfälle der Unipolaren vor, verglichen mit 19% bei den Bipolaren. Der Unterschied war statistisch signifikant (Tab. 35).

Für die Möglichkeit, daß unipolare Psychosen mit Beginn in der Postpartum-Periode eine milde Verlaufsform von genetisch bipolaren Psychosen darstellen, konnten in der vorliegenden Studie keine Hinweise erbracht werden. Weder fand sich unter den Sekundärfällen Unipolarer ein wesentlicher Anteil Bipolarer, noch war das globale Morbiditätsrisiko für endogene Psychosen in der Gruppe der Unipolaren niedriger als bei den Bipolaren. Zudem sprechen das Ersterkrankungsalter und die Häufigkeit von schizophrenen Symptomen bei den Sekundärfällen eher für eine schwerere Erkrankung der unipolaren als der bipolaren Psychosen.

Ausgehend von unseren generellen Kenntnissen über endogene Psychosen war zu erwarten, daß sich unter den Verwandten von Patientinnen mit bipolarer Psychose mehr Bipolare finden als in der Gruppe der Unipolaren (Angst, 1966; Perris, 1966; Gershon und Mitarb., 1982)). Dies wurde in der vorliegenden Untersuchung bestätigt. Auch der hier erhobene Befund eines hohen Anteils von Unipolaren unter den Sekundärfällen der Bipolaren entspricht generellen familiengenetischen Befunden über Affektpsychosen (Angst, 1966; Gershon und Mitarb., 1982).

6.5 Untergruppen der Patientinnen mit Schizophrenie

Die separate Erörterung der Fälle von Postpartum-Psychose mit typischer und nichttypischer Schizophrenie erfolgte wegen der beim Langzeitverlauf festgestellten Hinweise auf die nosologische Verschiedenheit der beiden Gruppen. Ergänzend wird hier auch die Einteilung nach den DSM-III-R-Kriterien der Schizophrenie besprochen, welche sich mit der erwähnten Klassifikation stark überschneidet.

Das globale Morbiditätsrisiko für endogene Psychosen der Verwandten der Patientinnen mit typischer Schizophrenie war 8,1%, das der Verwandten der Patientinnen mit nichttypischer Schizophrenie 4,5%. Das Morbiditätsrisiko für typische Schizophrenie in den beiden Gruppen war 4,9% bzw. 0%, das Morbiditätsrisiko für nichttypische Schizophrenie 1,6% bzw. 3,0%.

DSM-III-R: Das globale Morbiditätsrisiko für endogene Psychosen der Patientinnen, die die DSM-III-R-Kriterien einer Schizophrenie erfüllten, war 8,0%, das der Verwandten ohne die DSM-III-R-Kriterien der Schizophrenie war 5,1%. Das Morbiditätsrisiko für Schizophrenie nach DSM-III-R in den beiden Gruppen war 2,0% bzw. 1,3%.

Die Patientinnen mit Schizophrenie hatten ein relativ niedriges globales Morbiditätsrisiko für endogene Psychosen, insbesondere auch ein niedriges Morbiditätsrisiko für typische Schizophrenie und DSM-III-R-Schizophrenie. Erwähnenswert ist das Fehlen von typischen Schizophrenien unter den Verwandten der Patientinnen mit nichttypischen, vorwiegend die Kriterien der zykloiden Psychosen erfüllenden Schizophrenien. Allerdings lassen sich aus den kleinen Gruppen untersuchter Patientinnen nur mit Vorbehalt Schlußfolgerungen ziehen.

6.6 Verläufe mit ausschließlich puerperalen Phasen

Entsprechende Angaben in der Literatur findet man nur sporadisch (siehe unten).

Die Patientinnen mit nur puerperalen Phasen hatten ein statistisch signifikant höheres globales Morbiditätsrisiko für endogene Psychosen als die Patientinnen mit puerperalen und nichtpuerperalen Phasen (13,4% im Vergleich zu 5,1%) (Tab. 33). Die getrennte Untersuchung des Merkmals an den Fällen der beiden Kliniken zeigte einen statistisch signifikanten Unterschied für die Lausanner, nicht aber für die Zürcher Patientinnen, jedoch lag bei letzteren die geringe Differenz noch in der gleichen Richtung wie bei den Lausanner Patientinnen.

Das Ersterkrankungsalter der Verwandten ersten Grades von Patientinnen mit ausschließlich puerperalen Phasen war 28,7 ± 19,0 Jahre, verglichen mit 35,3 ± 11,4 Jahren bei den Verwandten von Patientinnen mit puerperalen und nichtpuerperalen Phasen (Tab. 34). Der Unterschied war statistisch nicht signifikant. Auch das Alter bei der Erfassung der Gesamtgruppe der Verwandten war in beiden Gruppen weitgehend identisch (Tab. 36).

Bei 71% der Sekundärfälle der Patientinnen mit ausschließlich puerperalen Phasen lag eine Psychose mit schizophrenen Symptomen vor, verglichen mit 38% bei den Sekundärfällen der Patientinnen mit puerperalen und nichtpuerperalen Phasen. Der Unterschied war statistisch nicht signifikant (Tab. 35).

In der vorliegenden Untersuchung hatten Verwandte von Patientinnen mit nur puerperalen Phasen ein niedrigeres Morbiditätsrisiko als Verwandte von Patientinnen mit auch nichtpuerperalen Phasen. Dieser in einer früheren Arbeit bereits erhobene Befund (Schöpf und Mitarb., 1985) wurde in der Gesamtgruppe der 119 Patientinnen zwar bestätigt, konnte jedoch bei den Zürcher Patientinnen allein nicht wiedergefunden werden. Wie beim Vergleich der Lausanner und Zürcher Patientinnen erwähnt wurde, ist es möglich, daß bei ersteren häufiger leichtere, atypische Fälle von Postpartum-Psychose vorkamen. Es könnte sein, daß dieser Umstand den Nachweis der Beziehung von Langzeitverlauf und Familienanamnese begünstigte. Insgesamt erscheint es berechtigt, auf Grund der Gesamtstudie von einem Hinweis auf einen Zusammenhang von Familienanamnese und Verlauf zu sprechen.

Es ist nicht anzunehmen, daß die unterschiedlichen Morbiditätsrisiken einen Untersuchungsartefakt darstellen. Die Erfassung der Sekundärfälle bei Patientinnen mit nichtpuerperalen Phasen erfolgte gleich wie bei den Patientinnen ohne nichtpuerperale Phasen durch eine Hauptauskunftsperson, sodaß sich diesbezüglich keine Erklärungsmöglichkeit der gefundenen Differenzen ergibt. Allerdings wiesen die Patientinnen weniger Auskunftsquellen für die Katamneseerhebung auf, was auch weniger Kontrollmöglichkeiten hinsichtlich der Vollständigkeit der Angaben bedeutete. Für eine Verheimlichung psychotischer Erkrankungen ergaben sich mit Ausnahme eines auf S. 29 erwähnten Falls keine konkreten Hinweise. Auch ist festzustellen, daß eine statistisch signifikante Differenz der Häufigkeit einer Familienanamnese von endogenen Psychosen bereits bei der Indexphase bestand (Tab. 21). Zu diesem Zeitpunkt waren die Quellen zur Informationsgewinnung gleich.

Auch andere Untersucher (Ifabumuyi und Akindele, 1985) stellten bei den Verwandten von Patientinnen mit ausschließlich puerperalen Krankheitsphasen seltener eine positive Familienanamnese von Psychosen fest als bei Verwandten von Patientinnen, die puerperale und nichtpuerperale Phasen hatten (28 : 8 im Vergleich zu 5 : 9; $\chi^2 = 7,948$, FG = 1, p < 0,006. Dean und Mitarb. (1989) hingegen fanden keine Differenz des Morbiditätsrisikos für schwere psychische Störungen zwischen Verwandten von Frauen mit sowohl puerperalen als auch nichtpuerperalen Phasen im Vergleich zu solchen mit ausschließlich puerperalen Phasen.

Zur Frage der Beziehung von Familienanamnese und Verlauf bei endogenen Psychosen im allgemeinen gibt es nur wenige Arbeiten. Für die Schizophrenie fanden Bleuler (1972), Ciompi und Müller (1976) sowie Huber und Mitarb. (1979) keinen Zusammenhang, wohl aber stellte Hinterhuber (1973) wie hier bei Patientinnen mit negativer Familienanamnese einen günstigeren Verlauf fest.

Eine Interpretationsmöglichkeit des Zusammenhangs von günstigem Langzeitverlauf und negativer Familienanamnese von endogenen Psychosen ergibt sich aus einer Fortsetzung der Überlegungen zum Diathesis-Streß-Modell. Die Patientinnen mit negativer Familienanamnese könnten im Durchschnitt eine niedrige genetische Disposition aufweisen, sodaß nur starke Auslöser wie eine Entbindung, nicht aber weniger schwere Ereignisse oder der spontane Verlauf zu weiteren Krankheitsphasen führen.

Die erkrankten Verwandten der Patientinnen mit ausschließlich puerperalen Phasen wiesen kein höheres Ersterkrankungsalter und keine niedrigere Frequenz schizophrener Symptome als die Verwandten der Patientinnen mit puerperalen und nichtpuerperalen Phasen auf, womit sich diesbezüglich kein Hinweis auf eine geringe genetische Belastung dieser Fälle mit positiver Familienanamnese ergibt. Der Befund könnte bedeuten, daß in der Gruppe von Patientinnen mit ausschließlich puerperalen Phasen, in der ja die genetische Belastung insgesamt niedrig war, ein Teil der Patientinnen eine durchschnittliche genetische Belastung aufweist, andere Patientinnen hingegen gar keine. Bei gleichmäßig verteilter verminderter genetischer Belastung würde man ein erhöhtes Ersterkrankungsalter und einen geringeren Anteil von Sekundärfällen mit schizophrenen Symptomen erwarten. Somit ergibt sich ein möglicher Hinweis für die nosologische Unabhängigkeit von Postpartum-Psychosen mit ausschließlich puerperalen Phasen.

6.7 Vergleich von früh mit später nach der Entbindung beginnenden Psychosen

Eine Erörterung von Psychosen nach dem Beginn der Indexphase im Verhältnis zur Entbindung wurde nach Wissen des Autors nur in Arbeiten vorgenommen, in denen noch das Konzept der Laktationspsychosen berücksichtigt wurde. Schmidt (1881) fand einen minimal niedrigeren Anteil von Heredität unter den Puerperalpsychosen als den Laktationspsychosen (33,5 gegen 36,3%). Runge (1911) erwähnte zusammen mit seinen eigenen Resultaten fünf Untersucher, von denen drei eine höhere Heredität bei Puerperalpsychosen feststellten.

Die Verwandten der Patientinnen mit frühem Beginn der Indexphase wiesen ein globales Morbiditätsrisiko von 10,3% auf, die Verwandten der Gruppe mit späterem Beginn ein solches von 13,2% (Tab. 32). Der Unterschied war statistisch nicht signifikant. Ein vollständiger Vergleich der Diagnosen der Sekundärfälle der beiden Gruppen wurde wegen der geringen Fallzahlen nicht vorgenommen. Zu erwähnen ist jedoch, daß das Morbiditätsrisiko für bipolare Psychosen in der früh beginnenden Gruppe 2,8% und in der später beginnenden Gruppe 1,8% war. Der Unterschied war statistisch nicht signifikant, auch nicht bei einseitiger Fragestellung.

In der vorliegenden Untersuchung war das Morbiditätsrisiko für endogene Psychosen bei Verwandten von Patientinnen mit frühem im Vergleich zur Gruppe mit späterem Beginn der Indexphase nicht statistisch signifikant verschieden. Die heute vorliegenden Befunde gestatten keine Aussage darüber, ob zwischen den beiden Gruppen Unterschiede im globalen Morbiditätsrisiko oder in der Verteilung der Diagnosen bestehen.

6.8 Zykloide Psychosen

Der Vergleich des globalen Morbiditätsrisikos für endogene Psychosen bei den Patientinnen, die jemals die Kriterien einer zykloiden Psychose erfüllten, mit den anderen Patientinnen ist von potentiellem Interesse, weil er Hinweise für die nichtgenetische Mitverursachung zykloider Psychosen liefern könnte.

Das globale Morbiditätsrisiko für endogene Psychosen bei Verwandten von Patientinnen, die mindestens einmal die Kriterien einer zykloiden Psychose erfüllten, war 11,1%, im Vergleich zu 10,9% bei den Verwandten der anderen Patientinnen.

Das globale Morbiditätsrisiko für endogene Psychosen in dieser Gruppe entsprach also dem Wert der Gesamtgruppe. Es hätte Gründe gegeben, einen niedrigeren Wert zu vermuten. Maj (1990) kam ausgehend von Hinweisen über eine Häufung perinataler Komplikationen bei Patienten mit zykloider Psychose zur Annahme, daß bei zykloiden Psychosen Umweltfaktoren eine größere Rolle spielen. Der Autor zitierte Kiev (1972), der den hohen Anteil von akuten atypischen Psychosen in Entwicklungsländern mit den oft vorkommenden Geburtstraumen und den dabei gehäuft auftretenden subklinischen Hirnschäden in Beziehung setzte.

6.9 Familiäre Häufung von puerperalen Erkrankungen?

Wie bei der Formulierung von Fragestellungen für die vorliegende Studie erwähnt, könnte eine spezielle familiäre Häufung von Erkrankungen mit postpartalen Phasen bedeuten, daß eine eigenständige Krankheit vorliegt.

Das Morbiditätsrisiko für puerperale Phasen bei weiblichen Verwandten von Frauen mit Postpartum-Psychose war bei Platz und Kendell (1988) 4,2%, verglichen mit 4,9% für weibliche Verwandte nichtpuerperal erkrankter Frauen. Whalley und Mitarb. (1982) fanden für die beiden Vergleichsgruppen ein Risiko von 2,2% bzw. 3,3% pro hundert Geburten, bei Dean und Mitarb. (1989) war der Wert 2,2% für die puerperale Gruppe, 1,2% für die gemischte Gruppe und 0% für die bipolare Gruppe. Diese Unterschiede waren nicht statistisch signifikant.

Von den 25 psychotisch erkrankten weiblichen Verwandten, die Kinder gebaren, hatten 11 (44%) puerperale Krankheitsphasen. Von der Untergruppe der 4 weiblichen Verwandten der Patientinnen mit einmaliger Krankheitsphase im Leben bzw. ausschließlich puerperalen Phasen hatte nur eine eine puerperale Krankheitsphase.

Die erwähnten Untersuchungen einschließlich der vorliegenden sprechen dafür, daß die Neigung zu puerperalen Phasen einer generellen Tendenz bestimmter diagnostischer Gruppen endogener Psychosen entspricht und sich nicht speziell in Untergruppen von ihnen manifestiert.

Auch für die Untergruppe der Patientinnen mit nur einmaliger Krankheitsphase im Leben bzw. ausschließlich puerperalen Phasen ergaben sich hier keine Hinweise für eine spezielle familiäre Häufung von puerperalen Erkrankungen. Charakteristisch für diese Gruppe war hier die häufig fehlende Familienanamnese von endogenen Psychosen.

6.10 Zusammenfassung nosologisch relevanter Befunde

Das globale Morbiditätsrisiko für endogene Psychosen bei Verwandten ersten Grades von Frauen mit Postpartum-Psychose liegt, wie neben anderen Studien auch in der vorliegenden Untersuchung gefunden wurde, nahe den bei endogenen

Psychosen generell gefundenen Werten und damit wesentlich über der Psychosehäufigkeit in der Durchschnittsbevölkerung.

Die in der vorliegenden Untersuchung durchgeführte differenzierte Diagnostik erkrankter Verwandter ergab in der Gesamtgruppe ein Überwiegen von Affektpsychosen unter den Sekundärfällen. Daneben wurde ein Anteil von Schizophrenien und schizoaffektiven Psychosen festgestellt. Unipolare Psychosen waren unter den erkrankten Verwandten wesentlich häufiger als bipolare. Von den Sekundärfällen mit Schizophrenie erfüllte nur ca. die Hälfte die Kriterien einer typischen Form.

Bei Anwendung der DSM-III-R-Kriterien auf die erkrankten Verwandten erhöhte sich der Anteil rein affektiver Erkrankungen.

Für die Möglichkeit, daß der Großteil der unipolaren Psychosen mit Beginn in der Postpartum-Periode eine milde Verlaufsform von genetisch bipolaren Psychosen darstellt, ergaben sich in der vorliegenden Untersuchung keine Hinweise. Dies läßt sich aus dem globalen Morbiditätsrisiko für endogene Psychosen, der Häufigkeit bipolarer Psychosen, dem Ersterkrankungsalter und dem Anteil von Fällen mit schizophrener Symptomatik unter den Sekundärfällen ableiten.

Arbeiten über Postpartum-Psychosen einschließlich der vorliegenden Untersuchung liefern Hinweise darauf, daß das Morbiditätsrisiko für endogene Psychosen bei Verwandten niedriger ist, als man dies für Eltern und Geschwister von psychotisch erkrankten Frauen im geburtsfähigen Alter erwarten würde. In der vorliegenden Untersuchung zeigte sich zudem eine Beziehung zwischen Familienanamnese von endogenen Psychosen und Verlauf, indem Verwandte von Patientinnen mit ausschließlich puerperalen Phasen ein niedrigeres Morbiditätsrisiko als Angehörige von Patientinnen mit puerperalen und nichtpuerperalen Phasen aufwiesen.

Eine Erklärung der beiden Befunde wäre, daß bei den Psychosen, die durch den starken Auslöser der Entbindung hervorgerufen werden, im Sinn des Diathesis-Streß-Modells mehr Erkrankungen mit geringer genetischer Belastung vorliegen als bei den endogenen Psychosen im allgemeinen. Bei Störungen mit insgesamt geringer Erkrankungsneigung sollten weniger starke Auslöser bzw. der Spontanverlauf seltener mit weiteren Krankheitsphasen verbunden sein.

Andererseits ergaben sich für die Verläufe mit ausschließlich puerperalen Phasen Befunde, die dahingehend interpretierbar sind, daß bei einem Teil von ihnen eine durchschnittliche hereditäre Belastung vorliegt, beim anderen jedoch gar keine. Bei Verläufen mit ausschließlich puerperalen Phasen, die ja insgesamt eine niedrige genetische Belastung aufwiesen, war das Ersterkrankungsalter der Sekundärfälle nicht höher und die Häufigkeit schizophrener Symptome nicht niedriger als bei den anderen Sekundärfällen. Diese Befunde könnten auf die nosologische Eigenständigkeit eines Teils der Postpartum-Psychosen mit ausschließlich puerperalen Phasen hindeuten.

Beim Vergleich des globalen Morbiditätsrisikos für endogene Psychosen bei früh und später nach der Indexphase beginnenden Psychosen differierten die Werte in den beiden Gruppen wenig.

Die Tendenz zu puerperaler Erkrankung ist ein generelles Merkmal bestimmter diagnostischer Gruppen und manifestiert sich nicht besonders in einzelnen Familien, wie verschiedene Befunde einschließlich der hier ermittelten Häufigkeit puerperaler Phasen bei psychotisch erkrankten weiblichen Verwandten mit Kindern belegen.

7 Synopsis

7.1 Postpartum-Psychosen: eine nosologische Einheit?

Bei der Klassifikation in der Medizin wird im allgemeinen die Einteilung nach der Ursache angestrebt. Man geht davon aus, daß so die profundeste Charakterisierung des Zustandes erfolgt und auch die genauesten Aussagen zu Prognose und Therapie ermöglicht werden. Idealerweise sollten alle Zwischenglieder von zugrunde liegender Pathologie und klinischer Manifestation bekannt sein. Gelegentlich findet man den Verlauf, das Ansprechen auf die Behandlung oder andere Merkmale als Klassifikationskriterien, aber auch dann liegt z.T. die Zielvorstellung einer ätiologisch ausgerichteten Diagnostik zugrunde.

Der Name Postpartum-Psychose läßt vermuten, daß ein mit der Postpartum-Periode zusammenhängender Faktor die Krankheit bedingt, also deren Ursache ist. Ursache bedeutet Vorliegen eines einzigen, für sich allein ausreichenden ätiologischen Faktors. Es besteht eine 1:1-Beziehung, indem alle Personen, die den Faktor aufweisen, die Krankheit haben, und alle, die ihn nicht aufweisen, von der Krankheit frei sind.

Besteht zwischen einem Faktor und einer Krankheit eine 1:1-Beziehung, so ist es dennoch nicht sicher, ob er die Krankheitsursache darstellt. Es könnte eine indirekte Assoziation vorliegen, d.h. beide Variablen könnten mit einer dritten, dem eigentlichen kausalen Faktor, zusammenhängen, ohne untereinander in einem ursächlichen Verhältnis zu stehen. Um Klarheit über die Art des Zusammenhangs zu haben, muß man die zugrunde liegenden Mechanismen kennen.

Im Fall der Postpartum-Psychosen kann nur für die organisch bedingten Erkrankungen von einer bekannten Ursache gesprochen werden. Sie liegt ja hier per definitionem vor. Im übrigen besteht gemäß aktuellem Kenntnisstand keine 1:1-Beziehung von Postpartum-Psychosen zu einem bekannten Faktor. Die in früheren Jahrhunderten verbreitete Auffassung des Eindringens von Milch via Blutsystem ins Gehirn als Ursache von Geistesstörungen könnte als monokausaler Faktor verstanden werden. Auch die Befunde von Nyberg und Mitarb. (1988) über psychotogene Milchabbauprodukte stellen einen Ansatz in dieser Richtung dar.

Liegt zwischen einem Faktor und einer Krankheit eine geringere als eine 1:1-Beziehung vor, kann es sich nicht mehr um die Ursache, sondern nur noch um eine Bedingung handeln. Man kann Haupt- und Nebenbedingungen unterscheiden. Eine Hauptbedingung ist ein notwendiger, für sich allein aber nicht ausreichender spezifischer Faktor zur Krankheitsentstehung. Nebenbedingungen stellen eine Mehrzahl unspezifischer krankheitsbegünstigender Elemente dar. Die Hauptbedingung ist bei allen Erkrankten erfüllt und kommt auch bei einem Teil der Nichterkrankten vor. Die Nebenbedingungen finden sich in variabler Frequenz und Zusammensetzung bei Erkrankten und Nichterkrankten. Wie beim Vorliegen einer einzigen Ursache ist auch hier zum Ausschluß indirekter Assoziationen die Kenntnis der pathogenetischen Mechanismen nötig. Dies gilt auch zur Klärung der Frage, ob ein Faktor Haupt- oder Nebenbedingung ist. Es gibt im übrigen keine allgemeingültigen Kriterien zur Einordnung eines Faktors als Haupt- oder Nebenbedingung. Üblicherweise gilt eine bestimmte genetische Disposition als spezifischer und Streß als unspezifischer ätiologischer Faktor.

Bei den bisherigen Erörterungen wurde nicht berücksichtigt, daß sich unter einer klinischen Störung mehrere Krankheiten verbergen und entsprechend mehrere Hauptursachen vorliegen können. Hinsichtlich der Entstehung der einzelnen Krankheit ist es möglich, daß Faktoren erst in ihrer Wechselwirkung pathogen wirken und man wahrscheinlich auch protektive Faktoren berücksichtigen müßte. Die Anzahl möglicher Konstellationen ist groß. Die Überprüfung aller möglichen Zusammenhänge in einer empirischen Studie wäre nur bei extrem großer Fallzahl möglich. Demgegenüber sind die heutigen empirischen Ansätze zur Ätiologie endogener Psychosen überwiegend sehr einfach und berücksichtigen nur einen oder ganz wenige Faktoren. Über komplexere Modelle bestehen kaum ausgearbeitete Vorstellungen. Es bleibt zu hoffen, daß das hier besprochene Modell, welches ebenfalls einfach ist, den realen Gegebenheiten genügend nahe kommt.

Unter Hauptbedingungen von Postpartum-Psychosen kommen psychologische Belastungen in Frage. Sie könnten jedoch höchstens in Ausnahmefällen die Rolle des vorherrschenden ätiologischen Elements spielen. Bei Frauen mit Postpartum-Psychose konnten abgesehen vom perinatalen Kindstod keine außerordentlichen psychischen Belastungsmomente gefunden werden. Die Annahme von spezifischen psychodynamischen Konflikten ist empirisch nicht belegt. Wohl sicher können solche nicht als ausschließliche Ursache von Postpartum-Psychosen betrachtet werden. Hingegen wäre es möglich, daß sie sich mit biologischen Faktoren kombinieren. Eine denkbare Begründung für das bisherige Fehlen entsprechender empirischer Befunde wäre, daß von Patientin zu Patientin variable und damit statistisch nicht ohne weiteres erfaßbare pathogene psychodynamische Einflüsse vorliegen.

Eine andere theoretisch vorstellbare Hauptbedingung der Postpartum-Psychosen wäre das Vorliegen pathologischer endokriner Verhältnisse. Allerdings existieren keine Befunde über Endokrinopathien bei Postpartum-Psychosen. Die Ergebnisse von Nyberg und Mitarb. (1988) über psychotogene Effekte pathologisch veränderter Milcheiweisse müssen als präliminär betrachtet werden. Auch ist zu erwähnen, daß bei Endokrinopathien zwar relativ oft leichtere psychische Störungen, jedoch nur selten Erkrankungen mit psychotischer Symptomatik beobachtet werden, insbesondere nicht im Zusammenhang mit Veränderungen des Metabolismus der Sexualhormone.

Insgesamt gibt es z.Z. also kaum direkte Hinweise darauf, daß abnorme, mit Ereignissen der Postpartum-Periode zusammenhängende Bedingungen die Hauptursache der Postpartum-Psychosen sein könnten.

Obwohl keine mit der Postpartum-Periode verknüpften Faktoren identifiziert wurden, die als Hauptursache in Frage kommen, ist es möglich, daß solche existieren. Sie könnten der Erfassung entgangen sein.

Wenn bei einer Störung die Hauptursache unbekannt bleibt, kann nach indirekten Hinweisen auf ihre nosologische Eigenständigkeit gesucht werden. Alle klinischen Besonderheiten können als solche Hinweise betrachtet werden. So interpretierte Hamilton (1962, 1982, 1989), der am Konzept der nosologischen Eigenständigkeit der Postpartum-Psychosen festhält, die konfusionellen Elemente der Störungen in diesem Sinn. Auch in der vorliegenden Studie ergaben sich gewisse, auf einzelnen Merkmalen beruhende Hinweise auf die nosologische Eigenständigkeit von Postpartum-Psychosen.

Die Wahrscheinlichkeit, daß ein einziges Symptom nosologische Eigenständigkeit anzeigt, ist geringer, als wenn sich der Unterschied auf mehrere Charakteristika bezieht. Ein statistisches Maß des Gesamtunterschieds zu einer anderen Störung stellt der Diskriminanzscore dar. Eine bimodale Verteilung der individuellen Werte wurde als Argument für das Vorliegen verschiedener Krankheitseinheiten betrachtet (Kendell und Gourlay, 1970). Auf Postpartum-Psychosen wurde das Verfahren nach Wissen des Autors bisher nicht angewandt.

Clusteranalysen führen auf Grund von Ähnlichkeitmessungen unter gleichzeitiger Berücksichtigung mehrerer Variablen zur Einteilung von Objekten in Gruppen. Unter anderem wegen der großen Zahl von möglichen Algorithmen, welche zu unterschiedlichen Resultaten führen können, sollte die Clusteranalyse durch zusätzliche Arten der Validierung ergänzt werden. Hays (1978) konnte bei Frauen mit psychotischen Erkrankungen einen Cluster von Postpartum-Psychosen identifizieren, der unter Anwendung verschiedener Verfahren konstant blieb. Dies deutet immerhin auf eine gewisse syndromale Einheit der Störungen hin.

Robins und Guze (1970) schlugen zum Eruieren von Krankheitseinheiten ein fünfstufiges Vorgehen vor, das aus Beschreibung des klinischen Syndroms, Entwicklung geeigneter Labortests, Abgrenzung von anderen Störungen, Follow-Up-Untersuchungen mit Identifizierung eines einheitlichen Verlaufs und familiengenetischen Studien mit Nachweis gleicher Störungen bei den Verwandten besteht. Bei Anwendung des Prinzips auf die Postpartum-Psychosen erweist sich neben der Variabilität von Symptomatik und Verlauf vor allem, daß keine besondere familiäre Häufung vorliegt, die über die generelle Frequenz bei den betreffenden endogenen Psychosen hinausgeht.

So ergeben sich also auch keine starken indirekten Hinweise auf die nosologische Eigenständigkeit der Postpartum-Psychosen.

7.2 Auslösung endogener Psychosen in der Postpartum-Periode

Im Gegensatz zu den bisher erwähnten negativen Befunden besteht eine sichere Beziehung zwischen Postpartum-Psychosen und endogenen Psychosen im allgemeinen. Viele Frauen mit Postpartum-Psychose haben vor oder nach der Indexphase nichtpuerperale Krankheitsphasen, und in vielen Fällen findet man eine positive Familienanamnese von endogenen Psychosen. Die Disposition zu endogenen Psychosen kann wahrscheinlich als eine Hauptbedingung zur Entstehung von Postpartum-Psychosen betrachtet werden.

Postpartum-Psychosen könnten durch unspezifische abnorme Phänomene im Sinn von Nebenbedingungen ausgelöst werden. Wie bei der Erörterung der Hauptbedingungen von Postpartum-Psychosen besprochen, wurden bei erkrankten Frauen jedoch weder besondere psychologische Belastungen noch somatische Komplikationen in wesentlich erhöhter Frequenz nachgewiesen, sodaß sie bei der überwiegenden Mehrheit der Patientinnen als Mitursache ausscheiden.

Die Häufung von Psychosen in der Postpartum-Periode ist am besten damit erklärbar, daß die durchschnittlichen Belastungen dieser Zeit die Bedeutung einer Nebenbedingung in Form eines Auslösers haben. Da psychischer und physischer Teil nicht isoliert voneinander untersucht werden kann, bleibt die Frage offen, welcher wichtiger ist. Man kann nur die Hinweise in die eine oder andere Richtung abwägen.

Es wurde erwähnt, daß die Übervertretung Erstgebärender für die auslösende Rolle psychologischer Faktoren sprechen könnte. Für Primiparae ist ja die Umstellung auf die neue Lebenssituation am größten. Vereinzelt sind Adoptionspsychosen beschrieben worden (Victoroff, 1952). Das Ereignis ist jedoch zu selten, als daß es zur Klärung der gestellten Frage herangezogen werden könnte. Wie sehr im übrigen psychologische und biologische Phänomene in einer nicht durchschaubaren Weise zusammenspielen, zeigt der Fall einer Frau, die nach der Adoption eines Kindes stillen konnte und bei der gleichzeitig eine Depression auftrat (Kammerer, 1990). Gegen die Bedeutung der normalen psychologischen Belastungen der Postpartum-Periode als entscheidendem auslösendem Faktor spricht, daß psychologische Faktoren wahrscheinlich überhaupt nicht zu einer so außerordentlichen Steigerung der Psychoseinzidenz führen können, wie sie nach der Niederkunft beobachtet wird. Kendell und Mitarb. (1987) stellten unter Bezugnahme auf Arbeiten von Paykel (1978) und Surtess und Mitarb. (1986) fest, daß psychologische Streßfaktoren einschließlich schwerer Stressoren nur zu einer 1,6- bis 7,6fachen Inzidenzerhöhung von psychischen Störungen führten. Dies läßt vermuten, das in erster Linie die normalen biologischen Veränderungen des Wochenbetts die Auslösung der Postpartum-Psychosen bewirken, wobei psychologische Faktoren hinzukommen können.

7.3 Präferentielles Auftreten bestimmter endogener Psychosen

Die in der Postpartum-Periode beginnenden Psychosen stellen keinen Querschnitt psychotischer Erkrankungen von Frauen im gebärfähigen Alter dar. Vielmehr liegt eine besondere Tendenz affektiver, schizoaffektiver und zykloider Psychosen zu puerperalem Beginn vor. Die von vielen Autoren beschriebenen psychopathologischen Besonderheiten der Postpartum-Psychosen sind, wie die vorliegende Studie zeigt, vor allem durch die Häufung atypischer Psychosen bedingt.

Unter den Postpartum-Psychosen besteht zwar eine Häufung bipolarer Psychosen im Rahmen der generellen Übervertretung affektiver und schizoaffektiver Psychosen, Postpartum-Psychosen sind jedoch nicht allgemein bipolare Psychosen. Insgesamt kann die Hypothese von Brockington und Mitarb. (1981), wonach eine besondere Beziehung zwischen Postpartum-Psychosen und bipolaren Psychosen besteht, nur partiell bestätigt werden. Befunde über eine spezielle Tendenz bipolarer Psychosen zu puerperalen Rückfällen lassen eine gewisse Überrepräsentierung dieses Verlaufstyps im Vergleich zur unipolaren Form als möglich erscheinen. Im familiengenetischen Teil dieser Studie sprachen aber weder das globale Morbiditätsrisiko für endogene Psychosen noch die Häufigkeit bipolarer Psychosen, das Ersterkrankungsalter oder der Anteil von Erkrankungen mit schizophrenen Symptomen unter den Sekundärfällen dafür, daß die unipolaren Psychosen der Postpartum-Periode überwiegend genetisch bipolare mit niedriger genetischer Disposition sind. Auch ergab sich kein klarer Hinweis auf eine spezielle Häufung von Verläufen mit Betonung manischer Phasen. Als Erklärung für die relative Häufigkeit von manischen Syndromen in der Indexphase und im Langzeitverlauf konnte der Umstand herangezogen werden, daß sich unter den bipolaren Psychosen viele schizoaffektive befanden. Bei ihnen kommen manische Phasen häufiger vor als bei bipolaren Affektpsychosen.

Die Inzidenzerhöhung betraf auch die zykloiden Psychosen, die bei traditioneller Diagnostik zur Schizophrenie gerechnet werden. Sie machten in der vorliegenden Untersuchung innerhalb der Schizophrenie einen wesentlichen Teil aus.

Die Inzidenzzunahme eng definierter Schizophrenien der Postpartum-Periode ist sicher niedriger als der Anstieg der Erkrankungshäufigkeit der bisher erwähnten endogenen Psychosen. Eine leichte Inzidenzerhöhung erscheint jedoch möglich. Das Auftreten von Schizophrenien im Zusammenhang mit psychischem Streß ist unbestritten (Day, 1989). In der epidemiologischen Untersuchung von Kendell und Mitarb. (1987) entsprach die Häufigkeit puerperaler Schizophrenien der statistischen Erwartung, wegen der geringen Fallzahl ist die Frage einer gewissen Inzidenzerhöhung aber derzeit nicht schlüssig beantwortet.

Die in der vorliegenden Untersuchung festgestellte erhöhte Frequenz von psychischen Belastungsmomenten in der Indexphase bei eng definierten Schizophrenien läßt die Frage aufkommen, ob bei ihrem Auftreten psychische Faktoren wichtiger und biologische weniger wichtig sind als bei den anderen Postpartum-Psychosen.

7.4 Vergleich von früh mit später nach der Entbindung beginnenden Psychosen

Nach Brockington und Mitarb. (1981) weisen nur die in den ersten zwei bis drei Wochen post partum beginnenden Psychosen die besondere Beziehung zu bipolaren Psychosen auf. Die später auftretenden Psychosen seien ein Querschnitt der Psychoseinzidenz der betreffenden Altersgruppe bei Frauen. Diese Theorie erfährt eine teilweise Bestätigung, indem, wie im vorangegangenen Abschnitt erwähnt, unter anderem auch bipolare Psychosen zu puerperalem Beginn neigen. Zudem erweisen sich einige für Postpartum-Psychosen charakteristische Merkmale unter den früh beginnenden Psychosen als besonders akzentuiert. Wollte man jedoch einen Vergleich zwischen den durch die Ereignisse der Postpartum-Periode ausgelösten Störungen und dem Querschnitt der Psychosen von Frauen im geburtsfähigen Alter durchführen, müßte man als Zeitspanne postpartaler Erkrankungen einen längeren Zeitraum, wahrscheinlich drei Monate, vorsehen und die anschliessende Zeitperiode zur Gegenüberstellung nehmen.

Früh beginnende Postpartum-Psychosen unterschieden sich von später auftretenden durch das häufigere Vorkommen zykloider Psychosen, das niedrigere Alter und den höheren Anteil Erstgebärender. Es ist unsicher, wie diese Unterschiede hinsichtlich Fragen der Nosologie zu interpretieren sind. Der Anteil bipolarer Psychosen in beiden Gruppen war gleich. Es ist möglich, daß in der vorliegenden Studie mit ihrem retrospektiven Ansatz der Zeitpunkt des Beginns der Indexphase z.T. nicht richtig beurteilt wurde und so echte Differenzen verwischt wurden. Auch waren die Gruppen zum Nachweis eines Unterschiedes klein. Aus verschiedenen Gründen dürften jedoch viele der später nach der Entbindung auftretenden mit den früh beginnenden Psychosen übereinstimmen. So zeigte sich bei der Untersuchung der puerperalen Rückfälle, daß der Krankheitsbeginn einer postpartalen Krankheitsphase variieren und auch später als zwei bis drei Wochen post partum gelegen sein kann. Auch bei einem wesentlichen Teil postpartal erkrankter High-Risk-Patientinnen (McNeil, 1986) trat die Phase später als drei Wochen nach der Entbindung auf. Zudem wird ein Teil der später nach der Entbindung auftretenden Psychosen möglicherweise durch die hormonalen Veränderungen des Wiederbeginns der Menstruation bzw. des Abstillens ausgelöst, was eine Verwandtschaft zu den früh beginnenden, vermutlich ebenfalls hormonal ausgelösten Psychosen nahelegt.

Unklar ist, warum bei früh beginnenden Psychosen gehäuft ein manisches Syndrom auftritt und trotzdem bipolare Verläufe bei früh und spät beginnenden Psychosen gleich häufig sind. Die Fallzahlen in der vorliegenden Untersuchung waren zu gering, um der Frage durch statistische Vergleiche nachzugehen. Es wäre denkbar, daß bei Bipolaren, wenn es zu einer Krankheitsphase kommt, die frühe Postpartum-Periode eher zu manischen und die spätere Postpartum-Periode eher zu depressiven Phasen disponiert.

7.5 Erklärungsmöglichkeiten des günstigen Langzeitverlaufs

Der Langzeitverlauf der Psychosen mit Beginn in der Postpartum-Periode ist z.T. deswegen günstig, weil Affektpsychosen, schizoaffektive Psychosen und zykloide Psychosen, welche in dieser Periode häufig beginnen, im Durchschnitt einen günstigeren Verlauf als eng definierte Schizophrenien aufweisen. Darüberhinaus sprechen die vorliegende und auch andere Untersuchungen dafür, daß der Verlauf auch innerhalb der diagnostischen Gruppen günstiger ist, als dies der Erwartung entspricht. Bei den Schizophrenien war hier der günstige Verlauf z.t. auch durch die Überrepräsentierung zykloider Psychosen bedingt.

Eine mögliche Erklärung des gutartigen Langzeitverlaufs von Postpartum-Psychosen wäre, daß diese eine Selektion nosologisch separater Untergruppen mit an sich günstiger Prognose darstellen. Bekanntlich gibt es Befunde, die dafür sprechen, daß jede der heute anerkannten Untergruppen endogener Psychosen eine Mehrzahl verschiedener Krankheiten repräsentiert. So wurde für die bipolare Form des manisch-depressiven Krankseins bei einzelnen Sippen eine am Chromosom 11 lokalisierte dominante Vererbung wahrscheinlich gemacht (Egeland und Mitarb., 1987), wobei der ursprüngliche Befund nach zusätzlichen Untersuchungen in Frage gestellt ist (Kelsoe und Mitarb., 1989). Bei anderen Familien wurde wegen der gleichzeitigen Rot-Grün-Blindheit eine X-chromosomale Vererbung vermutet (siehe z.B. Baron und Mitarb., 1987; Mendlewitz und Mitarb., 1987). Es ist heute noch wenig bekannt, ob diesen verschiedenen Krankheiten auch ein unterschiedlicher Verlauf entspricht. Ein gewichtiges Argument gegen die Möglichkeit, daß die Postpartum-Psychosen eine Selektion von Krankheiten mit an sich günstigem Langzeitverlauf innerhalb der traditionellen Gruppen endogener Psychosen darstellen, ist der Befund der fehlenden besonderen familiären Häufung. Ein solcher Hinweis ergibt sich auch nicht für die Patientinnen mit einmaliger Krankheitsphase im Leben bzw. mit ausschließlich puerperalen Phasen. Charakteristisch für sie ist die häufig negative Familienanamnese von endogenen Psychosen.

Eine zweite Erklärungsmöglichkeit des Unterschieds im Verlauf von Postpartum-Psychosen und endogenen Psychosen im allgemeinen ergibt sich aus familiengenetischen Studien, nach denen unter den Psychosen mit Beginn in der Postpartum-Periode die genetische Disposition zu endogenen Psychosen etwas erniedrigt ist. In solchen Fällen könnten im Sinne des Diathesis-Stress-Modells lediglich der besonders starke Auslöser der Geburt eines Kindes, nur ausnahmsweise aber andere Ereignisse oder der spontane Verlauf zu einer Krankheitsphase führen. Dies würde nach der Indexphase seltenere oder fehlende Krankheitsphasen bedingen. Die Ergebnisse der vorliegenden Studie, bei der Patientinnen mit negativer Familienanamnese weniger oft nichtpuerperale Rückfälle hatten als Patientinnen mit positiver Familienanamnese, können als zusätzliche Bestätigung betrachtet werden, weil sich der Zusammenhang auch innerhalb der Gruppe zeigte.

Eine Beziehung zwischen Verlauf und Familienanamnese von endogenen Psychosen ist in den meisten Studien über endogene Psychosen nicht gefunden worden, was im Prinzip im Widerspruch zur vermuteten polygenen Vererbung vieler dieser Störungen steht. Bei polygen vererbten Krankheiten korrelieren genetische Belastung und Schwere der Störung. Dies dürfte auch für Vererbungsmuster mit einem Haupt- und mehreren Nebengenen, wie es für bipolare Affektpsychosen vermutet wurde, zutreffen (Rice und Mitarb., 1987). Bei Annahme einer polygenen Vererbung der endogenen Psychosen bleibt als mögliche Erklärung des nicht gefundenen Parallelismus, daß der Langzeitverlauf die Schwere vielleicht wenig widerspiegelt. Zudem könnte eine vorhandene Beziehung durch die nosologische Heterogenität endogener Psychosen mit unterschiedlichen Vererbungsmustern maskiert werden. Möglicherweise eignen sich die Postpartum-Psychosen wegen des extrem starken, nur einmal oder wenige Male im Leben vorhandenen Auslösers besonders gut zum Nachweis einer Beziehung von Familienanamnese und Verlauf.

Eine dritte Erklärungsmöglichkeit der relativ günstigen Prognose von Postpartum-Psychosen wäre, daß es durch den starken Auslöser der Geburt eines Kindes zu einer Vorverlegung der ersten Krankheitsphase kommt, der ein besonders langes rückfallfreies Intervall folgt, bis sich mit zunehmendem Alter die Rückfallneigung erhöht und schließlich eine erneute Phase auftritt. Kinkelin (1954) berichtete bei manisch-depressiven Patientinnen mit Beginn im Wochenbett von einem solchen Verlauf. Als weiterer Hinweis kann eine Studie von Abe (1966) gelten. Der Autor verglich das Ersterkrankungsalter von Blutsverwandten, die an einer Psychose erkrankt waren. Zwischen Frauen mit Postpartum-Psychose und ihren erkrankten Verwandten variierte das Ersterkrankungsalter stärker als sonst in den Familien, und das Ersterkrankungsalter der Patientinnen mit Postpartum-Psychose war niedriger, wobei für beide Aussagen keine statistische Absicherung besteht.

Als vierte Erklärungsmöglichkeit von Verlaufsbesonderheiten der Postpartum-Psychosen ist zu erwägen, daß sich neben typischen endogenen Psychosen schlecht abgrenzbare Erkrankungen mit günstigerer Prognose mischen könnten. Für die Depressionen stellte der Autor in einer früheren Arbeit (Schöpf und Mitarb., 1985) ausgehend von der großen Differenz des Morbiditätsrisikos für Verwandte von Patientinnen mit und solchen ohne nichtpuerperale Rückfälle die Möglichkeit zur Diskussion, daß letztere Verläufe eine andere primäre Ätiologie als die Beziehung zu den bekannten Untergruppen endogener Psychosen aufweisen. Für diese Depressionen ohne nichtpuerperale Rückfälle wurde die Zugehörigkeit zu den nosologisch wenig definierten "atypischen" Postpartum-Depressionen (Pitt, 1968) angenommen. Die Untersuchungen von Dowlatshahi und Paykel (1990) und Marks und Mitarb. (1991), bei denen sich eine gewisse Erhöhung belastender Lebensereignisse im Vorfeld der Postpartum-Depressionen ergab, scheinen zu bestätigen, daß hier z.T. andere ätiologische Faktoren vorliegen.

Hier ist auch das Ergebnis zu erwähnen, daß die erkrankten Verwandten von Patientinnen mit ausschließlich puerperalen Phasen kein höheres Ersterkrankungsalter und keinen niedrigeren Anteil von schizophrenen Symptomen aufwiesen, als dies bei den Sekundärfällen der anderen Patientinnen der Fall war. Bei Berücksichtigung des niedrigen globalen Morbiditätsrisikos für endogene Psychosen in dieser Gruppe könnte dies bedeuten, daß sich neben Patientinnen mit normaler genetischer Belastung solche ohne Beziehung zu den endogenen Psychosen befinden, wobei die Ätiologie dieser Fälle unklar bliebe.

7.6 Besonderheiten der Psychopathologie der Indexphase

In der vorliegenden Untersuchung zeigten die Indexphasen mehr schizophrene Merkmale als spätere nichtpuerperale Krankheitsphasen, wobei man diese Symptome möglicherweise auch als Zeichen von Verwirrtheit interpretieren kann. Neben anderen möglichen Ursachen könnte eine durch die hormonalen Veränderungen der Postpartum-Periode bedingte puerperale Färbung der Indexphase vorliegen.

Bei bipolaren Psychosen entsprach die Häufigkeit eines manischen Syndroms der statistischen Erwartung. Die Postpartum-Periode disponiert bipolare Patientinnen also nicht in besonderer Weise zu einem manischen Syndrom.

7.7 Schlußfolgerungen zur Nosologie endogener Psychosen

Es wurde bereits erwähnt, daß die Schlußfolgerungen, die aus einer Studie mit rein klinisch-psychopathologischem Ansatz wie der vorliegenden gezogen werden können, relativ begrenzt bleiben müssen.

Die Tendenz von Affektpsychosen, schizoaffektiven Psychosen und zykloiden Psychosen zu puerperalem Beginn deutet auf pathophysiologische Gemeinsamkeiten hin, deren Art aber heute unbekannt bleibt. Das Vorkommen von unipolaren und bipolaren Affektpsychosen gemäß der Erwartung ist ebenfalls Indikator für eine pathophysiologische Gemeinsamkeit der beiden Verlaufstypen. Bekanntlich belegen andererseits genetische Befunde ihre nosologische Verschiedenheit (Angst, 1966; Perris, 1966). Auch hinsichtlich der schizoaffektiven Psychosen kann ausgehend von der Neigung zu puerperalem Beginn eine Überlegung zu ihrem nosologischen Status angestellt werden. Procci (1976) erwähnte vier Möglichkeiten des Zustandekommens schizoaffektiver Psychosen, nämlich daß sie eine Variante der Affektpsychosen, eine Variante der Schizophrenie, eine separate Einheit oder eine echte Mischung der beiden endogenen Psychosen darstellen. Andere Autoren haben die schizoaffektiven Psychosen als schwerere Verlaufsform der Affektpsychosen betrachtet (Gershon und Mitarb., 1982). Genetische Studien ergaben Hinweise auf die Beziehung zu den Affektpsychosen (Mendlewitz und Mitarb., 1980), auf die Aufteilung in Affektpsychosen und Schizophrenie (Tsuang, 1979) und neben der Aufteilung in die zwei Hauptgruppen endogener Psychosen auf eine homotypische Vererbung bei einem Teil der Fälle (Angst und Mitarb., 1979), hingegen scheint eine genetische Doppelbelastung keine Rolle zu spielen. Auch bei den schizoaffektiven Psychosen mit Beginn in der Postpartum-Periode drückt das Vorkommen unipolarer und bipolarer Verläufe sowie das Vorkommen von Fällen mit einer Familienanamnese affektiver, schizoaffektiver oder schizophrener Erkrankungen eine gewisse pathophysiologische Homogenität aus, wobei die zahlenmäßige Absicherung der familiengenetischen Aussage schwach ist.

Während die Untersuchung der Postpartum-Psychosen hinsichtlich Affektpsychosen und schizoaffektiven Psychosen Gemeinsamkeiten aufdeckt, ergeben sich in bezug auf die Schizophrenie, wenn sie im Sinn von E. und M. Bleuler weit diagnostiziert wird, Hinweise auf ihre nosologische Heterogenität. Nur die nichttypischen Schizophrenien bzw. die zykloiden Psychosen mit schizophreniformer Symptomatik, nicht aber die typischen Schizophrenien, wiesen die Tendenz zu puerperalem Beginn auf. Bei Patientinnen mit nichttypischer Schizophrenie trat später nie eine typische schizophrene Symptomatik auf. Das Ersterkrankungsalter war niedrig und jedenfalls nicht höher als bei eng diagnostizierten Schizophrenien, wie man es bei Vorliegen einer einzigen Krankheit mit einem Kontinuum an Schweregraden erwarten würde. Der Langzeitverlauf der beiden Untertypen differierte stark. Diese Befunde deuten auf die separate nosologische Stellung der nichttypischen im Vergleich zu den typischen Schizophrenien hin.

Es bleibt offen, ob das psychopathologische oder das Zeitkriterium, welches Teil des DSM-III-R ist und auf welches sich auch M. Bleuler (1972) mit seiner Äußerung über die Unsicherheit der Zugehörigkeit flüchtiger schizophreniformer Psychosen bezog, den nosologisch ausschlaggebenden Faktor darstellt. Bei den hier untersuchten Patientinnen lagen fast durchwegs beide Kriterien gleichzeitig vor.

Die Frage des nosologischen Status der nichttypischen Schizophrenien, d.h. der Schizophrenien mit zykloid psychotischer Symptomatik, bleibt unsicher. So ist möglich, daß sie eine eigenständige Gruppe darstellen. Vielleicht sind sie auch eine Variante schizoaffektiver Psychosen. Die Schwierigkeit der Einordnung dieser Fälle spiegelt sich auch im Fehlen eines passenden, kurzen Namens wider. Der Autor verwendet für die erwähnten Zustände die Bezeichnung einer schizophreniformen Phase mit der Symptomatik einer zykloiden Psychose. Eine generell akzeptierte Benennung in der Literatur ist ihm nicht bekannt. Das ICD-10 sieht unter den vorübergehenden akuten psychotischen Störungen weitere Bezeichnungen vor.

Wenngleich es mit der Diagnostik der zykloiden Psychosen oder mit anderen, auch die Krankheitsdauer berücksichtigenden diagnostischen Kriterien möglich ist, von eng definierten Schizophrenien eine nosologisch unabhängige Gruppe abzutrennen, sind zur Validität dieser Trennung doch noch Vorbehalte angebracht. So ist klärungsbedürftig, inwieweit der günstige Verlauf mit bestimmten Merkmalen assoziiert ist, die vielleicht nicht integrales Charakteristikum der Erkrankung sind. Zum Beispiel gilt ein akuter Beginn an sich als prognostisch günstig.

So kann als ein Beitrag der Untersuchung der Postpartum-Psychosen zur Nosologie endogener Psychosen eine pathophysiologische Gemeinsamkeit affektiver, schizoaffektiver und zykloider Psychosen festgestellt werden. Die atypischen Psychosen werden so in die Nachbarschaft der Affektpsychosen gestellt und von der typischen Schizophrenie getrennt. Zugleich ergeben sich aus der vorliegenden Studie Argumente für die nosologische Heterogenität der Schizophrenie bzw. für ihre enge Definition auf Grund psychopathologischer Merkmale.

7.8 Hinweise zur Pathophysiologie von Postpartum-Psychosen

Im Prinzip könnten die hormonalen Veränderungen der Postpartum-Periode Ausgangspunkt zu einem Verständnis der Pathophysiologie der in diesem Zeitraum beginnenden psychotischen Erkrankungen und auch der endogenen Psychosen überhaupt sein. Es handelt sich damit um einen Aspekt des besonders von M. Bleuler bearbeiteten Gebiets der endokrinologischen Psychiatrie (Bleuler, 1954).

Die über Postpartum-Psychosen vorliegenden endokrinologischen Befunde sind allerdings zahlenmäßig gering und die möglichen Schlußfolgerungen begrenzt.

Die Postpartum-Psychosen sind im Bezugsrahmen der heute bekannten Transmittertheorien nicht generell erklärbar, weil für die verschiedenen psychopathologischen Formen, z.B. für Depression und Manie, verschiedene und z.T. gegenteilige biochemische Störungen postuliert wurden. So ist die dopaminerge Hypothese der Postpartum-Psychosen wohl mit dem Auftreten von Manien und zykloiden Psychosen, nicht jedoch von Depressionen vereinbar. Zudem kann das relative Fehlen typischer Schizophrenien nicht erklärt werden.

Häfner und Mitarb. (1991) postulierten, ausgehend von epidemiologischen Untersuchungen über die Geschlechtsdifferenz des Ersterkrankungsalters bei Schizophrenien und tierexperimentellen Untersuchungen über den Einfluß von Östrogenen auf dopamingesteuerte Verhaltensweisen, daß dieses Sexualhormon die Vulnerabilitätsschwelle für Schizophrenie erhöht, also einen protektiven Effekt ausübt. Der Abfall des Östrogenspiegels in der Postpartum-Periode sollte danach mit einer erhöhten Schizophrenieinzidenz verbunden sein, was ja nicht oder zumindest in geringerem Ausmaß als bei Affektpsychosen, schizoaffektiven Psychosen und zykloiden Psychosen schizophreniformer Art der Fall ist. Der Befund fehlender oder nur geringer Inzidenzzunahme von Schizophrenien in der Postpartum-Periode steht allerdings nicht in definitivem Widerspruch zur Hypothese von Häfner und Mitarb. (1991). Es wäre denkbar, daß zur Ausbildung einer erhöhten Schizophrenie-Vulnerabilität eine längere Zeitspanne als die der Postpartum-Periode nötig ist.

Hinsichtlich der in der Postpartum-Periode beginnenden Psychosen ist es fraglich, ob der Abfall der Spiegel der Sexualhormone direkt auslösendes Element ist. In Schwangerschaft und Postpartum-Periode kommt es durch hormonale Einflüsse auch zu Veränderungen im kognitiven und affektiven Bereich, die Teil des mütterlichen Verhaltens sind. Neben der psychologischen Einstellung auf die neue Aufgabe tritt auch eine biologisch determinierte Aktivierung phylogenetisch festgelegter Muster ein. Das Phänomen mütterlichen Verhaltens und seine Beeinflussung ist beim Tier relativ gut untersucht (siehe Rosenblatt und Mitarb., 1988). Eine Übertragung grundlegender Mechanismen auf den Menschen erscheint gerechtfertigt. Es ist möglich, daß diese Vorgänge, die mit den hormonalen Veränderungen der frühen Postpartum-Periode ihre definitive Ausprägung erfahren, die Auslösung psychotischer Krankheitsphasen bewirken.

Die pathophysiologischen Veränderungen bei endogenen Psychosen sind wohl nicht auf bestimmte Hirnregionen lokalisierbar, sondern dürften funktionelle Systeme betreffen. Es ist unbekannt, ob bei Depression und Manie die gleichen Systeme mit gegenteiliger Abweichung oder ob verschiedene Systeme gestört sind. In diesem Zusammenhang erscheint der Vergleich der Symptomatik von zykloiden Psychosen und typischen Schizophrenien von Interesse. Bei den zykloiden Psychosen bestehen Bewußtseinsstörungen mit delirähnlicher Symptomatik, Desorientiertheit, Unfähigkeit der Konstanz der Aufmerksamkeit, Inkohärenz des Denkens, Wahn und Sinnestäuschungen überwiegend flüchtiger Art, z.T. mit engem Bezug zur aktuellen Lebenssituation, psychomotorische Störungen im Sinn von Hyper- oder Hypokinesie und ausgeprägte Affekte verschiedener Art. Auch Wahn und Halluzinationen sind stark affektbesetzt. Bei den typischen Schizophrenien ist das formale Denken nicht allein durch fehlende Zusammenhänge, sondern durch deren Bizarrheit gekennzeichnet. Wahn und Halluzinationen können in sich kohärente, über längere Strecken entwickelte

Gebilde ergeben. Affektive Starre und Distanziertheit sind charakteristische Symptome und verstärken sich tendenziell im Zusammenhang mit paranoid-halluzinatorischem Erleben. Es mag dahingestellt bleiben, ob zykloide Psychosen, wie von Kleist (1960) angenommen, als Hirnstammerkrankungen zu betrachten sind, während die typischen Schizophrenien eine wesentliche kortikale Beteiligung hätten. Jedenfalls drängt sich angesichts der unterschiedlichen Symptome und Symptomverbindungen die Vermutung einer Affektion verschiedener Systeme auf. In einer kürzlich durchgeführten Untersuchung über die regionale zerebrale Durchblutung bei zykloiden Psychosen wurde im Vergleich zu exazerbierten Schizophrenien ein unterschiedliches Muster gefunden (Warkentin und Mitarb., 1992).

Wegen der z.T. delirartigen Symptome der Postpartum-Psychosen sind zum Vergleich die pathophysiologischen Veränderungen des Delirs von Interesse. Leider sind die entsprechenden Vorstellungen wenig ausgearbeitet. Das Delir kann als eine Desorganisation höherer, wahrscheinlich vor allem kortikaler Funktionen mit Beeinträchtigungen der Vigilanz bezeichnet werden. Die Unterdrückung zerebraler cholinerger Aktivität wurde als eine mögliche Ursache genannt (Lipowski, 1980). Es wäre daher von Interesse zu wissen, ob bei Patientinnen mit Postpartum-Psychose Hinweise auf eine Unterfunktion des cholinergen Systems bestehen. Möglicherweise ist eine verminderte REM-Latenz ein solcher Hinweis. Sie wurde unter anderem bei Depressiven nachgewiesen und gilt als Ausdruck einer cholinergen Hypersensibilität (Gilin und Sitaram, 1984). Eine plausible Erklärung für deren Vorliegen wäre eine Unterfunktion im Bereich dieses Transmittersystems.

Von Interesse für die Erforschung der Pathophysiologie der Postpartum-Psychosen könnten auch Untersuchungen an Affektpsychosen sein, in denen biologische Parameter bei Patienten mit und solchen ohne reaktive Auslösung der Erkrankung verglichen wurden und bei denen sich Unterschiede hinsichtlich Serotonin- und Noradrenalinmetabolismus ergaben (Swann und Mitarb., 1990). In dieser Hinsicht sind auch die Ergebnisse von Wieck und Mitarb. (1991) erwähnenswert, wonach Patientinnen mit hohem STH-Anstieg nach dopaminerger Stimulation durch Apomorphingabe ein besonderes Risiko für puerperale Rückfälle haben. Eine erhöhte STH-Ausschüttung nach Ampomorphin ist nicht fest mit einer bestimmten endogenen Psychose verknüpft (Meltzer und Mitarb., 1984), jedoch scheint sie besonders bei schizoaffektiven Psychosen (Hirschowitz und Mitarb., 1986) und bei exazerbierten Schizophrenien (Müller-Spahn, 1991) vorzukommen.

7.9 Rückblick

Betrachtet man die Entwicklung der Kenntnisse über Postpartum-Psychosen seit der Zeit Esquirols (1838), so ist man zunächst von der hohen Qualität der Arbeit dieses Autors beeindruckt, der damals schon wichtige Fragen formuliert und z.T. auch beantwortet hat. Zwanzig Jahre später schrieb Marcé (1858) seine bedeutende Monographie. In den seither vergangenen mehr als 130 Jahren konnten umfassende Kenntnisse über Häufigkeit, Symptomatik und Verlauf der Störungen gewonnen werden. Vorwissenschaftliche Erklärungsversuche sind aufgegeben worden. Die Beziehung der Postpartum-Psychosen zu den endogenen Psychosen ist, entsprechend unseren heutigen Möglichkeiten, relativ gut geklärt. Auch stehen wirksame moderne Therapien zur Verfügung. Andererseits ist in zentralen Fragen von Ätiologie und Pathophysiologie nur ein geringer Erkenntniszuwachs zu verzeichnen. Die Hoffnung, durch Erkenntnisse über Hormonwirkungen auf das Gehirn diesbezügliche Fortschritte zu machen, hat sich bisher nur in sehr geringem Maß erfüllt. Es scheint, daß wir noch sehr weit von einem eigentlichen Verständnis, nicht nur der Postpartum-Psychosen, sondern der Psychosen überhaupt, entfernt sind.

7.10 Ausblick

Hinsichtlich der klinischen Beschreibung der Postpartum-Psychosen darf eine weitere Verbesserung unserer Kenntnisse durch prospektive Studien mit Einsatz moderner Untersuchungsinstrumente erwartet werden. Besonders die "mother and baby units" sind Zentren des Interesses an Postpartum-Psychosen geworden. Die Zahl der in diesen Institutionen behandelten Frauen bietet die Möglichkeit, Untersuchungen an relativ großen Patientinnengruppen durchzuführen.

Neben der Überprüfung der Resultate bisheriger Untersuchungen sind retrospektive Studien vor allem dann von Interesse, wenn Patientinnengruppen mit sehr großer Fallzahl erfaßt werden. Dies ermöglicht, diagnostische Untergruppen näher zu untersuchen. Bei familiengenetischen Studien sollte die Diagnosestellung mit operationalisierten Kriterien für einzelne Krankheitsphasen und den Langzeitverlauf und unter Berücksichtigung der atypischen Psychosen erfolgen. Idealforderungen sind eine hinsichtlich des Status der Indexpatientinnen blinde Diagnostik der Verwandten und deren persönliche Untersuchung.

Erfolgversprechende Möglichkeiten ergeben sich durch das High-Risk-Design, d.h. die Untersuchung von Gebärenden mit einer Anamnese früherer psychotischer Krankheitsphasen, welches besonders von Kumar und Mitarb. (1983) als Untersuchungsansatz vorgeschlagen wurde. Das High-Risk-Design gestattet die Suche von biologischen und psychologischen Risikofaktoren eines Rückfalls und das Studium von Veränderungen vom Beginn der Erkrankung an. Besonders im Rahmen des High-Risk-Designs sollte es möglich sein, bestehende Ansätze zur Pathophysiologie der Postpartum-Psychosen weiter zu verfolgen.

In dieser Studie wurden direkt therapiebezogene Gesichtspunkte der Postpartum-Psychosen wenig berücksichtigt. Diesbezüglich sind praktisch relevante Fortschritte möglich. So sollten die Pharmakotherapie von Postpartum-Psychosen und die Möglichkeiten ihrer Prophylaxe bei High-Risk-Patientinnen systematischer untersucht werden. Von praktischer Bedeutung ist die weitere Untersuchung der Konsequenzen der psychischen Erkrankung der Frau für ihre Rolle als Mutter und im Zusammenhang damit für die psychische Entwicklung des Kindes. Zu diesem Fragenkomplex gehört auch die Untersuchung der Auswirkungen der Hospitalisation von Mutter und Kind. Ein wichtiges, alle psychotisch erkrankten Frauen mit Kindern betreffendes Anliegen ist die nähere Abklärung der längerfristigen Suizidgefährdung.

Die Untersuchung der Postpartum-Psychosen lieferte zusätzliche Argumente zur Verwandtschaft der schizoaffektiven Psychosen mit den Affektpsychosen und erbrachte Hinweise auf die Heterogenität der Schizophrenie. Die Konzepte atypischer Psychosen erfuhren zugleich eine grundsätzliche Bestätigung. Ihre weitere Klärung in psychopathologischer Hinsicht und die Fortsetzung erfolgversprechender biologischer Untersuchungsansätze erscheint nicht nur von Wert zum besseren Verständnis dieser Störungen, sondern auch der Nosologie endogener Psychosen insgesamt.

8 Zusammenfassung

Fragestellungen

Ziel der vorliegenden Untersuchung über Postpartum-Psychosen war es, eine präzisere Beschreibung dieser hinsichtlich Langzeitverlauf und familiengenetischem Bild unzureichend charakterisierten Störungen zu geben und zugleich einen Beitrag zur Nosologie endogener Psychosen zu leisten. Epidemiologische Studien zeigen, daß, im Vergleich zur generellen Psychoseinzidenz bei Frauen im geburtsfähigen Alter, in den Wochen nach der Niederkunft die Erkrankungshäufigkeit stark erhöht ist. Das theoretische Interesse richtete sich auf die Möglichkeit eines präferentiellen Auftretens bestimmter psychopathologischer oder Verlaufstypen, die innerhalb oder außerhalb traditioneller diagnostischer Kategorien situiert sein könnten.

An vorgegebenen Fragestellungen sollte untersucht werden, ob in der Postpartum-Periode eine Inzidenzerhöhung bestimmter endogener Psychosen vorliegt. In der Literatur wurde wiederholt eine Häufung atypischer psychopathologischer Symptome beschrieben.

Es sollte abgeklärt werden, ob unter den Postpartum-Psychosen der Anteil bipolarer im Vergleich zu unipolaren Psychosen erhöht ist, und die bipolaren Psychosen sollten hinsichtlich des Anteils und der Verteilung manischer Syndrome im Langzeitverlauf charakterisiert werden.

Es sollte die Häufigkeit zykloider Psychosen unter den Postpartum-Psychosen abgeklärt werden.

Es sollte überprüft werden, ob spezielle Merkmale, insbesondere die mögliche Häufung bipolarer Erkrankungen, sich nur auf die früh, d.h. die in den ersten zwei Wochen post partum beginnenden Psychosen beziehen.

Die Postpartum-Psychosen sollten auf Besonderheiten des Langzeitverlaufs hin untersucht werden.

Erkrankungen mit nur puerperalen Phasen und Erkrankungen, bei denen puerperale und nichtpuerperale Phasen auftraten, sollten hinsichtlich klinischer Merkmale gegenübergestellt werden.

Es sollte untersucht werden, ob bei Postpartum-Psychosen eine familiäre Häufung nicht nur endogener Psychosen, sondern endogener Psychosen mit besonderer Tendenz zu puerperalen Phasen besteht.

Es sollte überprüft werden, inwieweit besondere psychopathologische Phänomene ein Charakteristikum der Indexphase darstellen, die bei späteren Krankheitsphasen ohne Beziehung zu einer Entbindung nicht mehr auftreten.

Methode

Es wurden Patientinnen untersucht, die 1949 - 1980 in der Psychiatrischen Universitätsklinik Lausanne oder 1956 - 1964 in der Psychiatrischen Universitätsklinik Zürich ersthospitalisiert wurden. Von den 130 Patientinnen, die die Einschlußkriterien erfüllten, konnten 119 (92%) in die Studie einbezogen werden. Die Nachuntersuchung wurde im Durchschnitt 22 Jahre nach der Indexerkrankung (Extremwerte 3 - 35 Jahre) durchgeführt.

Die katamnestische Untersuchung erfolgte in Form eines Interviews mit der Patientin bzw. im Fall der Unmöglichkeit mit einer nahestehenden oder sonst über sie gut orientierten Person. Zudem wurden die Krankengeschichten anderer psychiatrischer Institutionen über die Patientin konsultiert, bei aktuell in psychiatrischer Behandlung stehenden Patientinnen Auskünfte beim Fachkollegen eingeholt und nötigenfalls weitere Informationsquellen verwendet.

Die familiengenetischen Daten wurden im Rahmen des Interviews mit der Patientin bzw. der Hauptauskunftsperson erhoben, wobei ebenfalls auf psychiatrische Krankengeschichten und z.T. weitere Informationsquellen zurückgegriffen wurde.

Die folgenden Merkmale wurden erfaßt: Indexphase: Psychopathologie, Zeitpunkt des Erkrankungsbeginns im Verhältnis zur Entbindung, Verlauf, Suizidversuch, Gefährdung des Kindes, Alter, Parität, Zivilstand, psychologische Belastungsmomente, organische Psychosen, tödlicher Ausgang der Indexphase als somatische Folge der Psychose, Saisonalität, Geschlecht des Kindes, Bildungsniveau. Anamnese vor der Indexphase: psychische Störungen in der Indexschwangerschaft, frühere psychotische Phasen, Ersterkrankungsalter. Katamnestische Untersuchung: nichtpuerperale Rückfälle, globale Entwicklung in psychopathologischer Hinsicht, Übernahme der Mutterrolle, Fortsetzung der Partnerbeziehung, Suizid, puerperale Rückfälle. Familiengenetische Untersuchung: Morbiditätsrisiko für endogene Psychosen bei Verwandten ersten Grades einschließlich postpartaler psychotischer Phasen bei weiblichen Verwandten mit Kindern, Ersterkrankungsalter.

Die Diagnostik erfolgte mit operationalisierten Kriterien unter Berücksichtigung des Langzeitverlaufs. Die Studienkriterien, die bezüglich Affektpsychosen, schizoaffektiven Psychosen und Schizophrenie die lokale diagnostische Tradition wiedergeben, wurden für einige Fragen durch das DSM-III-R und die RDC ergänzt.

Für einige Merkmale konnte ein Vergleich mit Kontrollgruppen vorgenommen werden: Häufigkeitsverhältnis unipolarer zu bipolaren Psychosen, Relation affektiver zu schizoaffektiven Psychosen, Häufigkeit zykloider Psychosen unter den Schizophrenien, Langzeitverlauf, globales Morbiditätsrisiko für endogene Psychosen bei Verwandten ersten Grades.

Ergebnisse

Indexphase: In Übereinstimmung mit anderen Untersuchungen wurde in der vorliegenden Studie hinsichtlich der Indexphase festgestellt, daß rein depressive Bilder am häufigsten waren, Zustände mit affektivem Syndrom insgesamt stark überwogen und der Ausgang der Krankheitsphase ganz überwiegend günstig war.

Langzeitverlauf: Die von vielen Autoren erwähnte Beziehung der Postpartum-Psychosen zu den traditionellen Untergruppen endogener Psychosen bestätigte sich dadurch, daß je nach Berechnung 66% bzw. 62% der Patientinnen nichtpuerperale Rückfälle hatten. Diese Häufigkeit stimmt gut mit den Ergebnissen einer zweiten, von anderen Autoren durchgeführten Langzeituntersuchung über psychotische Ersterkrankungen in der Postpartum-Periode überein.

In der vorliegenden Untersuchung überwogen Affektpsychosen und schizoaffektive Psychosen stark. Zudem ergab sich eine hohe Frequenz der unter endogenen Psychosen im allgemeinen eher seltenen zykloiden Psychosen. Typische, die Kriterien der zykloiden Psychosen nicht erfüllende Schizophrenien wurden je nach Berechnung nur bei 12% bzw. 14% der Patientinnen gefunden. Nur 9% der Patientinnen hatten eine Schizophrenie nach DSM-III-R. Eng definierte Schizophrenien weisen nur eine geringe oder gar keine Tendenz zur Auslösung durch die Postpartum-Periode auf.

Die Relation unipolarer zu bipolaren Psychosen entsprach in der vorliegenden Studie der statistischen Erwartung. Es bestand hier keine wesentliche Übervertretung bipolarer Verläufe mit Betonung manischer Phasen. Bei bipolaren Verläufen trat in der Indexphase ein manisches Syndrom in gleicher Frequenz wie bei nichtpuerperalen Krankheitsphasen auf, was dem generellen Befund der Konstanz des Anteils eines manischen Syndroms im Langzeitverlauf entspricht.

Nichttypische, die Kriterien einer zykloiden Psychose erfüllende Schizophrenien wiesen ein niedrigeres Ersterkrankungsalter auf als die eng definierten, typischen, zu Chronizität neigenden Schizophrenien. Dies ist ein Hinweis auf die nosologische Heterogenität puerperaler Schizophrenien bei Definition gemäß dem Konzept von E. und M. Bleuler. Bei Annahme der Schizophrenie als einer einzigen Erkrankung mit verschiedenen Schweregraden wäre eine gegenteilige Differenz des Ersterkrankungsalters zu erwarten gewesen.

Der Vergleich der früh mit den später nach der Entbindung beginnenden Psychosen ergab einen gleichen Anteil von bipolaren Verläufen.

In der vorliegenden Untersuchung ergaben sich zusätzliche Hinweise darauf, daß der Langzeitverlauf der Postpartum-Psychosen durchschnittlich günstiger ist als dies der generellen Entwicklung der entsprechenden endogenen Psychosen entspricht. In dieser Studie war der Anteil von Fällen mit einmaliger Krankheitsphase im Leben über Erwartung hoch.

Die Indexphase wies hier häufiger als schizophren klassifizierte, möglicherweise aber auch als Ausdruck von Verwirrtheit interpretierbare Symptome auf, als dies bei späteren Krankheitsphasen ohne Beziehung zu einer Entbindung der Fall war.

Familiengenetische Untersuchung: Unter den Verwandten ersten Grades zeigte sich die erwartete Häufung von endogen psychotischen Erkrankungen. Das hier gefundene globale Morbiditätsrisiko lag mit Wahrscheinlichkeit unter dem Wert, den man für Verwandte von Patienten mit endogener Psychose mit niedrigem Ersterkrankungsalter erwarten würde. Bei den Sekundärfällen handelte es sich in erster Linie um Affektpsychosen.

Es ergaben sich keine Hinweise darauf, daß der Großteil der unipolaren Psychosen mit Beginn in der Postpartum-Periode eine milde Verlaufsform von genetisch bipolaren Psychosen darstellt.

Patientinnen mit nichtpuerperalen Phasen hatten häufiger eine positive Familienanamnese als Patientinnen ohne nichtpuerperale Phasen. Es könnte sein, daß unter den Postpartum-Psychosen eine Häufung von Fällen mit geringer genetischer Disposition vorliegt, bei denen nur starke Auslöser wie die Geburt eines Kindes, nicht aber andere Ereignisse oder der spontane Verlauf zu einer Krankheitsphase führen. Andererseits ist es gemäß Befunden der vorliegenden Studie möglich, daß bei einem Teil der Verläufe mit ausschließlich puerperalen Phasen eine durchschnittliche hereditäre Belastung vorliegt, beim anderen jedoch gar keine. Die Ätiologie letzterer Fälle bliebe unklar.

Für die Postpartum-Psychosen ergaben sich keine Hinweise auf eine spezielle vererbte Disposition zu puerperalem Erkrankungsbeginn.

Schlußfolgerungen

Die Ergebnisse der vorliegenden Untersuchung sind vereinbar mit der Annahme, daß die nichtorganischen Postpartum-Psychosen unter die traditionellen Untergruppen endogener Psychosen eingereiht werden können.

Die psychopathologischen Besonderheiten von Postpartum-Psychosen sind wesentlich durch die Häufung atypischer, d.h. schizoaffektiver und zykloider Psychosen bedingt.

Die Besonderheiten des Verlaufs und der familiären Belastung mit Psychosen können vor allem im Rahmen des Diathesis-Streß-Modells erklärt werden.

Das gehäufte Auftreten bestimmter endogener Psychosen in der Postpartum-Periode weist auf pathophysiologische Gemeinsamkeiten dieser Störungen hin, deren Art heute unbekannt bleibt. Die atypischen Psychosen werden so in die Nachbarschaft der Affektpsychosen gestellt. Zugleich ergeben sich Argumente für die nosologische Heterogenität der Schizophrenie.

Diagnostische Kriterien für endogene Psychosen

Krankheitsphasen

Depression

(Entspricht hinsichtlich Symptomatik weitgehend dem major depressive disorder der RDC). Bedrückte Stimmungslage, zudem fünf der folgenden acht Symptome: Appetitveränderungen, Schlafveränderungen, Energieverlust, Verlangsamung oder Agitiertheit, Interessenverlust oder Freudlosigkeit, Selbstvorwürfe, Konzentrationsstörungen, Suizidgedanken oder Todeswünsche. Der Zustand hat Inanspruchnahme von Hilfe, Medikamenteneinnahme oder Beeinträchtigung im täglichen Leben zur Folge. Mindestdauer vier Wochen.

Endogene Depression: Neben obigen Kriterien einer Depression Wahn oder Halluzinationen synthymer Art oder Vorhandensein eines endogenen Symptomprofils (entspricht hinsichtlich Symptomatik weitgehend dem endogenen Subtyp des major depressive disorder der RDC): sechs der folgenden zehn Kriterien, davon eines der ersten vier: unterschiedliche Qualität der bedrückten Stimmung im Vergleich zum Zustand nach einem Verlustereignis, fehlende Reaktivität auf äußere Ereignisse, Tagesperiodik mit Morgentief, Interessenverlust oder Freudlosigkeit tiefgreifender Art, Selbstvorwürfe, Durchschlafstörungen oder frühes Erwachen am Morgen, ausgeprägte Verlangsamung oder Agitiertheit, schlechter Appetit, wesentlicher Gewichtsverlust, Verlust an Interesse und Freude nicht notwendigerweise tiefgreifender Art. Als Auswirkung der Depression muß eine wesentliche Beeinträchtigung der Arbeitsfähigkeit vorliegen.

Manie

(Entspricht hinsichtlich Symptomatik weitgehend dem manic disorder der RDC). Gehobene und/oder gereizte Stimmungslage, zudem drei der folgenden sieben Symptome bei gehobener bzw. vier bei nur gereizter Stimmungslage: Überaktivität, Logorrhoe oder Sprechdrang, Ideenflucht oder Gedankendrängen, gesteigertes Selbstwertgefühl, vermindertes Schlafbedürfnis, gesteigerte Ablenkbarkeit, Sich-Einlassen in potentiell nachteilige Aktivitäten. Als Folge des Zustands weitgehend eingeschränkte Konversationsmöglichkeit, schwere Beeinträchtigung im täglichen Leben oder Hospitalisation. Mindestdauer zwei Wochen.

Hypomanie: Ein Symptom weniger als bei der Manie oder nur mäßig schwere Beeinträchtigung im täglichen Leben.

Schizophreniforme Phase

Vorhandensein von Wahn, Halluzinationen, formalen Denkstörungen im Sinn von Inkohärenz oder Zerfahrenheit oder von katatonen Symptomen (Stupor, Katalepsie, Flexibilitas cerea) bei Fehlen eines vollen affektiven Syndroms. Zur

Diagnosestellung müssen mindestens zwei Kriterien erfüllt sein. Formale Denkstörungen als alleiniges Symptom sind ausreichend, wenn sie gemeinsam mit Affektstörungen (Affektstarre, Parathymie) oder ausgeprägt desorganisiertem Verhalten auftreten.

Gemischt depressiv-schizophrene Phase

Kriterien einer Depression bei Vorhandensein von Wahn oder Halluzinationen nichtsynthymer Art oder formalen Denkstörungen im Sinn von Inkohärenz oder Zerfahrenheit. Mindestdauer der affektiven Symptomatik vier Wochen. Katatone Symptome müssen wegen der Schwierigkeit der Abgrenzung gegen rein depressive Veränderungen der Motorik außerhalb des depressiven Syndroms vorhanden sein, um berücksichtigt zu werden.

Gemischt manisch-schizophrene Phase

Kriterien einer Manie bei Vorhandensein von Wahn oder Halluzinationen nichtsynthymer Art. Formale Denkstörungen im Sinn von Inkohärenz oder Zerfahrenheit oder katatone Symptome müssen wegen der Schwierigkeit der Abgrenzung gegen rein manische Störungen außerhalb des manischen Syndroms nachgewiesen werden, um berücksichtigt zu werden. Mindestdauer der affektiven Symptomatik zwei Wochen.

Langzeitdiagnosen

Affektpsychose

Unipolare Form: Auftreten von endogenen Depressionen bei Fehlen manischer und hypomanischer Phasen.

Bipolare Form: Auftreten von endogenen Depressionen und/oder Auftreten von manischen oder hypomanischen Phasen.

Verläufe, die bei der Indexphase schizophrene Symptome, bei nichtpuerperalen Rückfällen aber immer eine rein affektive Symptomatik aufweisen, werden zu den Affektpsychosen gerechnet.

Schizoaffektive Psychose

Psychose, die sich von Affektpsychosen durch das mindestens einmalige Auftreten einer Krankheitsphase mit gemischt affektiv-schizophener oder schizophreniformer Symptomatik unterscheidet. Im Unterschied zur Schizophrenie bestehen im Langzeitverlauf ausgeprägte depressive oder manische Zustände, definiert durch das Auftreten eines depressiven Syndroms in mindestens der Hälfte der Krankheitsphasen bzw. bei bipolarem Verlauf das mindestens einmalige Auftreten eines manischen Syndroms. Bei Vorliegen einer mehr als ein Jahr anhaltenden schizophrenen Symptomatik ohne affektives Syndrom wird die Diagnose Schizophrenie gestellt. Ein Verlauf mit alternierend rein affektiven und schizophreniformen Phasen ohne jemaliges Auftreten einer gemischt affektiv-schizophrenen Symptomatik ist mit der Diagnose einer schizoaffektiven Psychose vereinbar.

Schizophrenie

Vorhandensein von schizophreniformen Krankheitsphasen unter Ausschluß der Definition der schizoaffektiven Psychose.

**Diagnostische Kriterien der zykloiden Psychose
(Perris und Brockington, 1981)**

A)

1) Akute Psychose, die nicht drogeninduziert oder durch eine Hirnschädigung bedingt ist und die sich erstmals im Alter von 15 bis 50 Jahren manifestiert.

2) Der Krankheitsbeginn erfolgt plötzlich aus voller Gesundheit, wobei bis zur voll ausgebildeten Psychose Stunden bis maximal einige Tage vergehen.

3) Mindestens vier der folgenden Symptome müssen vorliegen:

   a) Verwirrtheit variablen Ausmasses, wobei am häufigsten Ratlosigkeit sichtbar ist.
   b) Nichtsynthymer Wahn, am häufigsten im Sinn der Verfolgung.
   c) Halluzinationen jeder Art, oft um das Thema des Todes zentriert.
   d) Überwältigendes Angsterleben, das nicht an bestimmte Situationen oder Umstände gebunden ist.
   e) Tiefe Gefühle von Glück oder Ekstase, meist religiöser Färbung.
   f) Motilitätsstörungen im Sinn der Akinese oder Hyperkinese, letztere meist als Gestikulieren.
   g) Besonderes Bezogensein auf das Thema des Todes.
   h) Hintergründige Stimmungsschwankungen, ohne daß ein volles affektives Syndrom auftritt.

4) Es besteht keine feste Symptomverbindung. Im Gegenteil, die Symptomatik wechselt häufig während der Krankheitsphase und zeigt bipolare Merkmale. (Anmerkung des Autors: Mit "bipolar" sind alle Schwankungen innerhalb gegensätzlicher Symptompaare gemeint, z.B. zwischen Akinese und Hyperkinese).

B)

Die akute psychotische Phase erreicht rasch, gewöhnlich innerhalb weniger Tage, ihren Höhepunkt und geht nach wenigen Wochen bis Monaten in Vollremission aus. Üblicherweise tritt sie bei jungen Erwachsenen ohne auffällige Pathologie der prämorbiden Persönlichkeit auf. Auslösende Ereignisse fehlen in der Mehrzahl der Fälle. Es besteht ein Rückfallrisiko, aber die Prognose der einzelnen Krankheitsphase ist durchwegs gut. Die Erkrankung tritt bei Kindern nicht und nach 50 Jahren nur selten auf.

Tabellen und Abbildungen

Tabelle 1. Informationsquellen bei der Erfassung psychischer Störungen der Patientinnen und ihrer Verwandten ersten Grades (Angaben in %)

Informations-quelle	Gesamtgruppe (N=119)	Lausanner Gruppe (N=79)	Zürcher Gruppe (N=40)	p-Wert	Zusammenhangsmaß
Katamnestische Untersuchung					
Patientin	84	86	80	n.s.	Φ = 0,08
- Persönlicher Kontakt	44,5	49	35	n.s.	Φ = 0,14
- Nur telefonischer Kontakt	39,5	37	45	n.s.	Φ = 0,08
Krankengeschichte nach der Indexphase über die Patientin	60,5	58	65	n.s.	Φ = 0,07
Verwandte, andere	41	43	37,5	n.s.	Φ = 0,05
Behandelnde Ärzte	31	33	27,5	n.s.	Φ = 0,06
Anzahl der Informations-quellen pro Patientin					
- Nur eine	23	25	20	n.s.	CV = 0,15
- Zwei	44	42	47,5		
- Drei	23	20	27,5		
- Vier	10	13	5		

121

Tabelle 1. (Fortsetzung)

Informations-quelle	Gesamtgruppe (N=119)	Lausanner Gruppe (N=79)	Zürcher Gruppe (N=40)	p-Wert	Zusammenhangsmaß
Familiengenetische Untersuchung					
Hauptauskunftsperson					
- Patientin	72	73	70		
- Verwandter	12	9	17,5	n.s.	$CV = 0{,}14$
- Arzt	8	9	5		
- Patientin und zusätzl. Person	8	9	5,5		
Krankengeschichte über Verwandte ersten Grades	23	22	25	n.s.	$\Phi = 0{,}04$

Tabelle 2. Merkmale der Gesamtgruppe sowie der Lausanner und Zürcher Gruppe getrennt (Angaben von Nominaldaten in %, bei quantitativen Daten x ± s)

	Gesamtgruppe (N=119)	Lausanner Gruppe (N=79)	Zürcher Gruppe (N=40)	p-Wert	Zusammenhangsmaß
Indexphase					
Diagnosen: D/MSY/DSCH/SCHF	43/15/17/25	43/19/16/22	42,5/7,5/17,5/32,5	n.s.	$CV = 0,17$
Zykloide Psychose	30	34	22,5	n.s.	$\Phi = 0,12$
Konfuso-oneiroides Syndrom	31	35	22,5	n.s.	$\Phi = 0,13$
Vorwiegend paranoides Syndrom	11	8	17,5	n.s.	$\Phi = 0,15$
Abrupter Beginn	46	47	45	n.s.	$\Phi = 0,02$
Früher Beginn	76	78	70	n.s.	$\Phi = 0,09$
Dauer der Indexphase	1,9 ± 1,1	1,8 ± 1,1	1,9 ± 1,0	n.s.	$r_{pb} = 0,03$ *
Alter bei Indexgeburt	26,9 ± 4,8	26,7 ± 4,7	27,3 ± 5,0	n.s.	$r_{pb} = 0,05$
Primiparae	60,5	63	55	n.s.	$\Phi = 0,08$

Tabelle 2. (Fortsetzung)

	Gesamtgruppe (N=119)	Lausanner Gruppe (N=79)	Zürcher Gruppe (N=40)	p-Wert	Zusammenhangsmaß
Psychischer Streß	22	15	35	$\chi^2 = 6{,}103$ $FG = 1$ $p < 0{,}02$	$\Phi = 0{,}23$

Anamnese vor Indexphase, familiengenetische Angaben

Psychische Störungen in Indexschwangerschaft	20	23	15	n.s.	$\Phi = 0{,}09$
Frühere psychotische Phasen	13	11	15	n.s.	$\Phi = 0{,}05$
Ersterkrankungsalter	$26{,}2 \pm 4{,}9$	$26{,}1 \pm 4{,}8$	$26{,}4 \pm 5{,}2$	n.s.	$r_{pb} = 0{,}03$
FA +	34	28	47,5	$\chi^2 = 4{,}541$ $FG = 1$ $p < 0{,}04$	$\Phi = 0{,}20$
-"-, bis Indexphase	26	23	32,5	n.s.	$\Phi = 0{,}10$

	Gesamtgruppe (N=119)	Lausanner Gruppe (N=79)	Zürcher Gruppe (N=40)	p-Wert	Zusammenhangsmaß
Katamnestische Angaben					
Nichtpuerperale Rückfälle	66	62	72,5	n.s.	$\Phi = 0,10$
Langzeitdiagnosen: A/SCHA/SCH	47/28/25	51/26/23	40/30/30	n.s.	$CV = 0,10$
-"-,Pat. mit nichtpuerperalen Rückfällen	40/40/20	43/41/16	34/38/28	n.s.	$CV = 0,14$
Bipolare Verläufe	31	33	27,5	n.s.	$\Phi = 0,06$
Typische Schizophrenien	12	8	20	n.s.	$\Phi = 0,18$
Globale Beurteilung der Psychopathologie	$1,3 \pm 0,9$	$1,2 \pm 0,9$	$1,4 \pm 1,0$	n.s.	$r_{pb} = 0,09$ *
Kind bei Pat. aufgewachsen	83	90	70	$\chi^2 = 7,501$ $FG = 1$ $p < 0,007$	$\Phi = 0,25$
Partnerbeziehung fortgesetzt	73	82	56	$\chi^2 = 9,020$ $FG = 1$ $p < 0,004$	$\Phi = 0,28$

Tabelle 2. (Fortsetzung)

	Gesamtgruppe (N=119)	Lausanner Gruppe (N=79)	Zürcher Gruppe (N=40)	p-Wert	Zusammenhangsmaß
Anderes					
Keine berufl. Ausbildung	50	51	50	n.s.	$\Phi = 0{,}01$
Katamnesedauer (total)	$22{,}7 \pm 8{,}0$	$19{,}1 \pm 7{,}4$	$29{,}7 \pm 2{,}9$	$t' = -11{,}182$ $FG' = 112$ $p < 0{,}001$	**
Katamnesedauer (bei Verstorbenen bis zu deren Tod)	$21{,}2 \pm 8{,}5$	$17{,}8 \pm 7{,}6$	$27{,}9 \pm 5{,}8$	$t' = -7{,}994$ $FG' = 99$ $p < 0{,}001$	**

* approximatives Maß, da Ordinalskalenniveau
** r_{pb} wegen Varianzheterogenität als Maß der Effektgröße nicht bestimmbar.

Tabelle 3. Hintergrundsvariablen bei Index- und Kontrollpatientinnen

	Patientinnen	Kontrollen	p-Wert	Zusammenhangsmaß
89 Patientinnen (A, SCHA) / 41 Kontrollen				
Alter bei Indexerkrankung	26,8 ± 4,7	27,5 ± 6,7	n.s.	*
Ersterkrankungsalter	25,9 ± 4,8	25,9 ± 6,3	n.s.	*
Katamnesedauer (bei Verstorbenen bis zu deren Tod)	21,2 ± 8,3	21,7 ± 5,0	n.s.	*
37 Zürcher Indexpatientinnen / 37 parallelisierte Kontrollen				
Alter bei Indexerkrankung	27,2 ± 5,1	27,6 ± 6,3	n.s.	$r_{pb} = 0,03$
Ersterkrankungsalter	26,3 ± 5,2	26,2 ± 5,8	n.s.	$r_{pb} = 0,00$
Katamnesedauer (bei Verstorbenen bis zu deren Tod)	27,9 ± 6,0	20,8 ± 5,1	t = 5,504 FG = 72 p < 0,001	$r_{pb} = 0,54$

* r_{pb} wegen Varianzheterogenität als Maß der Effektgröße nicht bestimmbar

Tabelle 4. Diagnose der Indexphase bei Patientinnen mit Postpartum-Psychose (Angaben in %)

Autor	N	Postpartum-Periode	D	M	DSCH	MSCH	SCHF	Anderes	Diagnostische Kriterien
Martin, 1958	75	6 Mo	36	1	32	7	20	4	Syndrom-Dg.
Brockington u. Mitarb., 1981	56	2 Wo	39	31	7	14	9	-	RDC
Da Silva u. Johnstone, 1981	48	1 J	46	6	13	2	27	-	PSE
Makanjuola 1982	57	1 J.	14	3,5		(3,5)	75,5* (65) (10,5)	3,5	RDC
Lammel,*** 1984	41	3 Mo	34	10	12	-	44	-	Syndrom-Dg.
Meltzer u. Kumar, 1985	142	1 J	44	24	2	4	8* (6) (2)	18	RDC
Kendell u. Mitarb., 1987	120	3 Mo	55	18	4	3	14* (3) (11)	6	RDC

Autor	N	Postpartum-Periode	D	M	DSCH	MSCH	SCHF	Anderes	Diagnostische Kriterien
Agrawal u. Mitarb. 1990	144	3 Mo	22	3	3	3	69* (22) (47)	-	RDC
Schöpf, 1994	119	3 Mo	43	4	17	11	25	-	Studien-Krit.
			47	10	13	5	25* (18) (7)	-	RDC
			54	10	6	5	25** (2) (23)	-	DSM-III-R

* Enthält die RDC-Diagnosen einer Schizophrenie (obere Zahl in Klammer) und einer nicht näher spezifizierten funktionellen Psychose (untere Zahl in Klammer)

** Enthält die DSM-III-R-Diagnosen einer Schizophrenie (obere Zahl in Klammer) einer schizophreniformen Psychose, einer kurzen reaktiven Psychose oder einer unspezifizierten Psychose (untere Zahl in Klammer)

*** Die Gruppe enthält eine Patientin mit Schwangerschaftspsychose, deren Diagnose aus der Arbeit nicht hervorgeht.

Tabelle 5. Merkmale bei Aufteilung der Patientinnen nach der Diagnose der Indexphase (Angaben von Nominaldaten in %, bei quantitativen Daten x ± s)

	D (N=51)	MSY (N=18)	DSCH (N=20)	SCHF (N=30)	p-Wert	Zusammenhangsmaß
Indexphase						
Zykloide Psychose	2	67	30	57	$\chi^2 = 40{,}579$ *[1] FG = 3 $p < 0{,}001$	CV = 0,58
Konfuso-oneiroides Syndrom	2	72	35	53	$\chi^2 = 41{,}482$ *[2] FG = 3 $p < 0{,}001$	CV = 0,59
Vorwiegend paranoides Syndrom	0	0	35	20	χ^2 unzulässig	CV = 0,43
Abrupter Beginn	14	72	40	90	$\chi^2 = 50{,}004$ *[3] FG = 3 $p < 0{,}001$	CV = 0,65
Früher Beginn	67	94	70	83	χ^2 unzulässig	CV = 0,24
Dauer der Indexphase	2,3 ± 0,8	1,3 ± 0,9	2,4 ± 1,1	1,1 ± 1,1	H-Test Kr.W. *[4] Hc = 34,859 FG = 3 $p < 0{,}001$	Eta = 0,54 **

	D (N=51)	MSY (N=18)	DSCH (N=20)	SCHF (N=30)	p-Wert	Zusammenhangsmaß
Alter bei Indexgeburt	28,4±4,9	24,7±3,5	27,2 ± 5,1	25,5±4,3	Einf.Varianz-A.* [5] FG1 = 3, FG2 = 115 F = 4,110 p < 0,009	Eta = 0,31
Primiparae	49	89	60	63	χ^2 = 8,986 * [6] FG =3 p < 0,03	CV = 0,27
Psychischer Streß	22	22	25	20	χ^2 unzulässig	CV = 0,04
Anamnese vor Indexphase, familiengenetische Angaben						
Psychische Störungen in Indexschwangerschaft	24	17	30	10	χ^2 unzulässig	CV = 0,17
Frühere psychotische Phasen	14	17	25	0	χ^2 unzulässig	CV = 0,25
Ersterkrankungsalter	27,5± 5,1	23,4±3,8	26,5±5,2	25,5±4,3	Einf.Varianz-A.*[7] FG1 = 3, FG2 = 115 F = 3,649 p < 0,002	Eta = 0,25

Tabelle 5. (Fortsetzung)

	D (N=51)	MSY (N=18)	DSCH (N=20)	SCHF (N=30)	p-Wert	Zusammenhangsmaß
FA +	39	33	45	20	n.s.	CV = 0,19
-", bis Indexphase	29	22	45	10	χ^2 unzulässig	CV = 0,26
Katamnestische Angaben						
Nichtpuerperale Rückfälle	61	72	95	50	$\chi^2 = 11{,}761$ *8 FG = 3 $p < 0{,}009$	CV = 0,31
Langzeitdiagnosen: A/SCHA/SCH	82/12/6	44/56/0	5/60/35	16,6/16,6/67,6	χ^2 unzulässig	CV = 0,58 (w = 0,82)
-", Pat. mit nichtpuerperalen Rückfällen	71/19/10	23/77/0	5/58/37	33/27/40	χ^2 unzulässig	CV = 0,47 (w = 0,66)
Bipolare Verläufe	22	100	20	13	$\chi^2 = 47{,}616$ *9 FG = 3 $p < 0{,}001$	CV = 0,63
Typische Schizophrenien	6	0	30	17	χ^2 unzulässig	CV = 0,31

	D (N=51)	MSY (N=18)	DSCH (N=20)	SCHF (N=30)	p-Wert	Zusammenhangsmaß
Globale Beurteilung der Psychopathologie	1,2±0,9	1,2±0,6	2,0±0,9	0,8±0,9	H-Test Kr.W. * 10 Hc = 17,760 FG = 3 p < 0,001	Eta = 0,41 **
Kind bei Pat. aufgewachsen	90	89	65	80	χ^2 unzulässig	CV = 0,25
Partnerbeziehung fortgesetzt	80	72	65	67	χ^2 unzulässig	CV = 0,15

Statistisch signifikante Unterschiede im Einzelvergleich
(Scheffé-Test, Verfahren nach Conover, χ^2 mit expliziter Alpha-Protektion, p < 0,05)

*
- 1: D - MSY, D - DSCH, D - SCHF
- 2: D - MSY, D - DSCH, D - SCHF
- 3: D - MSY, D - DSCH, D - SCHF, DSCH - SCHF
- 4: D - MSY, D - SCHF, MSY - DSCH, DSCH - SCHF
- 5: D - MSY
- 6: D - MSY
- 7: D - MSY
- 8: D - DSCH, DSCH - SCHF
- 9: D - MSY, MSY - DSCH, MSY - SCHF
- 10: D - DSCH, MSY - DSCH, DSCH - SCHF

** approximatives Maß, da Ordinalskalenniveau

Tabelle 6. Merkmale bei Aufteilung der Patientinnen nach frühem im Vergleich zu späterem Beginn der Indexphase (Angaben von Nominaldaten in %, bei quantitativen Daten x ± s)

	Früher Beginn (N=90)	Späterer Beginn (N=29)	p-Wert	Zusammenhangsmaß
Indexphase				
Diagnosen: D/MSY/ DSCH/SCHF	38/19/15/28	59/3/21/17	χ^2 unzulässig	CV = 0,24
MSY/andere Diagnosen	19	3	Fisher-* Yates-Test $p < 0,03$	Φ = 0,18
Zykloide Psychose	37	10	$\chi^2 = 7,202$ FG = 1 $p < 0,008$	Φ = 0,25
Konfuso-oneiroides Syndrom	39	7	$\chi^2 = 10,478$ FG = 1 $p < 0,002$	Φ = 0,30
Vorwiegend para- noides Syndrom	6	28	Fisher- Yates-Test $p < 0,003$	Φ = 0,30
Abrupter Beginn	57	14	$\chi^2 = 8,293$ FG = 1 $p < 0,005$	Φ = 0,26

	Früher Beginn (N=90)	Späterer Beginn (N=29)	p-Wert	Zusammenhangsmaß
Dauer der Indexphase	1,7 ± 1,1	2,3 ± 1,0	U = 2,657 p < 0,008	r_{pb} = 0,22 **
Alter bei Indexgeburt	26,1 ± 4,7	29,4 ± 4,1	t = 3,374 FG = 117 p < 0,002	r_{pb} = 0,30
Primiparae	64	48	n.s.	Φ = 0,14
Psychischer Streß	22	21	n.s.	Φ = 0,02
Anamnese vor Indexphase, familiengenetische Angaben				
Psychische Störungen in Indexschwangerschaft	21	17	n.s.	Φ = 0,04
Frühere psychotische Phasen	12	14	n.s.	Φ = 0,02
Ersterkrankungsalter	25,4 ± 4,9	28,7 ± 4,2	t = 3,230 FG = 117 p < 0,002	r_{pb} = 0,29
FA +	31	45	n.s.	Φ = 0,12
-"-, bis Indexphase	26	28	n.s.	Φ = 0,02

Tabelle 6. (Fortsetzung)

	Früher Beginn (N=90)	Späterer Beginn (N=29)	p-Wert	Zusammenhangsmaß
Katamnestische Angaben				
Nichtpuerperale Rückfälle	66	66	n.s.	$\Phi = 0{,}00$
Langzeitdiagnosen: A/SCH A/SCH	45/28/27	52/27/21	n.s.	$CV = 0{,}06$
-"-, Pat. mit nichtpuerperalen Rückfällen	41/39/20	37/42/21	χ^2 unzulässig	$CV = 0{,}03$
Bipolare Verläufe	31	31	n.s.	$\Phi = 0{,}00$
Anteil bipolarer im Vergleich zu unipolaren Verläufen	44	39	n.s.	$\Phi = 0{,}04$
-"-, Pat. mit nichtpuerperalen Rückfällen	49	60	n.s.	$\Phi = 0{,}09$
Typische Schizophrenien	17	10	n.s.	$\Phi = 0{,}10$
Globale Beurteilung der Psychopathologie	$1{,}2 \pm 0{,}85$	$1{,}4 \pm 1{,}1$	n.s.	***
Kind bei Pat. aufgewachsen	82	86	n.s.	$\Phi = 0{,}05$

	Früher Beginn (N=90)	Späterer Beginn (N=29)	p-Wert	Zusammenhangsmaß
Partnerbeziehung fortgesetzt	74	69	n.s.	$\Phi = 0{,}05$

* Einseitige Fragestellung, da vorgegebene Hypothese

** approximatives Maß, da Ordinalskalenniveau

*** r_{pb} wegen Varianzheterogenität als Maß der Effektgröße nicht bestimmbar

Tabelle 7. Prognostische Kriterien zum Kurzzeitverlauf

Merkmal	Korrelation mit Dauer der Indexphase (r_{pb}, Φ)	p-Wert	Korrelation mit Dauer der Indexphase ab Hospitalisation (r_{pb}, Φ)	p-Wert
D	0,28	< 0,01 *	0,14	n.s. *
MSY	-0,19	n.s. *	-0,15	n.s. *
DSCH	0,13	n.s. *	0,18	n.s. *
SCHF	-0,27	< 0,01 *	-0,19	n.s. *
Zykloide Psychose	-0,37	< 0,001	0,23	< 0,02
Konfuso-oneiroides Syndrom	-0,34	< 0,001	-0,19	< 0,04
Vorwiegend paranoides Syndrom	0,06	n.s.	0,16	n.s.
Abrupter Beginn	-0,38	< 0,001	-0,24	< 0,009
Früher Beginn	-0,20	0,03	-0,17	n.s.
Alter bei Indexgeburt	0,31	< 0,001	0,24	< 0,009
Primiparae	-0,18	< 0,05	-0,13	n.s.
Psychischer Streß	0,03	n.s.	0,05	n.s.

Merkmal	Korrelation mit Dauer der Indexphase (r_{pb}, Φ)	p-Wert	Korrelation mit Dauer der Indexphase ab Hospitalisation (r_{pb}, Φ)	p-Wert
Psychische Störungen in Indexschwangerschaft	0,37	< 0,001	0,13	n.s.
Frühere psychotische Phasen	- 0,10	n.s.	- 0,12	n.s.
Ersterkrankungsalter	0,35	< 0,001	0,29	< 0,002
FA +, bis Indexphase	0,09	n.s.	0,15	n.s.

* Wegen teilweiser Abhängigkeit zwischen den Diagnosen explizite Alpha-Protektion (alpha = 0,05/4 = 0,0125)

Tabelle 8. Langzeitstudien bei Patientinnen mit Postpartum-Psychose: Häufigkeit nichtpuerperaler Rückfälle *

Autor	N	Postpartum-Periode	Erst-/ Erst- und Wiedererkrankung	Katamnese-dauer (Jahre)	Anteil nichtpuerperaler Rückfälle oder chronisch-psychotischer Entwicklung (%)
Arentsen, 1968	152	6 Mo	E + W	6 - 30	< 44 **
Protheroe, 1969	106	6 Wo	E + W	1 - 35	41
Thuwe, 1974	44	6 Wo	E	≥ 35	43
Davidson u. Robertson, 1985	58	3 Mo	E	1 - 32	51
Jud, 1988	32	9 Mo	E + W	1 - 29	62
Schöpf, 1994	119	3 Mo	E	4 - 35	66

* Berücksichtigt wurden Studien, bei denen die mittlere Katamnesedauer mindestens 10 Jahre betrug.

** Die Zahl schließt wahrscheinlich einige Patientinnen mit nur puerperalen Rückfällen ein.

Tabelle 9. Merkmale von Patientinnen, die sich suizidierten, im Vergleich zu den anderen Patientinnen (Angaben von Nominaldaten in %, bei quantitativen Daten x ± s)

	Pat., die sich suizidierten (N=13)	Andere Pat. (N=106)	p-Wert	Zusammenhangsmaß
Indexphase				
Diagnosen: D/MSY/ DSCH/SCHF	54/7,5/31/7,5	42/16/15/27	χ^2 unzulässig	CV = 0,19
Zykloide Psychose	15	32	n.s.	Φ = 0,11
Konfuso-oneiroides Syndrom	23	32	n.s.	Φ = 0,06
Vorwiegend paranoides Syndrom	8	11	n.s.	Φ = 0,04
Abrupter Beginn	15	50	χ^2 = 5,582 FG = 1 $p < 0,02$	Φ = 0,22
Suizidversuch	38	18	n.s.	Φ = 0,16
Früher Beginn	77	75	n.s.	Φ = 0,01
Dauer der Indexphase	2,5 ± 0,9	1,8 ± 1,2	U = 2,142 $p < 0,03$	r_{pb} = 0,22 *

Tabelle 9. (Fortsetzung)

	Pat., die sich suizidierten (N=13)	Andere Pat. (N=106)	p-Wert	Zusammenhangsmaß
Alter bei Indexgeburt	26,7 ± 3,7	26,9 ± 4,9	n.s.	r_{pb} = 0,00
Primiparae	38	63	n.s.	Φ = 0,16
Psychischer Streß	31	21	n.s.	Φ = 0,08

Anamnese vor Indexphase, familiengenetische Angaben

Psychische Störungen in Indexschwangerschaft	23	20	n.s.	Φ = 0,03
Frühere psychotische Phasen	38	9	Fisher-Yates-Test $p < 0,05$ **	Φ = 0,27
Ersterkrankungsalter	23,8 ± 3,5	26,5 ± 5,0	n.s.	r_{pb} = 0,17
FA +	46	33	n.s.	Φ = 0,09
-"-, bis Indexphase	38	25	n.s.	Φ = 0,10

	Pat., die sich suizidierten (N=13)	Andere Pat. (N=106)	p-Wert	Zusammenhangsmaß
Katamnestische Angaben				
Nichtpuerperale Rückfälle	100	61	Fisher-Yates-Test $p < 0,006$	$\Phi = 0,25$
Langzeitdiagnosen A/SCHA/SCH	46/39/15	47/26,5/26,5	χ^2 unzulässig	$CV = 0,10$
-"-, Pat. mit nichtpuerperalen Rückfällen	46/39/15	38/40/22	χ^2 unzulässig	$\Phi = 0,07$
Bipolare Verläufe	23	32	n.s.	$\Phi = 0,06$
Typische Schizophrenien	15	11	n.s.	$\Phi = 0,04$
Globale Beurteilung der Psychopathologie	$2,0 \pm 0,6$	$1,2 \pm 0,9$	$U = 3,107$ $p < 0,003$	***
-"-, Pat. mit nichtpuerperalen Rückfällen	$2,0 \pm 0,6$	$1,7 \pm 0,7$	n.s.	$r_{pb} = 0,17$ *
Kind bei Pat. aufgewachsen	92	82	n.s.	$\Phi = 0,09$

Tabelle 9. (Fortsetzung)

	Pat., die sich suizidierten (N=13)	Andere Pat. (N=106)	p-Wert	Zusammenhangsmaß
Partnerbeziehung fortgesetzt	92	71	n.s.	Φ = 0,15

* approximatives Maß, da Ordinalskalenniveau

** approximative Angabe

*** r_{pb} wegen Varianzheterogenität als Maß der Effektgröße nicht bestimmbar

Tabelle 10. Vergleich der Langzeitdiagnosen nach Studiendiagnostik mit dem DSM-III-R und den Kriterien einer schizoaffektiven Psychose nach Marneros

	Studiendiagnosen			Diagnosen bei alternativer Klassifikation	
	A (N=56) (47%)	SCHA (N=33) (28%)	SCH (N=30) (25%)	N	%
DSM-III-R					
Affektive Erkrankung	56	12	-	68	57
Schizoaffektive Psychose	-	21	-	21	18
Schizophrenie	-	-	11	11	9
Schizophreniforme Psychose, kurze reaktive Psychose, unspezifizierte Psychose	-	-	19	19	16
Kriterien nach Marneros					
Schizoaffektive Psychose	-	33	4	37	31

Tabelle 11. Relative Häufigkeit verschiedener endogener Psychosen bei Patientinnen mit Postpartum-Psychose und bei Kontrollen *

	N	%/%	p-Wert (im Vergleich zu Kontrollen)	Zusammenhangsmaß
Affektpsychosen/schizoaffektive Psychosen				
Kontrollen	41	59/41		
Indexpatientinnen				
- Alle Patientinnen	89	63/37	n.s.	$\Phi = 0{,}04$
- Patientinnen mit genau übereinstimmender Diagnostik **	85	66/34	n.s.	$\Phi = 0{,}07$
- Patientinnen mit nichtpuerperalen Phasen	63	51/49	n.s.	$\Phi = 0{,}08$
- Patientinnen mit genau übereinstimmender Diagnostik ** und nichtpuerperalen Phasen	59	54/46	n.s.	$\Phi = 0{,}04$

	N	%/%	p-Wert (im Vergleich zu Kontrollen)	Zusammenhangsmaß
Unipolare Psychosen/Bipolare Psychosen				
Kontrollen	41	54/46		
Indexpatientinnen				
- Alle Patientinnen	89	58/42	n.s.	Φ = 0,05
- Patientinnen mit genau übereinstimmender Diagnostik **	85	61/39	n.s.	Φ = 0,07
- Patientinnen mit nichtpuerperalen Phasen	63	49/51	n.s.	Φ = 0,04
- Patientinnen mit genau übereinstimmender Diagnostik ** und nichtpuerperalen Phasen	59	53/47	n.s.	Φ = 0,01

* (Siehe Angst, 1980)

** Hier wurden vier Patientinnen nicht berücksichtigt, die bei der Indexphase eine rein schizophreniforme Symptomatik hatten.

Tabelle 12. Merkmale bei Aufteilung der Patientinnen nach der Langzeitdiagnose
(Angaben von Nominaldaten in %, bei quantitativen Daten x ± s)

	Affektpsychosen (N=56)	Schizoaffektive Psychosen (N=33)	Schizophrenie (N=30)	p-Wert	Zusammenhangsmaß
Indexphase					
Diagnosen: D/MSY DSCH/SCHF	75/14/2/9	18/30/37/15	10/0/23/67	χ^2 unzulässig	CV = 0,58 (w = 0,81)
Zykloide Psychose	9	52	47	$\chi^2 = 22{,}969 * 1$ FG = 2 p < 0,001	CV = 0,44
Konfuso-oneiroides Syndrom	12,5	48	47	$\chi^2 = 17{,}091 * 2$ FG = 2 p < 0,001	CV = 0,38
Vorwiegend paranoides Syndrom	2	12	27	χ^2 unzulässig	CV = 0,32
Abrupter Beginn	30	58	63	$\chi^2 = 10{,}916 * 3$ FG = 2 p < 0,005	CV = 0,30
Früher Beginn	73	76	80	n.s.	CV = 0,06
Dauer der Indexphase	2,0 ± 1,0	1,8 ± 1,0	1,6 ± 1,3	n.s.	Eta = 0,15 **

	Affektpsychosen (N=56)	Schizoaffektive Psychosen (N=33)	Schizophrenie (N=30)	p-Wert	Zusammenhangsmaß
Alter bei Indexgeburt	27,6 ± 4,9	25,6 ± 4,1	27,1 ± 5,3	n.s.	Eta = 0,17
Primiparae	57	73	53	n.s.	CV = 0,16
Psychischer Streß	16	24	30	n.s.	CV = 0,14
Anamnese vor Indexphase, familiengenetische Angaben					
Psychische Störungen in Indexschwangerschaft	25	15	17	n.s.	CV = 0,11
Frühere psychotische Phasen	9	30	0	χ^2 unzulässig	CV = 0,35
Ersterkrankungsalter	26,9 ± 4,9	24,2 ± 4,2	27,1 ± 5,3	Einf.Var.A. *4 F = 3,935 FG1 = 2 FG2 = 116 p < 0,03	Eta = 0,22
FA +	27	58	23	χ^2 = 10,913 *5 FG = 2 p < 0,005	CV = 0,30

Tabelle 12. (Fortsetzung)

	Affektpsychosen (N=56)	Schizoaffektive Psychosen (N=33)	Schizophrenie (N=30)	p-Wert	Zusammenhangsmaß
-"-, bis Indexphase	21	45	13	$\chi^2 = 9{,}589 * 6$ FG = 2 p < 0,009	CV = 0,28
Katamnestische Angaben					
Nichtpuerperale Rückfälle	55	94	53	$\chi^2 = 16{,}336 * 7$ FG = 2 p < 0,001	CV = 0,37
Globale Beurteilung der Psychopathologie	1,1 ± 0,7	1,8 ± 0,7	1,1 ± 1,2	H-Test Kr.W. * 8 Hc = 16,128 FG = 2 p < 0,001	Eta = 0,36 **
Kind bei Pat. aufgewachsen	95	73	73	$\chi^2 = 9{,}922 * 9$ FG = 2 p < 0,008	CV = 0,29
Partnerbeziehung fortgesetzt	86	70	53	$\chi^2 = 10{,}689 * 10$ FG = 2 p < 0,006	CV = 0,30

Statistisch signifikante Unterschiede im Einzelvergleich (Scheffé-Test, Verfahren nach Conover, χ^2 mit expliziter Alpha-Protektion, $p < 0,05$)

*
- 1: A - SCHA, A - SCH
- 2: A - SCHA, A - SCH
- 3: A - SCHA, A - SCH
- 4: A - SCHA
- 5: A - SCHA, SCHA - SCH
- 6: A - SCHA, SCHA - SCH
- 7: A - SCHA, SCHA - SCH
- 8: A - SCHA, SCHA - SCH
- 9: A - SCHA, A - SCH
- 10: Kein Einzelvergleich signifikant

** approximatives Maß, da Ordinalskalenniveau

Tabelle 13. Merkmale bei Aufteilung der Patientinnen nach der Langzeitdiagnose (nur Verläufe mit nichtpuerperalen Rückfällen) (Angaben von Nominaldaten in %, bei quantitativen Daten x ± s)

	Affektpsychosen (N=31)	Schizoaffektive Psychosen (N=31)	Schizophrenie (N=16)	p-Wert	Zusammenhangsmaß
Indexphase					
Diagnosen: D/MSY DSCH/SCHF	71/10/3/16	19/32/36/13	19/0/44/37	χ^2 unzulässig	CV = 0,47 (w = 0,66)
Zykloide Psychose	16	48	31	$\chi^2 = 7,412 * 1$ FG = 1 p < 0,03	CV = 0,31
Konfuso-oneiroides Syndrom	13	48	31	$\chi^2 = 9,164 * 2$ FG = 2 p < 0,01	CV = 0,34
Vorwiegend paranoides Syndrom	3	13	44	χ^2 unzulässig	CV = 0,42
Abrupter Beginn	32	55	37,5	n.s.	CV = 0,21
Früher Beginn	77	74	75	n.s.	CV = 0,03
Dauer der Indexphase	2,0 ± 1,0	1,8 ± 1,0	2,25 ± 1,3	n.s.	Eta = 0,15 **
Alter bei Indexgeburt	27,2 ± 4,9	25,6 ± 4,2	28,3 ± 5,4	n.s.	Eta = 0,22

	Affektpsychosen (N=31)	Schizoaffektive Psychosen (N=31)	Schizophrenie (N=16)	p-Wert	Zusammenhangsmaß
Primiparae	55	74	37,5	$\chi^2 = 6,236 * 3$ $FG = 2$ $p < 0,05$	CV = 0,28
Psychischer Streß	10	26	37,5	χ^2 unzulässig	CV = 0,26
Anamnese vor Indexphase, familiengenetische Angaben					
Psychische Störungen in Indexschwangerschaft	23	16	25	χ^2 unzulässig	CV = 0,09
Frühere psychotische Phasen	16	29	0	χ^2 unzulässig	CV = 0,28
Ersterkrankungsalter	26,1 ± 4,8	24,1 ± 4,3	28,3 ± 5,4	Einf.Var.A.* 4 $F = 4,155$ $FG1 = 2$ $FG2 = 75$ $p < 0,02$	Eta = 0,32
FA +	39	61	31	n.s.	CV = 0,25
-"-, bis Indexphase	29	48	25	n.s.	CV = 0,21

Tabelle 13. (Fortsetzung)

	Affektpsychosen (N=31)	Schizoaffektive Psychosen (N=31)	Schizophrenie (N=16)	p-Wert	Zusammenhangsmaß
Katamnestische Angaben					
Globale Beurteilung der Psychopathologie	1,5 ± 0,5	1,9 ± 0,7	1,9 ± 0,9	n.s.	Eta = 0,29 **
Kind bei Pat. aufgewachsen	94	71	62,5	χ^2 unzulässig	CV = 0,31
Partnerbeziehung fortgesetzt	87	68	56	χ^2 unzulässig	CV = 0,27

Statistisch signifikante Unterschiede im Einzelvergleich (Scheffé-Test, χ^2 mit expliziter Alpha-Protektion, $p < 0,05$)

*
- 1: A - SCHA
- 2: A - SCHA
- 3: SCHA - SCH
- 4: SCHA - SCH

** approximatives Maß, da Ordinalskalenniveau

Tabelle 14. Zykloid psychotische Krankheitsphasen bei Patientinnen mit Postpartum-Psychose (Absolutwerte)

	mindestens einer Krankheitsphase	Zykloide Psychose bei allen Krankheitsphasen
Alle Patientinnen	40	19
Patientinnen mit nicht-puerperalen Krankheitsphasen	29	8
Affektpsychosen		
- Alle Patientinnen	5	1
- Patientinnen mit nicht-puerperalen Phasen	4	0
Schizoaffektive Psychosen		
- Alle Patientinnen	21	5
- Patientinnen mit nicht-puerperalen Phasen	20	4
Schizophrenie		
- Alle Patientinnen	14	13
- Patientinnen mit nicht-puerperalen Phasen	5	4

Tabelle 15. Merkmale von Patientinnen mit unipolarer im Vergleich zu Patientinnen mit bipolarer Psychose (Angaben von Nominaldaten in %, bei quantitativen Daten x ± s)

	Patientinnen mit unipolarer Psychose (N=51)	Patientinnen mit bipolarer Psychose (N=38)	p-Wert	Zusammenhangsmaß
Diagnosen: D/MSY DSCH/SCHF	72/0/18/10	29/47/11/13	χ^2 unzulässig	CV = 0,61
Zykloide Psychose	8	47	$\chi^2 = 18{,}281$ FG = 1 $p < 0{,}001$	$\Phi = 0{,}45$
Konfuso-oneiroides Syndrom	10	47	$\chi^2 = 16{,}033$ FG = 1 $p < 0{,}001$	$\Phi = 0{,}42$
Vorwiegend paranoides Syndrom	6	5	n.s.	$\Phi = 0{,}01$
Abrupter Beginn	29	55	$\chi^2 = 6{,}041$ FG = 1 $p < 0{,}02$	$\Phi = 0{,}26$
Früher Beginn	73	76	n.s.	$\Phi = 0{,}04$
Dauer der Indexphase	2,1 ± 1,0	1,7 ± 0,9	n.s.	$r_{pb} = 0{,}19$ *
Alter bei Indexgeburt	27,65 ± 4,6	25,8 ± 4,5	n.s.	$r_{pb} = 0{,}20$

	Patientinnen mit unipolarer Psychose (N=51)	Patientinnen mit bipolarer Psychose (N=38)	p-Wert	Zusammenhangsmaß
Primiparae	55	74	n.s.	Φ = 0,19
Psychischer Streß	16	24	n.s.	Φ = 0,10
Anamnese vor Indexphase, familiengenetische Angaben				
Psychische Störungen in Indexschwangerschaft	25	16	n.s.	Φ = 0,12
Frühere psychotische Phasen	16	18	n.s.	Φ = 0,04
Ersterkrankungsalter	26,8 ± 4,7	24,8 ± 4,8	t = 1,971 FG = 87 p < 0,05	r_{pb} = 0,21
FA +	35	42	n.s.	Φ = 0,07
-"-„bis Indexphase	27	34	n.s.	Φ = 0,07

Tabelle 15. (Fortsetzung)

	Patientinnen mit unipolarer Psychose (N=51)	Patientinnen mit bipolarer Psychose (N=38)	p-Wert	Zusammenhangsmaß
Katamnestische Angaben				
Nichtpuerperale Rückfälle	59	84	$\chi^2 = 6{,}641$ $FG = 1$ $p < 0{,}01$	$\Phi = 0{,}27$
Globale Beurteilung der Psychopathologie	$1{,}2 \pm 0{,}8$	$1{,}5 \pm 0{,}7$	n.s.	$r_{pb} = 0{,}19$ *
Kind bei Pat. aufgewachsen	90	82	n.s.	$\Phi = 0{,}12$
Partnerbeziehung fortgesetzt	86	71	n.s.	$\Phi = 0{,}19$

* Approximativer Wert, da Ordinalskalenniveau

Tabelle 16. Merkmale von Patientinnen mit unipolarer im Vergleich zu Patientinnen mit bipolarer Psychose (Verläufe mit nichtpuerperalen Rückfällen) (Angaben von Nominaldaten in %, bei quantitativen Daten x ± s)

	Patientinnen mit unipolarer Psychose (N=30)	Patientinnen mit bipolarer Psychose (N=32)	p-Wert	Zusammenhangsmaß
Diagnosen: D/MSY DSCH/SCHF	56,7/0/26,7/16,7	34/41/12,5/12,5	χ^2 unzulässig	CV = 0,50
Zykloide Psychose	10	50	$\chi^2 = 11,656$ FG = 1 p < 0,002	Φ = 0,43
Konfuso-oneiroides Syndrom	13	47	$\chi^2 = 8,196$ FG = 1 p < 0,005	Φ = 0,36
Vorwiegend paranoides Syndrom	10	6	n.s.	Φ = 0,07
Abrupter Beginn	37	50	n.s.	Φ = 0,13
Früher Beginn	80	72	n.s.	Φ = 0,09
Dauer der Indexphase	2,0 ± 1,2	1,8 ± 0,8	n.s.	*
Alter bei Indexgeburt	27,1 ± 4,5	25,75 ± 4,6	n.s.	r_{pb} = 0,15
Primiparae	57	72	n.s.	Φ = 0,16

Tabelle 16. (Fortsetzung)

	Patientinnen mit unipolarer Psychose (N=30)	Patientinnen mit bipolarer Psychose (N=32)	p-Wert	Zusammenhangsmaß
Psychischer Streß	7	28	$\chi^2 = 4{,}885$ $FG = 1$ $p < 0{,}03$	$\Phi = 0{,}28$
Anamnese vor Indexphase, familiengenetische Angaben				
Psychische Störungen in Indexschwangerschaft	23	16	n.s.	$\Phi = 0{,}10$
Frühere psychotische Phasen	23	22	n.s.	$\Phi = 0{,}02$
Ersterkrankungsalter	$25{,}8 \pm 4{,}2$	$24{,}6 \pm 5{,}0$	n.s.	$r_{pb} = 0{,}13$
FA +	50	50	n.s.	$\Phi = 0{,}00$
-"- bis Indexphase	37	41	n.s.	$\Phi = 0{,}04$

	Patientinnen mit unipolarer Psychose (N=30)	Patientinnen mit bipolarer Psychose (N=32)	p-Wert	Zusammenhangsmaß
Katamnestische Angaben				
Zykluslänge ***	0,55 ± 0,31	0,38 ± 0,22	t = 2,302 FG = 54 p < 0,03	r_{pb} = 0,30
Residualsymptomatik zwischen Krankheitsphasen	37	28	n.s.	Φ = 0,09
Globale Beurteilung der Psychopathologie	1,7 ± 0,7	1,7 ± 0,6	n.s.	r_{pb} = 0,00 **
Kind bei Pat. aufgewachsen	87	78	n.s.	Φ = 0,11
Partnerbeziehung fortgesetzt	90	66	χ^2 = 5,262 FG = 1 p < 0,03	Φ = 0,29

* r_{pb} wegen Varianzheterogeniät als Maß der Effektgröße nicht bestimmbar

** approximatives Maß, da Ordinalskalenniveau

*** Es wurden die Patientinnen berücksichtigt, deren Zykluslänge bekannt war. Es handelt sich um logarithmische Werte.

Tabelle 17. Merkmale von Patientinnen mit typischer Schizophrenie im Vergleich zu den anderen Patientinnen (Angaben von Nominaldaten in %, bei quantitativen Daten x ± s)

	Patientinnen mit typischer Schizophrenie (N=14)	Andere Patientinnen (N=105)	p-Wert	Zusammenhangsmaß
Diagnosen: D/MSY DSCH/SCHF	21/0/43/36	46/17/13/24	χ^2 unzulässig	CV = 0,31
Konfuso-oneiroides Syndrom	7	34	n.s.	Φ = 0,19
Vorwiegend para-noides Syndrom	57	5	Fisher-Yates-Test $p < 0,001$	Φ = 0,54
Abrupter Beginn	29	49	n.s.	Φ = 0,13
Früher Beginn	57	78	n.s.	Φ = 0,16
Dauer der Indexphase	2,6 ± 1,3	1,8 ± 1,0	U = 2,281 $p < 0,03$	r_{pb} = 0,24 *
Alter bei Indexgeburt	29,1 ± 5,8	26,6 ± 4,6	n.s.	r_{pb} = 0,16
Primiparae	36	64	χ^2 = 4,080 FG = 1 $p < 0,05$	Φ = 0,19
Psychischer Streß	50	18	Fisher-Yates-Test $p < 0,03$	Φ = 0,25

	Patientinnen mit typischer Schizophrenie (N=14)	Andere Patientinnen (N=105)	p-Wert	Zusammenhangsmaß
Anamnese vor Indexphase, familiengenetische Angaben				
Psychische Störungen in Indexschwangerschaft	21	20	n.s.	$\Phi = 0{,}01$
Frühere psychotische Phasen	0	14	n.s.	$\Phi = 0{,}14$
Ersterkrankungsalter	29,1 ± 5,8	25,8 ± 4,7	$t = 2{,}351$ $FG = 117$ $p < 0{,}02$	$r_{pb} = 0{,}21$
FA +	36	34	n.s.	$\Phi = 0{,}01$
-"-,bis Indexphase	14	28	n.s.	$\Phi = 0{,}10$
Katamnestische Angaben				
Nichtpuerperale Rückfälle	79	64	n.s.	$\Phi = 0{,}10$
Globale Beurteilung der Psychopathologie	1,9 ± 1,2	1,2 ± 0,8	n.s.	**

Tabelle 17. (Fortsetzung)

	Patientinnen mit typischer Schizophrenie (N=14)	Andere Patientinnen (N=105)	p-Wert	Zusammenhangsmaß
Kind bei Pat. aufgewachsen	57	87	Fisher-Yates-Test $p < 0,05$	$\Phi = 0,25$
Partnerbeziehung fortgesetzt	43	77	Fisher-Yates-Test $p < 0,03$	$\Phi = 0,25$

* approximatives Maß, da Ordinalskalenniveau

** r_{pb} wegen Varianzheterogenität als Maß der Effektgröße nicht bestimmbar

Tabelle 18. Merkmale von Patientinnen mit Schizophrenie nach DSM-III-R im Vergleich zu den anderen Patientinnen (Angaben von Nominaldaten in %, bei quantitativen Daten x ± s)

	Patientinnen mit Schizophrenie nach DSM-III-R (N=11)	Andere Patientinnen (N=108)	p-Wert	Zusammenhangsmaß
Indexphase				
Diagnosen: D/MSY DSCH/SCHF	27/0/55/18	44/17/13/26	χ^2 unzulässig	CV = 0,33
Zykloide Psychose	0	33	Fisher-Yates-Test p < 0,03	Φ = 0,21
Konfuso-oneiroides Syndrom	9	33	n.s.	Φ = 0,15
Vorwiegend paranoides Syndrom	64	6	Fisher-Yates-Test p < 0,001	Φ = 0,54
Abrupter Beginn	18	49	n.s.	Φ = 0,18
Früher Beginn	64	77	n.s.	Φ = 0,09
Dauer der Indexphase	3,0 ± 1,0	1,7 ± 1,0	U = 3,129 p < 0,003	r_{pb} = 0,34 *
Alter bei Indexgeburt	29,4 ± 6,2	26,7 ± 4,6	n.s.	r_{pb} = 0,16

Tabelle 18. (Fortsetzung)

	Patientinnen mit Schizophrenie nach DSM-III-R (N=11)	Andere Patientinnen (N=108)	p-Wert	Zusammenhangsmaß
Primiparae	45	62	n.s.	$\Phi = 0{,}10$
Psychischer Streß	55	19	Fisher-Yates-Test $p < 0{,}03$	$\Phi = 0{,}25$
Anamnese vor Indexphase, familiengenetische Angaben				
Psychische Störungen in Indexschwangerschaft	27	19	n.s.	$\Phi = 0{,}06$
Frühere psychotische Phasen	0	14	n.s.	$\Phi = 0{,}12$
Ersterkrankungsalter	$29{,}4 \pm 6{,}2$	$25{,}9 \pm 4{,}7$	$t = 2{,}261$ FG = 117 $p < 0{,}03$	$r_{pb} = 0{,}20$
FA +	36	34	n.s.	$\Phi = 0{,}01$
-"-, bis Indexphase	18	27	n.s.	$\Phi = 0{,}06$

	Patientinnen mit Schizophrenie nach DSM-III-R (N=11)	Andere Patientinnen (N=108)	p-Wert	Zusammenhangsmaß
Katamnestische Angaben				
Nichtpuerperale Rückfälle	91	63	n.s.	Φ = 0,17
Globale Beurteilung der Psychopathologie	2,3 ± 1,0	1,2 ± 0,8	U = 3,333 p < 0,002	rpb = 0,35 *
Kind bei Pat. aufgewachsen	45	87	Fisher-Yates-Test p < 0,006	Φ = 0,32
Partnerbeziehung fortgesetzt	36	77	Fisher-Yates-Test p < 0,02	Φ = 0,26

* Approximatives Maß, da Ordinalskalenniveau

Tabelle 19. Merkmale von Patientinnen mit typischer im Vergleich zu Patientinnen mit nichttypischer Schizophrenie (Angaben von Nominaldaten in %, bei quantitativen Daten x ± s)

	Patientinnen mit typischer Schizophrenie (N=14)	Patientinnen mit nichttypischer Schizophrenie (N=16)	p-Wert	Zusammenhangsmaß
Diagnosen: D/MSY DSCH/SCHF	21/0/43/36	0/0/6/94	χ^2 unzulässig	CV = 0,62
Zykloide Psychose	0	87,5	$\chi^2 = 22,969$ FG = 1 $p < 0,001$	$\Phi = 0,87$
Konfuso-oneiroides Syndrom	12,5	93	$\chi^2 = 19,286$ FG = 1 $p < 0,001$	$\Phi = 0,80$
Vorwiegend paranoides Syndrom	57	0	Fisher-Yates-Test $p < 0,001$	$\Phi = 0,64$
Abrupter Beginn	29	94	$\chi^2 = 13,65$ FG = 1 $p < 0,001$	$\Phi = 0,67$
Früher Beginn	57	100	Fisher-Yates-Test $p < 0,002$	$\Phi = 0,53$
Dauer der Indexphase	2,6 ± 1,3	0,8 ± 0,7	U = 3,526 $p < 0,001$	*

	Patientinnen mit typischer Schizophrenie (N=14)	Patientinnen mit nichttypischer Schizophrenie (N=16)	p-Wert	Zusammenhangsmaß
Alter bei Indexgeburt	29,1 ± 5,8	25,4 ± 4,2	n.s.	$r_{pb} = 0{,}35$
Primiparae	36	69	n.s.	$\Phi = 0{,}33$
Psychischer Streß	50	12,5	n.s.	$\Phi = 0{,}41$
Anamnese vor Indexphase, familiengenetische Angaben				
Psychische Störungen in Indexschwangerschaft	21	12,5	n.s.	$\Phi = 0{,}12$
Frühere psychotische Phasen	0	0	n.s.	$\Phi = 0{,}00$
Ersterkrankungsalter	29,1 ± 5,8	25,4 ± 4,2	n.s.	$r_{pb} = 0{,}35$
FA +	36	12,5	n.s.	$\Phi = 0{,}27$
-"-, bis Indexphase	14	12,5	n.s.	$\Phi = 0{,}03$

Tabelle 19. (Fortsetzung)

	Patientinnen mit typischer Schizophrenie (N=14)	Patientinnen mit nichttypischer Schizophrenie (N=16)	p-Wert	Zusammenhangsmaß
Katamnestische Angaben				
Nichtpuerperale Rückfälle	79	31	$\chi^2 = 6{,}718$ $FG = 1$ $p < 0{,}009$	$\Phi = 0{,}47$
Globale Beurteilung der Psychopathologie	$1{,}9 \pm 1{,}2$	$0{,}38 \pm 0{,}5$	$U = 3{,}192$ $p < 0{,}002$	*
Kind bei Pat. aufgewachsen	57	87,5	n.s.	$\Phi = 0{,}34$
Partnerbeziehung fortgesetzt	43	62,5	n.s.	$\Phi = 0{,}20$

* r_{pb} wegen Varianzheterogenität als Maß der Effektgröße nicht bestimmbar

Tabelle 20. Merkmale der Patientinnen mit Schizophrenie nach DSM-III-R im Vergleich zu Patientinnen, die nur die Studienkriterien einer Schizophrenie erfüllten. (Angaben von Nominaldaten in %, bei quantitativen Daten x ± s)

	Patientinnen mit Schizophrenie nach DSM-III-R (N=11)	Andere Patientinnen (N=19)	p-Wert	Zusammenhangsmaß
Indexphase				
Diagnosen: D/MSY DSCH/SCHF	27/0/55/18	0/0/5/95	χ^2 unzulässig	CV = 0,79
Zykloide Psychose	0	74	$\chi^2 = 15,197$ FG = 1 p < 0,001	$\Phi = 0,71$
Konfuso-oneiroides Syndrom	9	68	$\chi^2 = 9,853$ FG = 1 p < 0,003	$\Phi = 0,57$
Vorwiegend paranoides Syndrom	64	5	Fisher-Yates-Test p < 0,003	$\Phi = 0,64$
Abrupter Beginn	18	89	Fisher-Yates-Test p < 0,001	$\Phi = 0,71$
Früher Beginn	64	89	n.s.	$\Phi = 0,31$

Tabelle 20. (Fortsetzung)

	Patientinnen mit Schizophrenie nach DSM-III-R (N=11)	Andere Patientinnen (N=19)	p-Wert	Zusammenhangsmaß
Dauer der Indexphase	3,0 ± 1,0	0,8 ± 0,7	U = 4,141 p < 0,001	r_{pb} = 0,80 *
Alter bei Indexgeburt	29,4 ± 6,2	25,8 ± 4,3	n.s.	r_{pb} = 0,33
Primiparae	45	58	n.s.	Φ = 0,12
Psychischer Streß	55	16	n.s	Φ = 0,41
Anamnese vor Indexphase, familiengenetische Angaben				
Psychische Störungen in Indexschwangerschaft	27	11	n.s.	Φ = 0,22
Frühere psychotische Phasen	0	0	n.s.	Φ = 0,00
Ersterkrankungsalter	29,4 ± 6,2	25,8 ± 4,3	n.s.	r_{pb} = 0,33
FA +	36	16	n.s.	Φ = 0,23
-"-, bis Indexphase	18	11	n.s.	Φ = 0,11

	Patientinnen mit Schizophrenie nach DSM-III-R (N=11)	Andere Patientinnen (N=19)	p-Wert	Zusammenhangsmaß
Katamnestische Angaben				
Nichtpuerperale Rückfälle	91	32	$\chi^2 = 9{,}853$ FG = 1 $p < 0{,}003$	$\Phi = 0{,}57$
Globale Beurteilung der Psychopathologie	$2{,}3 \pm 1{,}0$	$0{,}4 \pm 0{,}5$	$U = 3{,}988$ $p < 0{,}001$	**
Kind bei Pat. aufgewachsen	45	89	Fisher-Yates-Test $p < 0{,}03$	$\Phi = 0{,}48$
Partnerbeziehung fortgesetzt	36	63	n.s.	$\Phi = 0{,}26$

* Approximatives Maß, da Ordinalskalenniveau

** r_{pb} wegen Varianzheterogenität als Maß der Effektgröße nicht bestimmbar.

Tabelle 21. Merkmale von Patientinnen mit ausschließlich puerperalen Krankheitsphasen im Vergleich zu Patientinnen mit puerperalen und nichtpuerperalen Krankheitsphasen (Angaben von Nominaldaten in %, bei quantitativen Daten x ± s)

	Patientinnen mit ausschließlich puerperalen Phasen (N=40)	Patientinnen mit puerperalen und nicht-puerperalen Phasen (N=79)	p-Wert	Zusammenhangsmaß
Diagnosen: D/MSY DSCH/SCHF	50/12,5/0/37,5	39/17/25/19	$\chi^2 = 14{,}729$ * $FG = 3$ $p < 0{,}003$	$CV = 0{,}35$
Zykloide Psychose	27,5	32	n.s.	$\Phi = 0{,}04$
Konfuso-oneiroides Syndrom	30	32	n.s.	$\Phi = 0{,}02$
Vorwiegend para-noides Syndrom	2,5	16	n.s.	$\Phi = 0{,}19$
Abrupter Beginn	52,5	43	n.s.	$\Phi = 0{,}09$
Früher Beginn	75	76	n.s.	$\Phi = 0{,}01$
Dauer der Indexphase	1,6 ± 1,1	2,0 ± 1,1	n.s.	$r_{pb} = 0{,}13$ **
Alter bei Indexgeburt	27,2 ± 4,9	26,8 ± 4,8	n.s.	$r_{pb} = 0{,}04$
Primiparae	65	58	n.s.	$\Phi = 0{,}07$
Psychischer Streß	22,5	21,5	n.s.	$\Phi = 0{,}01$

	Patientinnen mit ausschließlich puerperalen Phasen (N=40)	Patientinnen mit puerperalen und nicht puerperalen Phasen (N=79)	p-Wert	Zusammenhangsmaß
Anamnese vor Indexphase, familiengenetische Angaben				
Psychische Störungen in Indexschwangerschaft	20	20	n.s.	$\Phi = 0{,}00$
Frühere psychotische Phasen	0	19	$\chi^2 = 8{,}690$ $FG = 1$ $p < 0{,}004$	$\Phi = 0{,}27$
Ersterkrankungsalter	$27{,}1 \pm 4{,}9$	$25{,}8 \pm 4{,}9$	n.s.	$r_{pb} = 0{,}13$
FA +	12,5	46	$\chi^2 = 12{,}859$ $FG = 1$ $p < 0{,}001$	$\Phi = 0{,}33$
-"-,bis Indexphase	7,5	35,4	$\chi^2 = 10{,}763$ $FG = 1$ $p < 0{,}002$	$\Phi = 0{,}30$
Katamnestische Angaben				
Globale Beurteilung der Psychopathologie	$0{,}3 \pm 0{,}5$	$1{,}7 \pm 0{,}7$	$U = 7{,}867$ $p < 0{,}001$	***

Tabelle 21. (Fortsetzung)

	Patientinnen mit ausschließlich puerperalen Phasen (N=40)	Patientinnen mit puerperalen und nicht puerperalen Phasen (N=79)	p-Wert	Zusammenhangsmaß
Kind bei Pat. aufgewachsen	92,5	78	n.s.	$\Phi = 0{,}18$
Partnerbeziehung fortgesetzt	72,5	73	n.s.	$\Phi = 0{,}01$

* Statistisch signifikanter Unterschied im Einzelvergleich (χ^2 mit expliziter Alpha-Protektion, $p < 0{,}05$) D - DSCH

** Approximatives Maß, da Ordinalskalenniveau

*** r_{pb} wegen Varianzheterogenität als Maß der Effektgröße nicht bestimmbar

Tabelle 22. Prognostische Kriterien zum Langzeitverlauf

Merkmal	Korrelation mit globaler Beurteilung der Psychopathologie (r_{pb} Φ)	p-Wert	Korrelation mit Auftreten nichtpuerperaler Rückfälle (r_{pb}, Φ)	p-Wert
D	0,03	n.s. *	0,09	n.s. *
MSY	-0,10	n.s. *	-0,06	n.s. *
DSCH	0,36	< 0,04 *	0,28	< 0,02 *
SCHF	-0,15	n.s. *	-0,19	n.s. *
Zykloide Psychose	-0,08	n.s.	-0,01	n.s.
Konfuso-oneiroides Syndrom	-0,10	n.s.	0,01	n.s.
Vorwiegend paranoides Syndrom	0,27	< 0,004	0,23	< 0,002
Abrupter Beginn	-0,20	< 0,03	-0,11	n.s.
Früher Beginn	-0,18	< 0,05	0,00	n.s.
Alter bei Indexgeburt	0,08	n.s.	0,03	n.s.
Primiparae	-0,05	n.s.	-0,04	n.s.
Psychischer Streß	0,11	n.s.	0,00	n.s.

Tabelle 22. (Fortsetzung)

Merkmal	Korrelation mit globaler Beurteilung der Psychopathologie (r_{pb} Φ)	p-Wert	Korrelation mit Auftreten nichtpuerperaler Rückfälle (r_{pb}, Φ)	p-Wert
Psychische Störungen in Indexschwangerschaft	-0,06	n.s.	-0,01	n.s.
Frühere psychotische Phasen	0,11	n.s.	0,22	< 0,02
Ersterkrankungsalter	0,06	n.s.	0,12	n.s.
FA +, bis Indexphase	0,26	< 0,005	0,31	0,002

* Wegen teilweiser Abhängigkeit zwischen den Diagnosen explizite Alpha-Protektion (alpha = 0,05/4 = 0,0125)

Tabelle 23. Langzeitstudien bei Patientinnen mit Postpartum-Psychose: Häufigkeit puerperaler Rückfälle *

Autor	Anzahl weiterer Geburten	Anzahl Rückfälle	%
Jolly (1911)	45	6	13
Foundeur u. Mitarb. (1957)	27	3	11
Martin (1958)	80	15	19
Paffenbarger (1964)	125	42	34
Arentsen (1968)	114	16	14
Protheroe (1969)	149	30	20
Davidson u. Robertson (1985)	47	13	28
Platz u. Kendell (1988)	40	4	10
Jud (1988)	21	10	48
Dean u. Mitarb. (1989)	80	29	36
Schöpf (1994)	54	19	35
Total	782	187	24 %

* Berücksichtigt wurden Studien mit N ≥ 20

Tabelle 24. Mit puerperalen Rückfällen korrelierte Merkmale *

Merkmal	Zusammenhangsmaß	p-Wert
Prädiktive Kriterien		
D	-0,13	n.s. **
MSY	0,28	n.s. ** ***
DSCH	0,00	n.s. **
SCHF	-0,09	n.s. **
Zykloide Psychose	0,35	< 0,03
Konfuso-oneiroides Syndrom	0,21	n.s.
Abrupter Beginn	0,24	n.s.
Früher Beginn	0,11	n.s.
Alter bei Indexgeburt	-0,19	n.s.
Primiparae	0,31	< 0,05
Psychischer Streß	-0,19	n.s.
Psychische Störungen in Indexschwangerschaft	-0,03	n.s.

Merkmal	Zusammenhangsmaß	p-Wert
Ersterkrankungsalter	-0,20	n.s.
FA +, bis Indexphase	0,17	n.s.
Kriterien, die sich auf den gesamten Krankheitsverlauf beziehen		
Nichtpuerperale Rückfälle	0,32	< 0,04
A	-0,09	n.s. **
SCHA	0,16	n.s. **
SCH	-0,05	n.s. **
Bipolare Verläufe	0,29	n.s. ****
Globale Beurteilung der Psychopathologie	0,04	n.s.

*   Es wurden nur Merkmale berücksichtigt, die bei mindestens 5 der 42 Patientinnen vorlagen.

** Wegen teilweiser Abhängigkeit zwischen den Variablen explizite Alpha-Protektion (alpha = 0,05/4 = 0,0125 bzw. alpha = 0,05/3 = 0,017)

*** Bei einseitiger Fragestellung und ohne explizite Alpha-Protektion, was hier wegen vorgegebener Hypothese gerechtfertigt ist, p < 0,05.

**** Bei einseitiger Fragestellung, welche hier gerechtfertigt ist, p < 0,03.

Tabelle 25. Globales Morbiditätsrisiko für endogene Psychosen in der Gesamtgruppe der Patientinnen mit Postpartum-Psychose

	Anzahl	Bezugs-ziffer	Sekundär-fälle	Morbiditäts-risiko(%)	p-Wert	Zusammenhangsmaß
Alle Verwandten	542	472	52	11,0		
Eltern	230	220	22	10,0	n.s.	$\Phi = 0{,}03$
Geschwister	312	252	30	11,9		
Väter und Brüder	268	234	20	8,5	n.s.	$\Phi = 0{,}08$
Mütter und Töchter	274	238	32	13,4		

Tabelle 26. Morbiditätsrisiko für die einzelnen endogenen Psychosen in der Gesamtgruppe der Patientinnen mit Postpartum-Psychose

	Sekundär-fälle	Morbiditäts-risiko
Affektpsychosen	30	6,4
- Unipolare	23	4,9
- Bipolare	7	1,5
Schizoaffektive Psychosen	9	1,9
- Unipolare	4	0,8
- Bipolare	5	1,1
Schizophrenie	13	2,7
- Typische	7	1,4
- Nicht typische	6	1,3

Tabelle 27. Ersterkrankungsalter der psychotisch erkrankten Verwandten ersten Grades

		Alter	p-Wert	Zusammenhangsmaß
Alle Verwandten	(N=52)	34,4 ± 12,7		
Väter und Söhne	(N=20)	35,4 ± 13,6	n.s.	$r_{pb} = 0{,}06$
Mütter und Töchter	(N=32)	33,8 ± 12,2		
Eltern	(N=22)	42,9 ± 12,1	$t = 5{,}010$ $FG = 50$ $p < 0{,}001$	$r_{pb} = 0{,}58$
Geschwister	(N=30)	28,2 ± 9,1		

Tabelle 28. Globales Morbiditätsrisiko für endogene Psychosen bei Einteilung der Indexpatientinnen nach der Langzeitdiagnose

	Anzahl	Bezugs-ziffer	Sekundär-fälle	Morbiditäts-risiko (%)	p-Wert	Zusammenhangsmaß
Affektpsychosen	247	192	21	10,9		
- Unipolare	172	137	14	10,2	n.s.	Φ = 0,04
- Bipolare	75	55	7	12,7		
Schizoaffektive Psychosen	159	151	23	15,2	n.s.	CV = 0,11
- Unipolare	50	48	9	18,7	n.s.	Φ = 0,07
- Bipolare	109	103	14	13,6		
Schizophrenie	136	129	8	6,2		
- Typische	65	62	5	8,1	n.s.	Φ = 0,07
- Nicht typische	71	67	3	4,5		

Tabelle 29. Globales Morbiditätsrisiko für endogene Psychosen bei Einteilung der Indexpatientinnen nach der Langzeitdiagnose (Patientinnen mit nichtpuerperalen Krankheitsphasen)

	Anzahl	Bezugs-ziffer	Sekundär-fälle	Morbiditäts-risiko (%)	p-Wert	Zusammenhangsmaß
Affektpsychosen	156	116	16	13,8		
Schizoaffektive Psychosen	149	141	23	16,3	n.s.	CV = 0,10
Schizophrenie	83	79	6	7,6		

Tabelle 30. Morbiditätsrisiko für die einzelnen endogenen Psychosen bei Einteilung der Indexpatientinnen nach der Langzeitdiagnose

	Morbiditätsrisiko		
Indexpatientinnen	Affektpsychosen	Schizoaffektive Psychosen	Schizophrenie
Affektpsychosen	7,8	1,55	1,55
Schizoaffektive Psychosen	9,3	3,3	2,6
Schizophrenie	0,8	0,8	4,6

Tabelle 31. Morbiditätsrisiko für einzelne endogene Psychosen bei Indexpatientinnen mit unipolarer und bipolarer Psychose

Morbiditätsrisiko	Patientinnen mit unipolarer Psychose	Patientinnen mit bipolarer Psychose
für alle endogenen Psychosen	12,4	13,3
für unipolare Psychosen	7,6	7,6
für bipolare Psychosen	1,6	5,1
für Schizophrenie	3,2	0,6

Tabelle 32. Globales Morbiditätsrisiko für endogene Psychosen bei Patientinnen mit frühem und späterem Beginn der Indexphase

	Anzahl	Bezugs-ziffer	Sekundär-fälle	Morbiditäts-risiko (%)	p-Wert	Zusammenhangsmaß
Früher Beginn	412	358	37	10,3	n.s.	Φ = 0,04
Späterer Beginn	130	114	15	13,2		

Tabelle 33. Globales Morbiditätsrisiko für endogene Psychosen bei Patientinnen mit nur puerperalen Phasen im Vergleich zu Patientinnen mit puerperalen und nichtpuerperalen Phasen

	Anzahl	Bezugs-ziffer	Sekundär-fälle	Morbiditäts-risiko (%)	p-Wert	Zusammenhangsmaß
Alle Patientinnen						
Pat. mit nur puerperalen Phasen	154	136	7	5,1	$\chi^2 = 6{,}715$ $FG = 1$ $p < 0{,}01$	$\Phi = 0{,}12$
Pat. mit puerperalen und nichtpuerperalen Phasen	388	336	45	13,4		
Lausanner und Zürcher Patientinnen getrennt nach Langzeitverlauf						
Alle Lausanner Pat.	350	297	30	10,1		
- Pat. mit nicht-puerperalen Phasen	241	203	28	13,8	$\chi^2 = 9{,}628$ $FG = 1$ $p < 0{,}003$	$\Phi = 0{,}18$
- Pat. ohne nicht-puerperale Phasen	109	94	2	2,1		
Alle Zürcher Pat.	192	175	22	12,6	n.s.	$\Phi = 0{,}04$

	Anzahl	Bezugs-ziffer	Sekundär-fälle	Morbiditäts-risiko (%)	p-Wert	Zusammenhangsmaß
Alle Zürcher Pat.						
- Pat. mit nicht-puerperalen Phasen	147	133	17	12,8	n.s.	$\Phi = 0,01$
- Pat. ohne nicht-puerperale Phasen	45	42	5	11,9		

Tabelle 34. Ersterkrankungsalter von psychotisch erkrankten Verwandten ersten Grades in ausgewählten diagnostischen und Verlaufsgruppen

	Anzahl erkrankter Verwandter	Ersterkrankungsalter	p-Wert	Zusammenhangsmaß
Affektpsychosen	21	31,3 ± 11,7	n.s.	$r_{pb} = 0{,}16$
Schizoaffektive Psychosen	23	35,2 ± 13,4		
Unipolare Psychosen	23	32,7 ± 12,4	n.s.	$r_{pb} = 0{,}05$
Bipolare Psychosen	21	34,0 ± 13,2		
Verläufe mit ausschliesslich puerperalen Phasen	7	28,7 ± 19,0	n.s.	*
Verläufe mit puerperalen und nicht puerperalen Phasen	45	35,3 ± 11,4		

* r_{pb} wegen Varianzheterogenität als Maß der Effektgröße nicht bestimmbar.

Tabelle 35. Anteil von Psychosen mit schizophrenen Symptomen unter den Sekundärfällen in ausgewählten diagnostischen und Verlaufsgruppen

	Anteil von Psychosen mit schizophrenen Symptomen (%)	p-Wert	Zusammenhangsmaß
Einteilung der Indexpatientinnen			
Affektpsychosen	29	n.s.	$\Phi = 0{,}11$
Schizoaffektive Psychosen	39		
Unipolare Psychosen	48	$\chi^2 = 4{,}046$ $FG = 1$ $p < 0{,}05$	$\Phi = 0{,}30$
Bipolare Psychosen	19		
Verläufe mit ausschliesslich puerperalen Phasen	71 %	n.s.	$\Phi = 0{,}23$
Verläufe mit puerperalen und nichtpuerperalen Phasen	38 %		

Tabelle 36. Alter der Verwandten ersten Grades bei der Erfassung

		p-Wert	r_{pb}
Männer	57,6 ± 15,0	n.s.	0,03
Frauen	58,6 ± 15,9		
Verwandte von Pat.			
- mit Affektpsychose	60,2 ± 14,3	n.s.	0,10
- mit schizoaffektiver Psychose	57,1 ± 16,1		
- mit unipolarer Psychose	60,9 ± 14,5	n.s.	0,14
- mit bipolarer Psychose	56,7 ± 15,6		
- mit nichtpuerperalen Krankheitsphasen	56,8 ± 15,7	n.s.	0,10
- ohne nichtpuerperale Krankheitsphasen	61,2 ± 14,9		

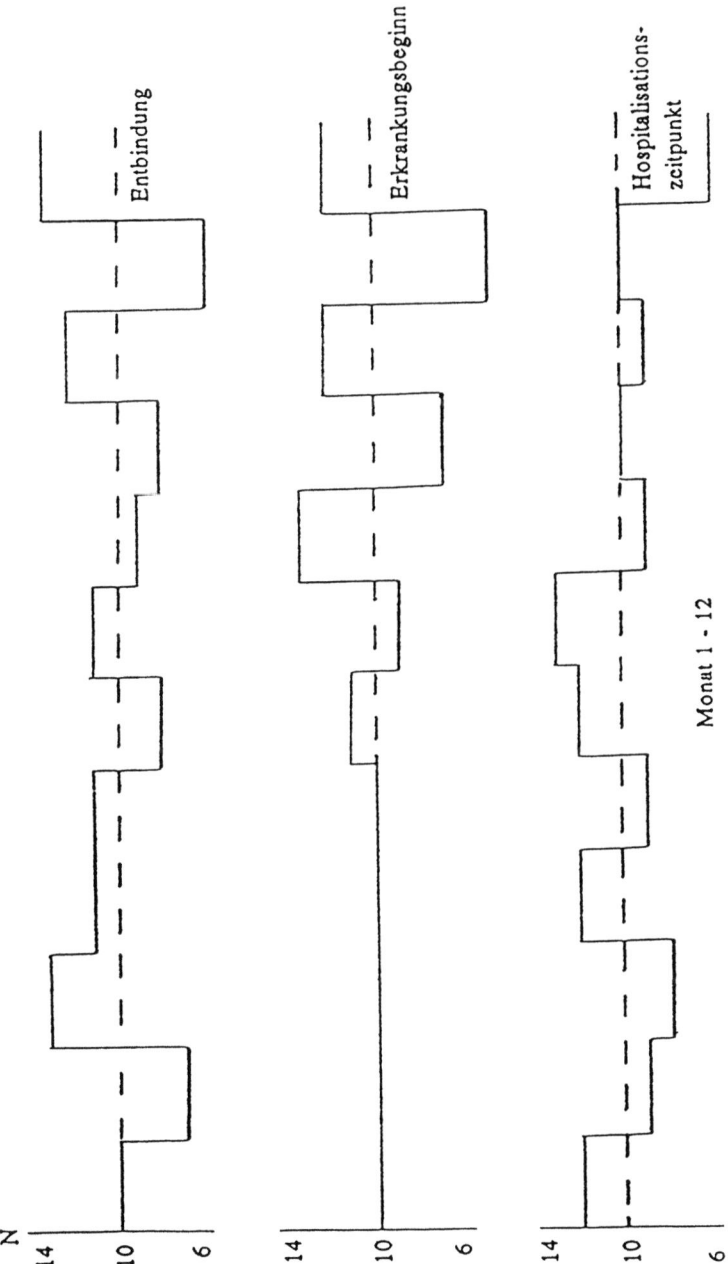

Abb. 1. Saisonale Verteilung von Entbindungsbeginn und Hospitalisationszeitpunkt bei Patientinnen mit Postpartum-Psychose

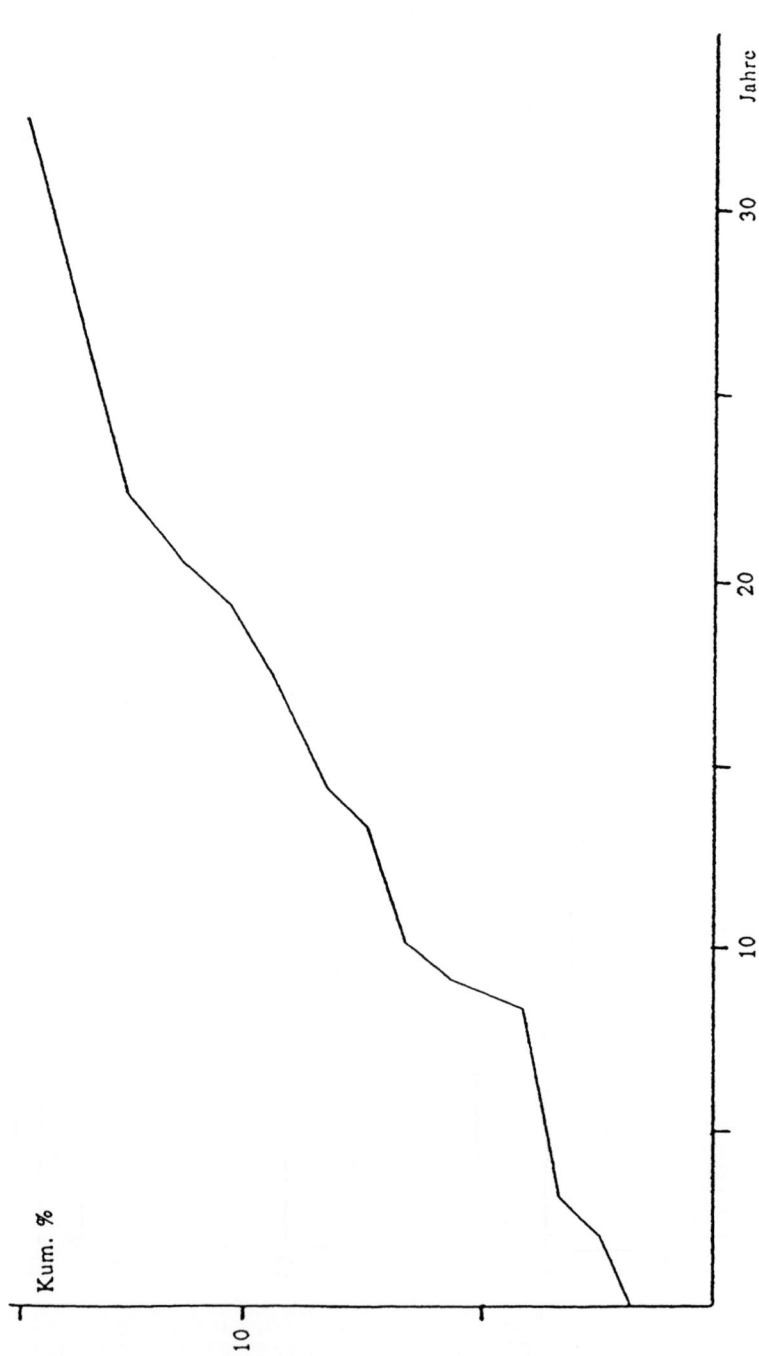

Literaturverzeichnis

Abe K (1966) Susceptibility to psychosis and precipitating factor: A study of families with two or more psychotic members. Psychiat Neurol 151:276-290

Abou-Saleh MT (1982) Mania associated with weaning: A hypothesis. Br J Psychiatry 140:547-548

Agrawal P, Bhatia MS, Malik SC (1990) Postpartum psychosis: A study of indoor cases in a general hospital psychiatric clinic. Acta Psychiatr Scand 81:571-575

Alder E, Bancroft J (1988) The relationship between breast feeding persistence, sexuality and mood in postpartum women. Psychol Med 18:389-396

Anderson EW (1933) A study of the sexual life in psychoses associated with childbirth. J Ment Sci 79:137-149

Angst J (1966) Zur Ätiologie und Nosologie endogener depressiver Psychosen. Eine genetische, soziologische und klinische Studie. Springer, Berlin

Angst J (1978) The course of affective disorders II. Typology of bipolar manic-depressive illness. Arch Psychiat Nervenkr 226:65-73

Angst J, Felder W, Lohmeyer B (1979) Schizoaffective disorders. Results of a genetic investigation I. J Affective Disord 1:139-153

Angst J (1980) Verlauf unipolar depressiver, bipolar manisch-depressiver und schizoaffektiver Erkrankungen und Psychosen: Ergebnisse einer prospektiven Studie. Fortschr Neurol Psychiatr 48:3-30

Angst J (1985) Switch from depression to mania. A record study over decades between 1920 and 1982. Psychopathology 18:140-154

Angst J (1986) The course of schizoaffective disorders. In: Marneros A, Tsuang MT (eds) Schizoaffective psychoses. Springer, Berlin Heidelberg New York, p 63-93.

Angst J (1988) Clinical course of affective disorders. In: Helgason T, Daly RJ (eds) Depressive illness: Prediction of course and outcome. Springer, Berlin Heidelberg New York, p 1-48

Angst J (1989) Der Verlauf schizoaffektiver Psychosen. In: Marneros A (Hrsg) Schizoaffektive Psychosen. Springer, Berlin Heidelberg New York, S 47-54

Angst J, Stassen HH, Gross G, Huber G, Stone MH (1990) Suicide in affective and schizoaffective disorders. In: Marneros A, Tsuang MT (eds) Affective and schizoaffective disorders. Springer, Berlin Heidelberg New York, p 168-185

Appleby L (1991) Suicide during pregnancy and in the first postnatal year. Br Med J 302:137-140

Arentsen K (1968) Postpartum psychoses with particular reference to the prognosis. Dan Med Bull 15:97-100

Arieti S (1985) Schizophrenie. Piper, München

Aschaffenburg G (1901) Über die klinischen Formen der Wochenbettpsychosen. Allg Z Psychiatrie 58:337-356

Bagedahl-Strindlund M (1986) Parapartum mental illness: Timing of illness onset and its relation to symptoms and sociodemographic chracteristics. Acta Psychiatr Scand 74:490-496

Baron M, Mendlewicz J, Klotz J (1981) Age of onset and genetic transmission in affective disorders. Acta Psychiatr Scand 64:373-380

Baron M, Risch N, Hamburger R, et al (1987) Genetic linkage between X-chromosome markers and bipolar affective illness. Nature 326:289-292

Beckmann E (1939) Über Zustandsbilder und Verläufe von Puerperal-Psychosen. Allg Z Psychiatrie 113:239-293

Bleuler E (1916) Lehrbuch der Psychiatrie. Springer, Berlin Heidelberg New York
Bleuler M (1954) Endokrinologische Psychiatrie. Thieme, Stuttgart
Bleuler M (1972) Die schizophrenen Geistesstörungen im Lichte langjähriger Kranken- und Familiengeschichten. Thieme, Stuttgart
Bleuler E (1983) Lehrbuch der Psychiatrie. 15. Auflage, neubearbeitet von M. Bleuler. Springer, Berlin Heidelberg New York
Boeters U (1971) Die oneiroiden Emotionspsychosen. Klinische Studie als Beitrag zur Differentialdiagnose atypischer Psychosen. Karger, Basel
Bortz J (1989) Statistik für Sozialwissenschaftler. Springer, Berlin Heidelberg New York
Bortz J, Lienert GA, Boehnke K (1990) Verteilungsfreie Methoden in der Biostatistik. Springer, Berlin Heidelberg New York
Bower WH, Altschule MD (1956) Use of progesterone in the treatment of post-partum psychosis. N Engl J Med 254:157-160
Bratfos O, Haug JO (1966) Puerperal mental disorders in manic-depressive females. Acta Psychiatr Scand 42:285-294
Brockington IF, Kendell RE, Wainwright S (1980a) Depressed patients with schizophrenic or paranoid symptoms. Psychol Med 10:665-675
Brockington IF, Wainwright S, Kendell RE (1980b) Manic patients with schizophrenic or paranoid symptoms. Psychol Med 10:73-83
Brockington IF, Cernik KF, Schofield EM et al. (1981) Puerperal psychosis: Phenomena and diagnosis. Arch Gen Psychiatry 38:829-833
Brockington IF, Kumar R (1982) Motherhood and mental illness. Academic Press, London
Brockington IF, Perris C, Kendell RE, Hillier VE, Wainwright S (1982a) The course and outcome of cycloid psychosis. Psychol Med 12:97-105
Brockington IF, Perris C, Meltzer HY (1982b) Cycloid psychoses. Diagnosis and heuristic value. J Nerv Ment Dis 170:651-656
Brockington IF, Winokur G, Dean C (1982c) Puerperal psychosis. In: Brockington IF, Kumar R (eds) Motherhood and mental illness. Academic Press, London p 37-65
Brockington I, Cox-Roper A (1988) The nosology of puerperal mental illness. In: Kumar R, Brockington IF (eds) Motherhood and mental illness 2. Wright, London, p 1-16
Brockington IF, Kelly A, Hall P, Deakin W (1988) Premenstrual relapse of puerperal psychosis. J Affective Disord 14:287-292
Brockington IF, Martin C, Brown GW et al. (1990) Stress and puerperal psychosis. Br J Psychiatry 157:331-334
Brown GW, Sklair F, Harris TO, Birley JLT (1973) Life events and psychiatric disorders. Part 1: Some methodological issues. Psychol Med 3:74-87
Brown GW, Harris T (1978) Social origins of depression. Tavistock, London
Brown GW (1989) Life events and measurement. In: Brown GW, Harris TO (eds) Life events and illness. Unwin Hyman, London, p 3-48
Caldwell CB, Gottesman II (1990) Schizophrenics kill themselves too: A review of risk factors for suicide. Schizophr Bull 16: 571-589
Carlsson A, Lindquist M (1963) Effect of chlorpromazine and haloperidol on formation of methoxytyramine and normetanephrine in mouse brain. Acta Pharm Toxicol 20:140-144
Churchill F (1850-1851) On the mental disorders of pregnancy and childbirth. American Journal of Insanity 7:297-317
Ciompi L, Müller C (1976) Lebensweg und Alter der Schizophrenen. Eine katamnestische Langzeitstudie bis ins Senium. Springer, Berlin Heidelberg New York

Cohen J (1960) A coefficient of agreement for nominal scales. Educational and Psychological Measurement 20:37-46
Cohen J (1977) Statistical power analysis for the behavioral sciences. Academic Press, Orlando
Conolly J (1846) Description and treatment of puerperal insanity. Lancet i:349-354
Conover WJ (1971^1, 1980^2) Practical nonparametric statistics. Wiley, New York
Cookson JC (1982) Post-partum mania, dopamine, and oestrogens. Lancet ii:672
Cookson JC (1985) The neuroendocrinology of mania. J Affective Disord 8:233-241
Crow TJ (1986) The continuum of psychosis and its implication for the structure of the gene. Br J Psychiatry 149:419-429
Crow TJ (1990) Trends in schizophrenia. Lancet 335:851
Cutting JC, Clare AW, Mann AH (1978) Cycloid psychosis: An investigation of the diagnostic concept. Psychol Med 8:637-648
Da Silva L, Johnstone EC (1981) A follow-up study of severe puerperal psychiatric illness. Br J Psychiatry 139:346-354
Dalton K (1971) Prospective study into puerperal depression. Br J Psychiatry 118:689-692
Dalton K (1982) Letter to the editor. Br Med J 284:1332
Davidson J, Robertson E (1985) A follow-up study of post partum illness, 1946-1978. Acta Psychiatr Scand 71:451-457
Day R (1989) Schizophrenia. In: Brown GW, Harris TO, (eds) Life events and illness. Unwin Hyman, London, p 113-137
Deakin JFW (1988) Relevance of hormone-CNS interactions to psychological changes in the puerperium. In: Kumar R, Brockington IF (eds) Motherhood and mental illness 2. Wright, London, p 113-132
Dean C, Kendell RE (1981) The symptomatology of puerperal illnesses. Br J Psychiatry 139:128-133
Dean C, Williams RJ, Brockington IF (1989) Is puerperal psychosis the same as bipolar manic-depressive disorder? A family study. Psychol Med 19:637-647
Der G, Gupta S, Murray RM (1990) Is schizophrenia disappearing? Lancet 335:513-516
Diagnosenschlüssel und Glossar psychiatrischer Krankheiten (1979) 9. Revision (ICD 9). Springer, Berlin Heidelberg New York
Diagnostic and statistical manual of mental disorders. Third edition revised (DSM-III-R) (1987) American Psychiatric Association, Washington
Dowlatshahi D, Paykel ES (1990) Life events and social stress in puerperal psychoses: Absence of effect. Psychol Med 20: 655-662
Egeland JA, Gerhard DS, Pauls DL, et al. (1987) Bipolar affective disorders linked to DNA markers on chromosome 11. Nature 325:783-787
Esquirol JED (1838) Des maladies mentales considérées sous les rapports médical, hygiénique et médico-légal. Baillière, Paris
Ey H, Bernard P, Brisset C (1978) Manuel de psychiatrie. Masson, Paris
Feighner JP, Robins E, Guze SB et al. (1972) Diagnostic criteria for use in psychiatric research. Arch Gen Psychiatry 26:57-63
Foundeur M, Fixsen C, Triebel WA, White MA (1957) Postpartum mental illness. A controlled study. Arch Neurol Psychiatr 77:503-512
Fürstner C (1875) Über Schwangerschafts- und Puerperalpsychosen. Arch Psychiat Nervenkr 5:505-543
Gautam S, Nijhawan M, Gehlot PS (1982) Post partum psychiatric syndromes. An analysis of 100 consecutive cases. Indian J Psychiat 24:383-386

George A, Sandler M (1988) Endocrine and biochemical studies in puerperal mental disorders. In: Kumar R, Brockington IF (eds) Motherhood and mental illness 2. Wright, London, p 78-112

Gershon ES, Bunney WE, Leckman JF et al. (1976) The inheritance of affective disorders: A review of data and hypotheses. Behav Genet 6:227-261

Gershon ES, Hamovit J, Guroff JJ, et al. (1982) A family study of schizoaffective, bipolar I, bipolar II, unipolar, and normal control probands. Arch Gen Psychiatry 39:1157-1167

Gilin JC, Sitaram N (1984) Rapid eye movement (REM) sleep: Cholinergic mechanisms. Psychol Med 14:501-506

Grosse U (1968) Diagnostische Beurteilung der im Puerperium ausbrechenden Psychosen. Psychiatr Neurol Med Psychol 20:222-225

Gundry R (1859-1860) Observations upon puerperal insanity. American Journal of Insanity 16:294-320

Grundy PF, Roberts CJ (1975) Observations on the epidemiology of post partum mental illness. Psychol Med 5:286-290

Guze SB, Robins E (1970) Suicide and primary affective disorders. Br J Psychiatry 117:437-438

Häfner H, Riecher A, Maurer K et al. (1989) How does gender influence age at first hospitalization for schizophrenia? A transnational case register study. Psychol Med 19:903-918.

Häfner H, Behrens S, De Vry J, Gattaz WF (1991) Oestradiol enhances the vulnerability threshold for schizophrenia in women by an early effect on dopaminergic neurotransmission. Eur Arch Psychiatry Clin Neurosci 241:65-68

Hamilton JA (1962) Postpartum psychiatric problems. Mosby, St. Louis

Hamilton JA (1982) The Identity of postpartum psychosis. In: Brockington IF, Kumar R, (eds) Motherhood and mental illness. Academic Press, London, p 1-20

Hamilton JA (1989) Postpartum psychiatric syndromes. Psychiatr Clin North Am 12:89-103

Hare EH (1974) The changing content of psychiatric illness. J Psychosom Res 18:283-289

Havlicek LL, Peterson NL (1974) Robustness of the t-test: A guide for researchers on effect of violations of assumptions. Psychol Rep 34:1095-1114

Hays P (1978) Taxonomic map of the schizophrenias, with special reference to puerperal psychosis. Br Med J ii:755-757

Hell D (1982) Ehen depressiver und schizophrener Menschen. Eine vergleichende Studie an 103 Kranken und ihren Ehepartnern. Springer, Berlin Heidelberg New York

Hemphill RE (1952) Incidence and nature of puerperal psychiatric illness. Br Med J ii:1232-1235

Herzog A, Detre Th (1976) Psychotic reactions associated with childbirth. Dis Nerv Syst 37:229-235

Hinterhuber H (1973) Zur Katamnese der Schizophrenien: Eine klinisch-statistische Untersuchung lebenslanger Verläufe. Fortschr Neurol Psychiatr 41:527-558

Hirschowitz J, Zemlan FP, Hitzemann RJ et al. (1986) Growth hormone response to apomorphine and diagnosis: A comparison of three diagnostic systems. Biol Psychiatry 21:445-454

Hoche L (1892) Über puerperale Psychosen. Arch Psychiat Nervenkr 24:612-627

Huber G, Gross G, Schüttler R (1979) Schizophrenie. Eine Verlaufs- und sozialpsychiatrische Langzeitstudie. Springer, Berlin Heidelberg New York

Huhn A, Drenk K (1973) Klinische Einordnung und Prognose der Wochenbettpsychosen. Fortschr Neurol Psychiatr 41:363-377

Ifabumuyi OI, Akindele MO (1985) Post-partum mental illness in northern nigeria. Acta Psychiatr Scand 72:63-68

Iles S, Gath D, Kennerley H (1989) Maternity blues II. A comparison between post-operative women and post-natal women. Br J Psychiatry 155:363-366

Internationale Klassifikation psychischer Störungen. ICD-10 (1991) Huber, Bern

Ivanova LT (1960) Psychosen während der Nachgeburts- und Stillperiode. Zh-Nevropatol-Psikhiatr 60:343-347

Janssen D, Denker U (1964) Emotionspsychosen in Schwangerschaft, Wochenbett und Stillzeit. Fortschr Med 82:729-734

Jolly P (1911) Beitrag zur Statistik und Klinik der Puerperalpsychosen. Arch Psychiat Nervenkr 48:792-823

Jonquiere-Wichmann M (1981) Les psychoses du post-partum. Schweiz Arch Neurol Psychiatr 128:105-149

Joyce PR, Rogers JRM, Anderson ED (1981) Mania associated with weaning. Br J Psychiatry 139:355-356

Jud DB (1988) Zum Problem der "Wochenbettpsychosen" anhand von 42 Patientinnen und unter Berücksichtigung der Literatur bis 1987. Unveröffentlichte Dissertation. Universität Basel

Kadrmas A, Winokur G, Crowe R (1979) Postpartum mania. Br J Psychiatry 135:551-554

Kammerer M (1990) Persönliche Mitteilung

Karnosh LJ, Hope JM (1937) Puerperal psychoses and their sequellae. Am J Psychiatry 94:537-550

Kasanin J (1933) The acute schizoaffective psychoses. Am J Psychiatry 13:97-126

Katona CLE (1982) Puerperal mental illness: Comparisons with non-puerperal controls. Br J Psychiatry 141:447-452

Kellner R, Buckman MT, Fava GA, Pathak D (1984) Hyperprolactinemia, distress, and hostility. Am J Psychiatry 141:759-763

Kelsoe JR, Ginns EI, Egeland JA, et al (1989) Re-evaluation of the linkage relationship between chromosome 11p loci and the gene for bipolar affective disorder in the Old Order Amish. Nature 342:238-243

Kendell RE, Gourlay AJ (1970) The clinical distinction between psychotic and neurotic depression. Br J Psychiatry 117:257-260

Kendell RE, Rennie D, Clarke JA, Dean C (1981) The social and obstetric correlates of psychiatric admission in the puerperium. Psychol Med 11:341-350

Kendell RE, Chalmers JC, Platz C (1987) Epidemiology of puerperal psychoses. Br J Psychiatry 150:662-673

Kennerley H, Gath D (1986) Maternity blues reassessed. Psychiatr Dev 4:1-17

Kennerley H, Gath D (1989a) Maternity blues I. Detection and measurement by questionnaire. Br J Psychiatry 155:356-362

Kennerley H, Gath D (1989b) Maternity blues III. Associations with obstetric, psychological, and psychiatric factors. Br J Psychiatry 155:367-373

Kiev A (1972) Transcultural psychiatry. Free Press, New York

Kinkelin M (1954) Verlauf und Prognose manisch-depressiven Irreseins. Schweiz Arch Neurol Psychiatr 73:100-146

Kleist K (1928) Über zykloide, paranoide und epileptoide Psychosen und über die Frage der Degenerationspsychosen. Schweiz Arch Neurol Psychiatr 23:3-37

Kleist K (1953) Die Gliederung der neuropsychischen Erkrankungen. Zschr Psychiatr Neurol 125:526-554

Kleist K (1960) Schizophrenic symptoms and cerebral pathology. J Ment Sci 106:246-255

Kleiter EF (1988) Lehrbuch der Statistik in KMss, Band 1/1: Überblick und niedrigkomplexe Verfahren. Deutscher Studien Verlag, Weinheim

Kleiter EF (1990) Lehrbuch der Statistik in KMss, Band 1/2. Niedrig-komplexe Verfahren. Deutscher Studien Verlag, Weinheim

Klompenhouwer JL, Van Hulst AM (1991) Classification of postpartum psychosis: A study of 250 mother and baby admissions in the Netherlands. Acta Psychiatr Scand 84:255-261

Kraepelin E (1920) Psychiatrie. Ein Lehrbuch für Studierende und Ärzte. Barth, Leipzig

Kumar R, Isaacs S, Meltzer E (1983) Recurrent post-partum psychosis. Br J Psychiatry 142:618-620

Kumar R, Brockington IF (1988) Motherhood and mental illness 2. Academic Press, London

Labhardt F (1963) Die schizophrenieähnlichen Emotionspsychosen. Ein Beitrag zur Abgrenzung schizophrenieartiger Zustandsbilder. Springer, Berlin Göttingen Heidelberg

Lammel M (1984) Zur Psychopathologie und Prognose von Generationspsychosen. Psychiatr Neurol Med Psychol 36: 340-346

Lammel M (1986) Über die Diagnostik der (endogenen) Wochenbettpsychosen unter Berücksichtigung der suizidalen und forensischen Komplikationen. Z ärztl Fortbild 80:893-896

Lanczik M, Fritze J, Beckmann H (1990) Puerperal and cycloid psychoses. Results of a retrospective study. Psychopathology 23: 220-227

Lempérière T, Rouillon F, Lépine JP (1984) Troubles psychiques liés à la puerpéralité. In: Encyclopédie médico-chirurgicale. Psychiatrie, 37660 A10

Leonhard K (1957) Aufteilung der endogenen Psychosen und ihre differenzierte Ätiologie. Akademie, Berlin

Leonhard K (1985) Bemerkungen zum Beitrag von Matthias Lammel "Zur Psychopathologie und Prognose von Generationspsychosen". Psychiatr Neurol Med Psychol 37:234-235

Lewis JL, Winokur G (1982) The induction of mania: A natural history study with controls. Arch Gen Psychiatry 39:303-306

Lindström LH, Nyberg F, Terenius L, et al (1984) CSF and plasma ss-casomorphin-like opioid peptides in postpartum psychosis. Am J Psychiatry 141:1059-1066

Lindvall M, Hagnell O, Öhman R (1990) Epidemiology of cycloid psychosis. Psychopathology 23:228-232

Lipowski ZJ (1980) Delirium. Acute brain failure in man. Thomas, Springfield

MacDonald J (1847) Puerperal insanity. American Journal Insanity 4:113-163

Magnan V (1893) Leçons cliniques. Bataille, Paris

Maier C (1986) Psychosen in Schwangerschaft und Wochenbett. Zentralbl Neurol Psychiat 245:963-969

Maj M (1990) Cycloid psychotic disorder: Validation of the concept by means of a follow-up and a family study. Psychopathology 23:196-204

Makanjuola ROA (1982) Psychotic disorders after childbirth in nigerian women. Trop Geogr Med 34:67-72

Mampunza M, Dechef G, Kinsala Y et al. (1984) Les psychoses post-gravidiques à Kinshasa. Acta Psychiatr Belg 84:284-293

Marcé LV (1858) Traité de la folie des femmes enceintes, des nouvelles accouchées et des nourrices. Baillière, Paris

Marks MN, Wieck A, Checkley SA, Kumar R (1991) Life stress and post-partum psychosis: A preliminary report. Br J Psychiatry 158 (suppl. 10):45-49

Marneros A, Rohde A, Deister A, Risse A (1986a) Schizoaffective disorders: The prognostic value of the affective component. In: Marneros A, Tsuang MT (eds) Schizoaffective psychoses. Springer, Berlin Heidelberg New York, p 155-163

Marneros A, Deister A, Rohde A (1986b) The cologne study on schizoaffective disorders and schizophrenia suspecta. In: Marneros A, Tsuang MT (eds) Schizoaffective psychoses. Springer, Berlin Heidelberg New York, p 123-142

Marneros A, Rohde A, Deister A et al. (1988) Long-term course of schizoaffective disorders. Part III: Onset, type of episodes and syndrome shift, precipitating factors, suicidality, seasonality, inactivity of illness, and outcome. Eur Arch Psychiatry Neurol Sci 237:283-290

Marneros A, Deister A, Rohde A (1989) Quality of affective symptomatology and its importance for the definition of schizoaffective disorders. Psychopathology 22:152-160

Marneros A, Deister A, Rohde A (1991) Affektive, schizoaffektive und schizophrene Psychosen. Springer, Berlin Heidelberg New York

Martin ME (1958) Puerperal mental illnes: A follow-up study of 75 cases. Br Med J ii:773-777

Martin CJ, Brown GW, Goldberg DP, Brockington IF (1989) Psycho-social stress and puerperal depression. J Affective Disord 16: 283-293

McCabe MS (1975) Reactive psychoses: A clinical and genetic investigation. Acta Psychiatr Scand Suppl. 259

McNeil TF (1986) A prospective study of postpartum psychoses in a high-risk group: 1. Clinical characteristics of the current postpartum episodes. Acta Psychiatr Scand 74:205-216

McNeil TF (1987a) A prospective study of postpartum psychoses in a high-risk group: 2. Relationships to demographic and psychiatric history characteristics. Acta Psychiatr Scand 75:35-43

McNeil TF (1987b) Perinatal influences in the development of schizophrenia. In: Helmchen H, Henn FA (eds) Biological perspectives of schizophrenia. Wiley, London, p 125-138

McNeil TF (1988a) A prospective study of postpartum psychoses in a high-risk group: 4. Relationship to life situation and experience of pregnancy. Acta Psychiatr Scand 77:645-653

McNeil TF (1988b) A prospective study of postpartum psychoses in a high-risk group: 3. Relationship to mental health characteristics during pregnancy. Acta Psychiatr Scand 77:604-610

Mc Neil TF (1988c) Women with nonorganic psychosis: Psychiatric and demographic characteristics of cases with versus without postpartum psychotic episodes. Acta Psychiatr Scand 78:603-609

McNeil TF, Blennow G (1988) A prospective study of postpartum psychoses in a high-risk group: 6. Relationship to birth complications and neonatal abnormality. Acta Psychiatr Scand 78:478-484

Melges FT (1968) Postpartum psychiatric syndromes. Psychosom Med 30:95-108

Meltzer HY, Kolakowska T, Fang VS, et al (1984) Growth hormone and prolactin response to apomorphine in schizophrenia and the major affective disorders. Arch Gen Psychiatry 41:512-519

Meltzer ES, Kumar R (1985) Puerperal mental illness, clinical features and classification: A study of 142 mother-and-baby admissions. Br J Psychiatry 147:647-654

Mendlewicz J, Linkowski P, Wilmotte J (1980) Relationship between schizoaffective and affective disorders or schizophrenia. J Affective Disord 2:289-302

Mendlewicz J, Simon P, Sevy S, et al (1987) Polymorphic DNA marker on X chromosome and manic depression. Lancet i:1230-1232

Meyer E (1911) Die Puerperalpsychosen. Arch Psychiat Nervenkr 48:459-522

Meynert T (1890) Amentia, die Verwirrtheit. Jahrbücher für Psychiatrie 9:1-112

Miller LJ (1990) Postpartum psychosis. Curr Opin Psychiatry 3: 62-65

Müller-Spahn F (1991) Neuroendokrinologie und Schizophrenieforschung. Springer, Berlin Heidelberg New York

Nyberg F, Lindström LH, Terenius L (1988) Reduced beta-casein levels in milk samples from patients with postpartum psychosis. Biol Psychiatry 23:115-122

O'Connor LH, Feder HH (1985) Estradiol and progesterone influence L-5-hydroxytryptophan-induced myoclonus in male guinea pigs: Sex differences in serotonin-steroid interactions. Brain Res 330:121-125

O'Hara MW, Zekoski EM (1988) Postpartum depression: A comprehensive review. In: Kumar R, Brockington IF (eds) Motherhood and mental illness 2. Wright, London, p 17-63

Odegard O (1972) Epidemiology of the psychoses. In: Kisker KP, Meyer JE, Müller M, Strömgren E (Hrsg) Psychiatrie der Gegenwart. Band II/1. Springer, Berlin Heidelberg New York, S 213-258

Paffenbarger RS (1961) The picture puzzle of the postpartum psychoses. J Chronic Dis 13:161-173

Paffenbarger RS (1964) Epidemiological aspects of parapartum mental illness. Br J Prev Soc Med 18:189-195

Paffenbarger RS, McCabe LJ (1966) The effect of obstetric and perinatal events on risk of mental illness in women of childbearing age. Am J Public Health 56:400-407

Paffenbarger RS (1982) Epidemiological aspects of mental illness associated with childbearing. In: Brockington IF, Kumar R (eds) Motherhood and mental illness. Academic Press, London, p 21-36

Pauleikhoff B (1964) Seelische Störungen in der Schwangerschaft und nach der Geburt. Enke, Stuttgart

Paykel ES (1978) Contribution of life events to causation of psychiatric illness. Psychol Med 8:245-253

Paykel ES (1983) Methodological aspects of life events research. J Psychosom Res 27:341-352

Paykel ES, del Campo AM, White W, Horton R (1991) Neuroendocrine challenge studies in puerperal psychoses. Dexamethasone suppression and TRH stimulation. Br J Psychiatry 159:262-266

Perris C (1966) A study of bipolar (manic-depressive) and unipolar recurrent depressive psychoses. Acta Psychiatr Scand Suppl.194

Perris C (1974) A study of cycloid psychoses. Acta Psychiatr Scand Suppl. 253

Perris C (1981) Course of schizophrenia and some organic psychoses. In: Van Praag HM (ed) Handbook of biological psychiatry, part IV. Dekker, New York, p 81-157

Perris C, Brockington IF (1981) Cycloid psychoses and their relation to the major psychoses. In: Perris C, Struwe G, Jansson B (eds) Biological Psychiatry. Elsevier, Amsterdam, p 447-450

Pichot P (1986) The concept of 'Bouffée délirante' with special reference to the Scandinavian concept of reactive psychosis. Psychopathology 19:35-43

Pitt B (1968) 'Atypical' depression following childbirth. Br J Psychiatry 114:1325-1335
Platz C, Kendell RE (1988) A matched-control follow-up and family study of "puerperal psychoses". Br J Psychiatry 153:90-94
Preisig M, Angst, J (1994) Course of affective psychoses: Males versus females. Zur Publikation eingereicht
Prince MJ, Phelan MC (1990) Trends in schizophrenia. Lancet 335:851-852
Procci WR (1976) Schizo-affective psychosis: Fact or fiction? A survey of the literature. Arch Gen Psychiatry 33:1167-1176
Protheroe C (1969) Puerperal psychoses: A long term study 1927-1961. Br J Psychiatry 115:9-30
Protheroe C (1981) Psychiatric illness associated with childbirth. Practitioner 225:1245-1251
Pugh TF, Jerath BK, Schmidt WM, Reed RB (1963) Rates of mental disease related to childbearing. N Engl J Med 268:1224-1228
Racamier PC, Sens C, Carretier L (1961) La mère et l'enfant dans les psychoses du post-partum. Evolution Psychiatrique 26: 525-570
Rancurel G, Marmie D (1975) Psychoses puerpérales. In: Encyclopédie médico-chirurgicale. Psychiatrie 37660 A10
Rehman AU, St.Clair D, Platz C (1990) Puerperal insanity in the 19th and 20th centuries. Br J Psychiatry 156:861-865
Reich Th, Winokur G (1970) Postpartum psychoses in patients with manic depressive disease. J Nerv Ment Dis 151:60-68
Rice J, Reich T, Andreasen NC, et al (1987) The familial transmission of bipolar illness. Arch Gen Psychiatry 44:441-447
Riley DM, Watt DC (1985) Hypercalcemia in the etiology of puerperal psychosis. Biol Psychiatry 20:479-488
Ripping LH (1877) Die Geistesstörungen der Schwangeren, Wöchnerinnen und Säugenden. Enke, Stuttgart
Robins E, Guze SB (1970) Establishment of diagnostic validity in psychiatric illness: Its application to schizophrenia. Am J Psychiatry 126:983-987
Rohde A, Marneros A (1990) Suizidale Symptomatik im Langzeitverlauf schizoaffektiver Psychosen. Symptomkonstellationen und soziale Faktoren. Nervenarzt 61:164-169
Rohr K (1961) Beitrag zur Kenntnis der sogenannten schizophrenen Reaktion. Arch Psychiat u Z ges Neurol 201:626-647
Rosenblatt JS, Mayer AD, Giordano AL (1988) Hormonal basis during pregnancy for the onset of maternal behavior in the rat. Psychoneuroendocrinology 13:29-46
Runge W (1911) Die Generationspsychosen des Weibes. Arch Psychiat Nervenkr 48:545-689
Saugstad LF (1989) Social class, marriage, and fertility in schizophrenia. Schizophr Bull 15:9-43
Savage GH (1875) Observations on the insanity of pregnancy and childbirth. Guy's Hosp Rep 20:83-117
Savage GH (1888-1889) Septic puerperal insanity. Proc M Soc London 12:90-100
Savage GH (1896) Prevention and treatment of insanity of pregnancy and the puerperal period. Lancet i:164-165
Scharfetter C, Nüsperli M, Hurwitz E (1979) Die sogenannte schizophrene Reaktion - eine Nachuntersuchung nach 20 Jahren. Arch Psychiat Nervenkr 226:347-368
Scharfetter C, Nüsperli M (1980) The group of schizophrenias, schizoaffective psychoses, and affective disorders. Schizophr Bull 6:586-591

Schmidt M (1881) Beiträge zur Kenntnis der Puerperalpsychosen. Arch Psychiatr Nervenkr 1881 11:75-95

Schneider G (1957) Les psychoses puerpérales. Schweiz Med Wochenschr 87:1145-1148

Schöpf J, Bryois C, Jonquière M, Le PK (1984) On the nosology of severe psychiatric post-partum disorders. Results of a catamnestic investigation. Eur Arch Psychiatry Neurol Sci 234:54-63

Schöpf J, Bryois C, Jonquière M, Scharfetter C (1985) A family hereditary study of post-partum "psychoses". Eur Arch Psychiatry Neurol Sci 235:164-170

Schwingenheuer J (1953) Über Generationspsychosen. Arch Psychiatr Nervenkr 190:150-165

Seager CP (1960) A controlled study of post-partum mental illness. J Ment Sci 106:214-230

Shoeb IH, Hassan GA (1990) Post-partum psychosis in the assir region of saudi arabia. Br J Psychiatry 157:427-430

Sim M (1963) Abortion and the psychiatrist. Br Med J ii:145-148

Singh B, Gilhotra M, Smith R et al. (1986) Post-partum psychoses and the dexamethasone suppression test. J Affective Disord 11:173-177

Skottowe L (1942) Mental disorders in pregnancy and the puerperium. Practitioner 148:157-163

Slater E (1938) Zur Erbpathologie des manisch-depressiven Irreseins. Die Eltern und Kinder von Manisch-Depressiven. Zentralbl Ges Neurol Psychiat 163:1-47

Smalldon JL (1940) A survey of mental illness associated with pregnancy and childbirth. Am J Psychiatry 97:80-101

Spitzer RL, Endicott J, Robins E (1978) Research diagnostic criteria: Rationale and reliability. Arch Gen Psychiatry 35:773-782

Stein G (1982) The maternity blues. In: Brockington IF, Kumar R (eds) Motherhood and mental illness. Academic Press, London

Steiner M (1990) Postpartum psychiatric disorders. Can J Psychiatry 35:89-95

Stewart DE, Addison AM, Robinson GE, Joffe R, Burrow GN, Olmsted MP (1988) Thyroid function in psychosis following childbirth. Am J Psychiatry 145:1579-1581

Stewart DE, Klompenhouwer JL, Kendell RE, Van Hulst AM (1991) Prophylactic lithium in puerperal psychosis. The experience of three centres. Br J Psychiatry 158:393-397

Störring GE, Suchenwirth R, Völkel H (1962) Emotionalität und cycloide Psychosen: Zur Psychopathologie der sogenannten Randpsychosen. Psychiatr Neurol Med Psychol 14:85-97

Strömgren E (1935) Zum Ersatz des Weinbergschen "abgekürzten Verfahrens". Zugleich ein Beitrag zur Frage von Erblichkeit des Erkrankungsalters bei der Schizophrenie. Zentralbl Ges Neurol Psychiat 153:784-797

Surtees PG, Miller P, Ingham JG et al. (1986) Life events and the onset of affective disorder. J Affective Disord 10:37-50

Susman VL, Katz JL (1988) Weaning and depression: Another postpartum complication. Am J Psychiatry 145:498-501

Swann AC, Secunda SK, Stokes PE, et al (1990) Stress, depression, and mania: Relationship between perceived role of stressful events and clinical and biochemical characteristics. Acta Psychiatr Scand 81:389-397

Taylor MA, Levine R (1969) Puerperal schizophrenia: A physiological interaction between mother and fetus. Biol Psychiatry 1: 97-101

Tetlow C (1955) Psychoses of childbearing. J Ment Sci 101:629-639

Thomas CL, Gordon JE (1959) Psychosis after childbirth: Ecological aspects of a single impact stress. Am J Med Sci 238:363-388

Thuwe I (1974) Genetic factors in puerperal psychosis. Br J Psychiatry 125:378-385

Tsuang MT, Dempsey GM, Rauscher F (1976) A study of "atypical schizophrenia". Comparison with schizophrenia and affective disorder by sex, age of admission, precipitant, outcome, and family history. Arch Gen Psychiatry 33:1157-1160

Tsuang MT, Woolson RF (1978) Excess mortality in schizophrenia and affective disorders: Do suicides and accidental deaths solely account for this excess? Arch Gen Psychiatry 35:1181-1185

Tsuang MT (1979) "Schizoaffective disorder": Dead or alive? Arch Gen Psychiatry 36:633-634

v.Keyserlingk H (1962) Zum Krankheitsbild der Wochenbettpsychosen. Arch Psychiat u Z ges Neurol 203:632-647

Victorhoff VM (1952) Dynamics and management of para partum neuropathic reactions. Dis Nerv Syst 13:291-298

Vinogradov S, Csernansky JG (1990) Postpartum psychosis with abnormal movements: Dopamine supersensitivity unmasked by withdrawal of endogenous estrogens? J Clin Psychiatry 51:365-366

Vislie H (1956) Puerperal mental disorders. Acta Psychiatr et Neurol Scand Suppl. 111

Vliegen J. Endogenität (1986) In: Müller C (Hrsg) Lexikon der Psychiatrie. Springer, Berlin Heidelberg New York, S 233-238

von Zerssen D (1977) Psychische Störungen im Wochenbett. In: Zander J, Goebel R (Hrsg) Psychologie und Sozialmedizin in der Frauenheilkunde. Springer, Berlin Heidelberg New York, S 87-110

Warkentin S, Nilsson A, Karlson S et al. (1992) Cycloid psychosis: Regional cerebral blood flow correlates of a psychotic episode. Acta Psychiatr Scand 85:23-29

Webster J (1848) Remarks on the statistics, pathology, and treatment of puerperal insanity. Lancet ii:611-612

Welner A (1982) Childbirth-related psychiatric illness. Compr Psychiatry 23:143-154

Wernicke C (1900) Grundriß der Psychiatrie. Thieme, Leipzig

Westermeyer JF, Harrow M (1988) Course and outcome in schizophrenia. In: Nasrallah HA (ed) Handbook of schizophrenia. Vol 3: Tsuang MT, Simpson JC (eds) Nosology, epidemiology and genetics of schizophrenia. Elsevier, Amsterdam, p 205-244

Whalley LJ, Roberts DF, Wentzel J, Wright AF (1982) Genetic factors in puerperal affective psychoses. Acta Psychiatr Scand 65:180-193

Wieck A (1989) Endocrine aspects of postnatal mental disorders. In: Oates M (ed) Psychological aspects of obstetrics and gynaecology. Baillere's clinical obstetrics and gynaecology, vol. 3/4. Baillere Tindall, London, p 857-877

Wieck A, Kumar R, Hirst AD et al. (1991) Increased sensitivity of dopaminergic stimulation precedes recurrence of affective psychosis after childbirth. Br Med J 303:613-616

Wilson JE, Barglow P, Shipman W (1972) The prognosis of postpartum mental illness. Compr Psychiatry 13:305-316

Wimmer A (1916) Psykogene sindssygdomsformer. In: Wimmer A (ed) St. Hans Hospital 1816-1916. Gad, Kopenhagen, p 85-216

Wing JK, Cooper JE, Sartorius N (1974) The measurement and classification of psychiatric symptoms. Cambridge University Press, Cambridge

Winokur G, Scharfetter C, Angst J (1985) Stability of psychotic symptomatology (delusions hallucinations), affective syndromes, and schizophrenic symptoms (thought disorder, incongruent affect) over episodes in remitting psychoses. Arch Psychiatr Neurol Sci 234:303-307

Yarden PE, Max DM, Eisenbach Z (1966) The effect of childbirth on the prognosis of married schizophrenic women. Br J Psychiatry 112:491-499

Zaudig M, Vogl G (1983) Zur Frage der operationalisierten Diagnostik schizoaffektiver und zykloider Psychosen. Arch Psychiatr Nervenkr 233:385-396

Zilboorg G (1929) The dynamics of schizophrenic reactions related to pregnancy and childbirth. Am J Psychiatry 85:733-767

Zilboorg G (1931) Depressive reactions related to parenthood. Am J Psychiatry 87:927-962

Sachverzeichnis

Abrupter Beginn 19, 37
Abstillen 32, 101
Adoptionspsychose 99
Affektpsychose, Definition 14, 116
-, familiengenetische Daten 89
-, Langzeitverlauf 67
Aggressionshandlung gegen das Kind 38
Alter 39
Amentia 1, 36
Anämie 45
Apomorphininduzierte Stimulation von Wachstumshormon 46, 107
Ätiologie 97
Auslösung von endogenen Psychosen 99

Beta-Casein 47
Beta-Casomorphin 47
Beurteilung, globale, der Psychopathologie 21, 59
Bildungsniveau 20
Biochemische Untersuchungen 8, 45
Bipolare Psychose, Definition 14, 16
- -, familiengenetische Daten 91
- -, Langzeitverlauf 70
Bouffée délirante 2, 35

Cholinerge Aktivität 107

Dammverletzung 45
Dauer der Postpartum-Psychosen 38
Delir 19, 107
Depression, Definition 12, 115
-, endogene 13, 14
-, Indexphase 33
-, wahnhafte 34
- s. auch Postpartum-Depression
Depressiv-schizophrener Zustand, Definition 13, 116
- -, Indexphase 33, 34
Dexamethasontest 47
Diagnostik 12, 115
-, DSM-III-R 18
-, RDC 18
-, schizoaffektive Psychose nach Marneros 15
-, Studiendiagnostik 12

-, -, einzelne Krankheitsphasen 12
-, -, Langzeitdiagnosen 14
-, zykloide Psychosen 17
Diathesis-Streß-Modell
Dopamin 46, 106, 107
Dystokie 45

Eklampsie 43
Emotionspsychosen 2, 35
Endogenitätskonzept 3, 27
Endokrinologische Befunde 45
Endometritis 45
Epidemiologie 31
Erkrankungsbeginn 36, 37

Familiengenetische Daten 85
- - s. auch die einzelnen diagnostischen und Verlaufsgruppen
Familientherapie 78
Früh nach der Entbindung beginnende Psychosen, Definition 19
- - - -, familiengenetische Daten 94
- - - -, Indexphase 49. 101
- - - -, Langzeitverlauf 75, 101
FSH 46

Geburt, protrahierte 45
-, uneheliche, der Mutter 54
-, -, des Kindes 41
Geburtsgewicht 45
Geburtskomplikationen 43, 44, 45
Generationspsychose 4
Geschlecht des Kindes 48
Gestationspsychose 4

Hämorrhagie 45
Häufigkeit von Postpartum-Psychosen 31
Heirat, Alter bei 54
Heultag 5
High-Risk-Patientinnen 42
Hirnschäden, perinatale 44, 95
Historisches 1
Hyperkalzämie 47
Hyperprolaktinämie 46

Irresein, halluzinatorisches, der
  Wöchnerinnen 1

Kalzium 47
Katecholamine 46
Kind, Betreuung 38, 59
Kindstod, perinataler 42, 45
Kindstötung 38
Konfuso-oneiroides Syndrom 19, 36
Kontrollgruppen 23, 30, 76, 86, 87
Krankheitsbeginn, abrupter 19, 37

Lagen, abnorme 45
Laktationspsychose 4, 32, 49
Langzeitverlauf, globale
  Beurteilung 21, 59
-, psychische Störungen jeglicher Art 58
-, Häufigkeit verschiedener endogener
  Psychosen 61
LH 46
Life-Event-Forschung 42
Lithium 79

Manie, Definition 12, 115
-, Indexphase 33
Manisch-schizophrener Zustand,
  Definition 13, 116
- -, Indexphase 33
Manisches Symdrom 12
Mastitis 45
Maternity blues 5
Menarche, Alter bei 54
Menopause, nichtpuerperale
  Rückfälle 58
Menstruation 38, 101
Methode 11
Morbiditätsrisiko, Definition 23
- für endogene Psychosen in der
  Gesamtgruppe 85
- s. auch die einzelnen endogenen
  Psychosen
Mutter-Kind-Beziehung 8
Mutterrolle, Übernahme der 54, 55, 59

Neuroendokrinologische
  Untersuchungen 8, 45
Neuroleptika 79
Nichtpuerperale Rückfälle, Definition 21
- -, Häufigkeit 57
- -, Risiko in der Menopause 58

Noradrenalin 107
Nosologie 6, 97, 104

Östrogene 46, 47, 106
-, protektiver Effekt 106

Parametritis 45
Parität 40
Partnerbeziehung, Fortsetzung 59
Pathophysiologie 105
Pharmakotherapie 79
Postpartum blues 5
Postpartum-Depression 5
Postpartum-Periode 4
Postpartum-Psychose, Definition 4
-, organisch bedingte 43
-, tödlicher Ausgang 44
Präferentielles Auftreten bestimmter
  endogener Psychosen 100
Prämenstruelle Exazerbation 38
Prämorbide Persönlichkeit 54
Progesteron 46
Prognostische Kriterien, Indexphase 50
- -, Langzeitverlauf 78
- -, nichtpuerperale Rückfälle 78
- -, puerperale Rückfälle 80
Prolaktin 46
Psychoanalyse 54
Psychologische Faktoren, Einfluss auf
  den Langzeitverlauf 78
Psychischer Streß,
  Indexphase 41, 100
Psychogene Psychose 2, 42
Psychosebegriff 3
Psychosen mit ausschliesslich
  puerperalen Phasen 74, 92
- mit puerperalen und nichtpuerperalen
  Phasen 74, 92
Psychotische Phasen, frühere 53
Puerperale Rückfälle 80
- -, Beeinflussung des lanfristigen
  Psychoseverlaufs 82
- -, Häufigkeit 80
- -,- in Abhängigkeit von
  verschiedenen Variablen 80
- -, Symptomatik und Zeitpunkt des
  Beginns 81
Puerperalpsychose, Definition 4
Puerperalsepsis 43
Puerperium 4

Reliabilität 25
Rückfallrisiko in der Postpartumperiode
    bei vorbestehender endogener
    Psychose 65

Saisonalität 48
Schilddrüsenerkrankungen 45
Schizoaffektive Psychose,
    Definition 14, 116
- -, familiengenetische Daten 89
- -, Langzeitverlauf 69
Schizophrenie, Definition 16, 117
-, familiengenetische Daten 89, 92
-, hebephrener Subtyp 19, 34
-, Indexphase 33
-, katatoner Subtyp 19, 34
-, Langzeitverlauf 71, 72
-, nichttypische 17
-, -, familiengenetische Daten 92
-, -, Verlauf 72
-, paranoider Subtyp 19, 34
-, typische 17
-, -, familiengenetische Daten 92
-, -, Verlauf 72
Schizophreniformer Zustand,
    Definition 13, 115
- -, Indexphase 33
Schwangerschaft, psychische
    Störungen 53
Schwangerschaftsdauer 45
Sectio 45
Serotonin 46, 107
Sexualhormone 45, 106
Sheehan-Syndrom 45
Sozialstatus 49
Später nach der Entbindung beginnende

Psychosen, Definition 19
- - - -, familiengenetische Daten 94
- - - -, Indexphase 49, 101
- - - -, Langzeitverlauf 75, 101
Statistik 24
Stillen 32, 49
Streß, psychischer 41, 100
Suizid 37, 59
-, erweiterter 38
Suizidalität 37, 59

Terminologie 3
TRH-Test 47

Unipolare Psychose, Defintion 14, 16
- -, familiengenetische Daten 91
- -, Langzeitverlauf 70
Unverheiratete 41

Verlauf, Indexphase 38
Verwirrtheit 1, 19, 36

Wachstumshormon, Stimulation durch
    Apomorphin 46, 107

Zeitspanne zwischen Entbindung und
    Krankheitsbeginn 36
Zivilstand 41
Zykloide Psychosen,
    Definition 2, 17, 118
- -, familiengenetische Daten 94
- -, Indexphase 35
- -, Langzeitverlauf 61, 62, 67
Zykluslänge, Definition 21
- bei Affektpsychosen 68
- bei schizoaffektiven Psychosen 69

Springer-Verlag und Umwelt

Als internationaler wissenschaftlicher Verlag sind wir uns unserer besonderen Verpflichtung der Umwelt gegenüber bewußt und beziehen umweltorientierte Grundsätze in Unternehmensentscheidungen mit ein.

Von unseren Geschäftspartnern (Druckereien, Papierfabriken, Verpackungsherstellern usw.) verlangen wir, daß sie sowohl beim Herstellungsprozeß selbst als auch beim Einsatz der zur Verwendung kommenden Materialien ökologische Gesichtspunkte berücksichtigen.

Das für dieses Buch verwendete Papier ist aus chlorfrei bzw. chlorarm hergestelltem Zellstoff gefertigt und im pH-Wert neutral.

MIX
Papier aus verantwortungsvollen Quellen
Paper from responsible sources
FSC® C105338

If you have any concerns about our products,
you can contact us on
ProductSafety@springernature.com

In case Publisher is established outside the EU,
the EU authorized representative is:
**Springer Nature Customer Service Center GmbH
Europaplatz 3, 69115 Heidelberg, Germany**

Printed by Libri Plureos GmbH
in Hamburg, Germany